Hefte zur Unfallheilkunde
Beihefte zur Zeitschrift „Unfallheilkunde/
Traumatology"
Herausgegeben von J. Rehn und L. Schweiberer

141

14. Tagung

der Österreichischen Gesellschaft
für Unfallchirurgie

6. bis 7. Oktober 1978, Salzburg

Kongreßbericht im Auftrage des Vorstandes
zusammengestellt von
A. Titze

Mit 281 Abbildungen

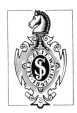

Springer-Verlag
Berlin Heidelberg New York 1980

Reihenherausgeber

Prof. Dr. Jörg Rehn, Chirurgische Klinik und Poliklinik
der Berufsgenossenschaftlichen Krankenanstalten „Bergmannsheil"
Hunscheidtstraße 1, D-4630 Bochum

Prof. Dr. Leonhard Schweiberer, Direktor der Abteilung für Unfallchirurgie der Chirurgischen Universitätsklinik, D-6650 Homburg/Saar

ISBN 3-540-09878-X Springer-Verlag Berlin-Heidelberg-New York
ISBN 0-387-09878-X Springer-Verlag New York-Heidelberg-Berlin

CIP-Kurztitelaufnahme der Deutschen Bibliothek
Österreichische Gesellschaft für Unfallchirurgie: Tagung der Österreichischen Gesellschaft für Unfallchirurgie: Kongreßbericht/im Auftr. d. Vorstandes zsgest. – Berlin, Heidelberg, New York: Springer. 14. 1978. 6. bis 7. Oktober 1978, Salzburg. – 1980.
(Hefte zur Unfallheilkunde; H. 141)
ISBN 3-540-09878-X (Berlin, Heidelberg, New York)
ISBN 0-387-09878-X (New York, Heidelberg, Berlin)

Das Werk ist urheberrechtlich geschützt. Die dadurch begründeten Rechte, insbesondere die der Übersetzung des Nachdruckes, der Entnahme von Abbildungen, der Funksendung, der Wiedergabe auf photomechanischem oder ähnlichem Wege und der Speicherung in Datenverarbeitungsanlagen bleiben, auch bei nur auszugsweiser Verwertung, vorbehalten. Bei Vervielfältigung für gewerbliche Zwecke ist gemäß § 54 UrhG eine Vergütung an den Verlag zu zahlen, deren Höhe mit dem Verlag zu vereinbaren ist.
© Springer-Verlag Berlin-Heidelberg 1980
Printed in Germany.
Die Wiedergabe von Gebrauchsnamen, Handelsnamen, Warenbezeichnungen usw. in diesem Buch berechtigt auch ohne besondere Kennzeichnung nicht zu der Annahme daß solche Namen im Sinne der Warenzeichen- und Markenschutz-Gesetzgebung als frei zu betrachten wären und daher von jedermann benutzt werden dürften.
Druck und Buchbinderarbeiten: Oscar Brandstetter Druckerei KG, 6200 Wiesbaden
2124/3140-5 4 3 2 1 0

Österreichische Gesellschaft für Unfallchirurgie

Vorstand bis 6. Oktober 1978

Präsident:

Prof. Dr. Emanuel Trojan, I. Universitätsklinik für Unfallchirurgie, Alser Straße 4, A-1097 Wien

Präsidium:

Prof. Dr. Jörg Böhler, Lorenz-Böhler-Krankenhaus, Donaueschingenstraße 13, A-1200 Wien
Prim. Dr. Josef Ender, Sierninger Straße 170, A-4000 Steyr
Doz. Dr. Otto Wruhs †

Kongreßsekretär:

Prof. Dr. Alois Titze, Unfallkrankenhaus, Theodor Körner Straße 63, A-8010 Graz

Ständiger Sekretär:

Dr. Heinz Kuderna, Lorenz-Böhler-Krankenhaus, Donaueschingenstraße 13, A-1200 Wien

Kassier:

Dr. J. Rohringer, Lorenz-Böhler-Krankenhaus, Donaueschingenstraße 13, A-1200 Wien

Inhaltsverzeichnis

I. Biomechanik und funktionelle Anatomie 1

R. Reimann
Anatomie der Mittelhand- und Fingergelenke 1

W. Hiebler
Funktionelle Anatomie der Mittelhand und Finger im Hinblick auf handchirurgische Eingriffe 11

II. Frische Verletzungen und ihre Behandlung 15

A. Diaphysäre und gelenknahe, extraarticuläre Brüche 15

M. Wagner, A. Opitz und E. Standenat
Diaphysäre und gelenknahe extraarticuläre Brüche — geschlossene Phalangenbrüche 15

W. Zechner
Diaphysäre und gelenksnahe Brüche (Fingerbrüche) — offene Phalangenbrüche 26

D. Hartlieb und H. Lenz
Die konservative Therapie der Mittelhandbrüche. Das Ergebnis einer Nachuntersuchung 40

E. Jonasch
Brüche und Verrenkungen der Finger bei Kindern — konservative Behandlung und ihre Ergebnisse 43

H. Krotscheck
Möglichkeit und Grenzen des Gipsverbandes bei Mittelhand- und Fingerfrakturen 44

E. Egkher und L. Schmid
Die Probleme der konservativen Behandlung der Brüche im Bereich des V. Mittelhandköpfchens 46

H.G. Ender
Geschlossene Mittelhand- und Phalangenbrüche — operative Therapie 48

H. Rudolph, D. Klüßendorf und H. Dölle
Die Wahl der Osteosyntheseverfahren bei Schaftfrakturen der Finger und Mittelhandknochen (MHK) 53

H. Pogglitsch
Verkürzung der Mittelhand bei schwer offenen Mittelhandfrakturen 58

W. Wehner
Mittelhand- und Fingerfrakturen bei Mehrfachschwerverletzten 59

Diskussion der Vorträge R. Reimann bis W. Wehner, S. 1–60
(Leitung: E. Trojan und O. Russe) 61

B. Intraarticuläre Brüche 65

U. Heim
Die Behandlung der frischen intraarticulären Brüche des MP und PIP-Gelenke 65

F. Russe
Bohrdrahtosteosynthesen bei Frakturen der MP und PIP-Gelenke 75

P. Stanković, Th. Stuhler und Th. Tiling
Anwendung von Kirschner-Drähten bei Frakturen im Mittelhand- und
Fingerbereich 76

J. Manninger und E. Santha
Zur operativen Behandlung der Gelenkbrüche 77

J. Rupnik
Ergebnisse der Osteosynthese an Mittelhandknochen und Fingern 78

B. Zifko und H. Matuschka
Bennettsche Verrenkungsbrüche – konservative Behandlung 85

J. Poigenfürst
Bennettsche Verrenkungsbrüche – operative Therapie 93

G. Fritz
Intraarticuläre Brüche an der Basis des I. Mittelhandknochens (ohne Bennett) 96

Lj. Filipovic, M. Hlavka und B. Hranilovic
Operative Behandlung der Bennett-Brüche 100

J. Bauer, J. Andrašina, J. Leško und O. Thomáš
Vergleich der konservativ und operativ versorgten Bennettschen Frakturen 103

J. Heiss und G.W. Prokscha
Zur Behandlung von basisnahen Frakturen des I. Mittelhandknochens
– Technik, Spätergebnisse 105

Diskussion der Vorträge U. Heim bis J. Heiss, S. 65–108
(Leitung: O. Russe und E. Trojan) 109

C. Verrenkungen und Bandrisse 111

D. Fink und F. Gasperschitz
Verrenkungen und Verrenkungsbrüche der Carpo-metacarpalgelenke II–V 111

E. Scharizer
Bandrisse und Verrenkungen der Grundgelenke 114

R. Reschauer, M. Mähring und H. Koter
Die Behandlung des instabilen Daumengrundgelenkes 119

H. Vagacs, K. Springer, S. Etzler und M. Kacprzak
Zur Verletzung des radialen Daumengrundgelenk-Seitenbandes 120

M. Strickner, M. Auganeder und W. Sebek
Die übersehene Läsion des ulnaren Seitenbandes des Daumengrundgelenkes 121

V. Vecsei
Ergebnisse der operativen Therapie der ulnaren Bandverletzungen am
Daumengrundgelenk 124

P. Böhnel und H. Frick
Operierte Bandrupturen des ulnaren Daumenseitenbandes 127

T. Gaudernak, H. Naglik, W. Seligo und E. Kober
Verrenkungen und Bandrisse der proximalen Interphalangealgelenke 129

J. Poigenfürst
Verrenkungen und Verrenkungsbrüche der distalen Interphalangealgelenke 135

L.J. Lugger
Zur Behandlung des subcutanen Strecksehnenausrisses....................... 139

H. Arzinger-Jonasch
Knöcherne Strecksehnenausrisse an den Endgliedern der Finger 144

M. Mähring und H. Koter
Die Versorgung von Strecksehnenausrissen am Endglied 146

Th. Zimmermann und G.W. Prokscha
Ergebnisse nach konservativer und operativer Behandlung frischer knöcherner
und ligamentärer Strecksehnenverletzungen am Fingerendglied 148

D. Nagelplatten- und Nagelverletzungen 150

P. Recht
Verletzungen der Nagelplatte und des Nagels an den Fingern 150

E. Pathologische Brüche... 154

H. Matuschka, B. Zifko, H. Ortner, E. Willingshofer, D. Fink, H. Hertz,
W. Oberthaler, S. Pechlaner und F. Povacz
Pathologische Brüche der Mittelhand und der Finger 154

H.R. Schönbauer
Zum Ersatz von Mittelhandknochen nach pathologischer Fraktur 162

Diskussion der Vorträge D. Fink bis R. Schönbauer, S. 111–163
(Leitung: J. Böhler und E. Beck) 163

X

**III. Folgezustände und ihre Therapie
(Leitung: A. Titze und R. Szyszkowitz)** 171

A. In Fehlstellung geheilte Brüche 171

E. Herzberg
In Fehlstellung geheilte Brüche der Finger und Mittelhandknochen 171

E. Santha
Rotations-Korrekturosteotomien 175

G. Korisek
Korrekturosteotomien nach in Fehlstellung geheilten Fingerfrakturen 176

B. Pseudarthrosen 180

N. Schwarz und K. Eber
Pseudarthrosen an Finger- und Mittelhandknochen 180

H. Narr
Pseudarthrosen an Mittelhand und Fingern 189

R. Kleinen
Spongiosaplastiken an Fingern und Mittelhandknochen 190

C. Arthrodesen – Indikation, Techniken 201

G. Segmüller
Spanarthrodesen am Handskelet 201

E. Willingshofer
Die Indikation zur Arthrodese an der Hand 207

D. Alte Bandschäden und Verletzungen der Faserknorpelplatten 208

W. Schüller, P. Schreinlechner und W. Seligo
Alte Bandschäden und Fibrocartilago-Verletzungen 208

A.K. Martini und A. Braun
Die Wiederherstellung des radialen Seitenbandes des Daumengrundgelenkes 216

E. Posttraumatische Arthrose des Sattelgelenkes 222

D. Buck-Gramcko
Posttraumatische Arthrose des Sattelgelenkes 222

*F. Gelenkplastiken nach posttraumatischen Zuständen (unter Ausschluß
des Sattelgelenkes)* 229

H. Millesi
Gelenkplastiken der Fingergelenke nach posttraumatischen Zuständen
(unter Ausschluß des Sattelgelenkes) 229

A. Renner
Der Wert der Endoprothese nach Verletzungen 237

Diskussion der Vorträge E. Herzberg bis A. Renner, S. 171–241
(Leitung: A. Titze und R. Szyszkowitz) 241

G. Infektionen nach Brüchen und Gelenkverletzungen 247

H. Spängler
Posttraumatische Knochen- und Gelenkinfekte am Finger (Diagnostik und
Therapie) 247

F. Povacz und F. Magerl
Infektionen nach offenen Knochen- und Gelenkverletzungen an der Hand 254

A. Renner
Die lokale antibiotische Behandlung bei Knochen- und Gelenksinfektionen 256

H. Schneider
Die Folgen traumatischer Fingergelenksempyeme 265

G. Asche, H.G. Haas und K. Klemm
Behandlung von Pseudarthrosen mit dem Minifixateur externe 270

Diskussion der Vorträge H. Spängler bis G. Asche, S. 247–276
(Leitung: R. Szyszkowitz und A. Titze) 276

H. Rehabilitation 278

G. Zöch
Rehabilitation nach Brüchen und Verrenkungen im Bereiche der Hand 278

E. Reiner
Ergotherapeutische Maßnahmen bei Fingerverletzungen 288

J. Buch, H. Geisl und E. Spritzendorfer
Funktionsergebnisse der verschmälerten Hand 300

J. Andrašina, J. Bauer, J. Vajó und M. Jurik
Angiographische Befunde beim posttraumatischen Handrückenödem 304

A. Bod
Komplexe Behandlung der durch Frost schwergeschädigter Hände 306

I. Begutachtung 310

G. Zrubecky
Funktion der Hand und Höhe der MdE 310

G.W. Prokscha, J. Heiss und Th. Zimmermann
Fingerfrakturen als Arbeitsunfallereignis 314

Diskussion der Vorträge G. Zöch bis G.W. Proschka, S. 278–317 317

E. Trojan
Schlußwort 319

Referentenverzeichnis

Andrašina, J., Doz. Dr.; Abteilung für Unfallchirurgie des Fakultätskrankenhauses, Rastislavova 53, CS-Košiče

Arzinger-Jonasch, H., Doz. Dr. sc. med.; Traumatologische Abteilung der Chirurgischen Universitätsklinik, Liebig-Straße 20 a, DDR-701 Leipzig

Asche, G., Dr.; Berufsgenossenschaftliche Unfallklinik Frankfurt am Main, Friedberger Landstraße 430, D-6000 Frankfurt/Main 60

Augeneder, M., Dr.; II. Universitätsklinik für Unfallchirurgie, Spitalgasse 23, A-1097 Wien

Bauer, J., Prim. Dr.; Abteilung für Unfallchirurgie des Fakultätskrankenhauses, Rastislavova 53, CS-Košiče

Beck, E., Prim. Dr.; Landes-Unfallkrankenhaus, Abteilung Unfallchirurgie, A-6807 Feldkirch

Bod, A., Dr. med.; Str. Lupeni 37. I.-1, R. 4300 Tirgu-Mures

Böhler, J., Prim. Prof. Dr.; Lorenz-Böhler-Krankenhaus, Donaueschingenstraße 13, A-1200 Wien

Böhnel, P., Dr.; Landes-Unfallkrankenhaus, Abteilung Unfallchirurgie, Carinagasse 49, A-6807 Feldkirch

Braun, A., Dr.; Orthopädische Klinik und Poliklinik der Universitäts Heidelberg, Schlierbacher Landstraße 200 a, D-6900 Heidelberg/Schlierbach

Buch, J., Dr.; Lorenz-Böhler-Krankenhaus, Donaueschingenstraße 13, A-1200 Wien

Buck-Gramcko, D., Prof. Dr. med.; Berufsgenossenschaftliches Unfallkrankenhaus, Abteilung für Handchirurgie und Plastische Chirurgie, Bergedorfer Straße 10, D-2050 Hamburg

Dölle, H., Dr.; Diakonie-Krankenhaus, Abteilung Unfallchirurgie, D-2130 Rothenburg/Wümme

Eber, K., OA. Dr.; Lorenz-Böhler-Krankenhaus, Donaueschingenstraße 13, A-1200 Wien

Egkher, E., Dr.; II. Universitätsklinik für Unfallchirurgie, Spitalgasse 23, A-1097 Wien

Ender, H.G., Dr.; Lorenz-Böhler-Krankenhaus, Donaueschingenstraße 13, A-1200 Wien

Etzler, S., Dr.; Allgemeines öffentliches Krankenhaus, Abteilung Unfallchirurgie, A-3300 Anstetten

Filipovic, Lj., Dr.; Traumatologisches Krankenhaus Zagreb, Horvacanska 30, Yu-41000 Zagreb

Fink, D., Dr.; Unfallkrankenhaus, Dr.-Franz-Rehrl-Platz 5, A-5010 Salzburg

Frick, H., Landes-Unfallkrankenhaus, Abteilung Unfallchirurgie, Carinagasse 49, A-6807 Feldkirch

Fritz, G., Dr.; Unfallkrankenhaus Graz, Theodor-Körner-Straße 65, A-8010 Graz

Gasperschitz, F., Dr.; Unfallkrankenhaus, Dr.-Franz-Rehrl-Platz 5, A-5010 Salzburg

Gaudernak, T., Dr.; Lorenz-Böhler-Krankenhaus, Donaueschingenstraße 13, A-1200 Wien

Geisl, H., Dr.; Lorenz-Böhler-Krankenhaus, Donaueschingenstraße 13, A-1200 Wien

Haas, H.G., Dr.; Berufsgenossenschaftliche Unfallklinik, Friedberger Landstraße 430, D-6000 Frankfurt/Main 60

Hartlieb, D., Dr.; Arbeitsunfallkrankenhaus, Kundratstraße 37, A-1200 Wien

Heim, U., Chefarzt Prof. Dr.; Kreuzspital Chur, Chirurgische Abteilung, Loerstraße 99, CH-7000 Chur

Heiss, J., Dr.; Chirurgische Klinik und Poliklinik rechts der Isar der Technischen Universität München, Ismaningerstraße 22, D-8000 München 80

Hertz, H., Prof. Dr.; I. Universitätsklinik für Unfallchirurgie, Alser Straße 4, A-1097 Wien

Herzberg, E., OA. Dr.; Unfallkrankenhaus Graz, Theodor-Körner-Straße 65, A-8010 Graz

Hiebler, W., OA. Dr.; Rehabilitationszentrum Tobelbad, A-8144 Tobelbad/Graz

Hlavka, M.; Traumatologisches Krankenhaus Zagreb, Horvacanska 30, Yu-41000 Zagreb

Hranilovic, B., Dr.; Traumatologisches Krankenhaus Zagreb, Horvacanska 30, Yu-41000 Zagreb

Jonasch, E., Chefarzt Dr. med.; Unfallchirurgische Abteilung, Kursdorfer Straße 50, DDR-7144 Schkeuditz-Leipzig

Jurik, M., Dr.; Abteilung für Unfallchirurgie des Fakultätskrankenhauses, Rastislavova 53, CS-Kosiče

Kacprzak, M., Dr.; Allgemeines öffentliches Krankenhaus, Unfallchirurgische Abteilung, A-3300 Amstetten

Kleinen, R., OA. Dr.; Berufsgenossenschaftliche Krankenanstalten „Bergmannsheil Bochum", Chirurgische Universitätsklinik und Poliklinik, D-4630 Bochum 1

Klemm, K., Dr.; Berufsgenossenschaftliche Unfallklinik, Friedberger Landstraße 430, D-6000 Frankfurt/Main 60

Kober, H., Dr.; Lorenz-Böhler-Krankenhaus, Donaueschingenstraße 13, A-1200 Wien

Korisek, G., Dr.; Unfallkrankenhaus, A-5775 Kalwang

Koter, H., Dr.; Universitätskrankenhaus für Chirurgie Graz, Department für Unfallchirurgie, Auenbrugger Platz, A-8036 Graz

Krotscheck, H., Prim. Dr.; Unfallkrankenhaus, A-5775 Kalwang

Lenz, H., Dr.; Unfallkrankenhaus, Kundratstraße 37, A-1120 Wien

Lešco, J., Dr.; Abteilung für Unfallchirurgie des Fakultätskrankenhauses, Rastislavova 53, CS-Kosiče

Lugger, L., Dr.; Universitätsklinik für Unfallchirurgie, Anichstraße 35, A-6010 Innsbruck

Magerl, F., Dr.; Allgemeines öffentliches Krankenhaus, Wallerer Straße 216, A-4600 Wels

Manninger, J., Prof. Dr.; Zentralinstitut für Traumatologie Ungarn, VIII. Baross u. 23–25, H-1450 Budapest

Martini, A.K., OA. Dr.; Orthopädische Klinik und Poliklinik der Universität Heidelberg, Schlierbacher Landstraße 200 a, D-6900 Heidelberg/Schlierbach

Mähring, M., Ass. Dr.; Universitätsklinik für Chirurgie, Landeskrankenhaus, Department für Unfallchirurgie, Auerbruggerplatz, A-8036 Graz

Matuschka, H., Dr.; Unfallkrankenhaus, Kundratstraße 37, A-1120 Wien

Millesi, H., Prof. Dr.; I. Universitätsklinik für Chirurgie, Abteilung für Plastische und Wiederherstellungschirurgie, Alser Straße 4, A-1097 Wien

Naglik, H., Dr.; Lorenz-Böhler-Krankenhaus, Donaueschingenstraße 13, A-1200 Wien

Narr, H., Dr.; Berufsgenossenschaftliche Unfallklinik, Handchirurgische Abteilung, D-7400 Tübingen

Opitz, A., OA. Dr.; Universitätsklinik für Unfallchirurgie, Alser Straße 4, A-1097 Wien

Ortner, H., Dr.; Lorenz-Böhler-Krankenhaus, Donaueschingenstraße 13, A-1200 Wien

Pogglitsch, H., Dr.; Unfallkrankenhaus, A-8775 Kalwang

Poigenfürst, J., Doz. Dr.; I. Universitätsklinik für Unfallchirurgie, Alser Straße 4, A-1097 Wien

Povacz, F., Prim. Dr.; Allgemeines öffentliches Krankenhaus, Wallerer Straße 216, A-4600 Wien

Prokscha, G.W., Doz. Dr.; Chirurgische Klinik und Poliklinik rechts der Isar der Technischen Universität München, Ismaningerstraße 22, D-8000 München 80

Recht, P., Dr.; Attaché Consultant de Chirurgie Plastique à L'Hopital de Neuilly, membre de la Société Française de Chirurgie Plastique et Reconstructive, 116, Rue Lauriston, F-75116 Paris

Reill, P., Dr.; Berufsgenossenschaftliche Unfallklinik, Rosenauer Weg 95, D-7400 Tübingen

Reimann, R., OA. Dr.; Anatomisches Institut Universität Graz, Harrachgasse 21, A-8010 Graz

Reiner, E., OA. Dr.; Rehabilitationszentrum Häring, A-6323 Bad Häring/Tirol

Renner, A., Dr.; Zentralinstitut für Traumatologie Ungarn, VIII. Baross u. 23–25, H-1450 Budapest

Reschauer, R., Dr.; Universitätsklinik für Unfallchirurgie Graz, Department für Unfallchirurgie, Auenbruggerplatz, A-8036 Graz

Rudolph, H., Chefarzt Prof. Dr.; Leiter der Unfallchirurgischen Abteilung des Diakonie-Krankenhauses, D-2130 Rothenburg/Wümme

Rupnik, J., Dr.; Zentralinstitut für Traumatologie Ungarn, VIII. Baross u. 23—25, H-1450 Budapest

Russe, F., Dr.; Unfallkrankenhaus, Kundratstraße 37, A-1120 Wien

Russe, O., Prof. Dr.; Universitätsklinik für Unfallchirurgie, Anichstraße 35, A-6010 Innsbruck

Santha, E., Dr.; Zentralinstitut für Traumatologie Ungarn, VIII. Baross u. 23—25, H-1450 Budapest

Scharizer, E., Dr. med.; Leitender Arzt, Handchirurgische Abteilung, Oststadt-Klinik, Erzbergerstraße, D-6800 Mannheim

Schmid, L., Dr.; II. Universitätsklinik für Unfallchirurgie, Spitalgasse 23, A-1097 Wien

Schneider, H., Dr.; Unfallkrankenhaus, A-8775 Kalwang

Schönbauer, H.R., Prim. Dr.; Orthopädisches Spital, Speisinger Straße 109, A-1134 Wien

Schreinlechner, P.U., Dr.; Lorenz-Böhler-Krankenhaus, Donaueschingenstraße 13, A-1200 Wien

Schüller, W., Dr.; Lorenz-Böhler-Krankenhaus, Donaueschingenstraße 13, A-1200 Wien

Schwarz, N., Dr.; Lorenz-Böhler-Krankenhaus, Donaueschingenstraße 13, A-1200 Wien

Sebek, W., Dr.; II. Universitätsklinik für Unfallchirurgie, Spitalgasse 23, A-1097 Wien

Segmüller, G., Dr. med.; Leitender Arzt, Abteilung für Handchirurgie, Klinik für Orthopädische Chirurgie, Kantonspital, CH-9006 St. Gallen

Seligo, W., Dr.; Lorenz-Böhler-Krankenhaus, Donaueschingenstraße 13, A-1200 Wien

Simko, St., Dr.; C. Sc., Komenskeho 22. 040 00. CS-Košice

Spängler, H., Prof. Dr.; II. Universitätsklinik für Unfallchirurgie, Spitalgasse 23, A-1097 Wien

Springer, K., Dr.; Allgemeines öffentliches Krankenhaus, Unfallchirurgische Abteilung, A-3300 Amstetten

Spritzendorfer, E., Dr.; Lorenz-Böhler-Krankenhaus, Donaueschingenstraße 13, A-1200 Wien

Standenat, E., Dr.; I. Universitätsklinik für Unfallchirurgie, Alser Straße 4, A-1097 Wien

Stankovic, P., Prof. Dr.; Kliniken der Universität Göttingen und Poliklinik für Allgemeinchirurgie, Goßlerstraße 10, D-3400 Göttingen

Strickner, M., Dr.; II. Universitätsklinik für Unfallchirurgie, Spitalgasse 23, A-1097 Wien

Stuhler, Th., Dr.; Kliniken der Universität Göttingen, Klinik und Poliklinik für Allgemeinchirurgie, Goßlerstraße 10, D-3400 Göttingen

Szyszkowitz, R., Prof. Dr.; Universitätsklinik für Chirurgie Graz, Department für Unfallchirurgie, Auenbruggerplatz, A-8036 Graz

Tiling, Th., Dr.; Kliniken der Universität Göttingen, Klinik und Poliklinik für Allgemeinchirurgie, Goßlerstraße 10, D-3400.Göttingen

Titze, A., Prof. Dr.; Unfallkrankenhaus Graz, Theodor-Körner-Straße 65, A-8010 Graz

Tomáš, O., Dr.; Abteilung für Unfallchirurgie des Fakultätskrankenhauses, Rastislavova 53, CS-Košice

Trojan, E., Prof. Dr.; I. Universitätsklinik für Unfallchirurgie, Alser Straße 4, A-1097 Wien

Vagacs, H., Prim. Dr.; Allgemeines öffentliches Krankenhaus, Unfallchirurgische Abteilung, A-3300 Amstetten

Vajo, J., Dr.; Abteilung für Unfallchirurgie des Fakultätskrankenhauses, Rastislavova 53, CS-Košice

Vecsei, W., OA. Dr.; I. Universitätsklinik für Unfallchirurgie, Alser Straße 4, A-1097 Wien

Wagner, M., OA. Dr.; I. Universitätsklinik für Unfallchirurgie, Alser Straße 4, A-1097 Wien

Wehner, W., MR Prof. Dr. sc. med.; Bezirkskrankenhaus Karl-Marx-Stadt, Unfallchirurgische Klinik, Juri-Gagarin-Straße 87, DDR-9001 Karl-Marx-Stadt

Willingshofer, E., OA. Dr.; Unfallkrankenhaus Graz, Theodor-Körner-Straße 65, A-8010 Graz

Wöllenweber, H.D., Dr.; Traumatologische Abteilung der Chirurgischen Universitätsklinik Halle, DDR-401 Halle-Wittenberg

Zechner, W., Dr.; Unfallkrankenhaus, Kundratstraße 37, A-1120 Wien

Zifko, B., OA. Dr.; Unfallkrankenhaus, Kundratstraße 37, A-1120 Wien

Zimmermann, Th., Dr.; Chirurgische Klinik und Poliklinik rechts der Isar der Technischen Universität München, Ismaninger Straße 22, D-8000 München 80

Zöch, G., Dr.; Rehabilitationszentrum Tobelbad, A-8144 Tobelbad/Graz

Zrubecky, G., Prof. Dr.; Rehabilitationszentrum Tobelbad, A-8144 Tobelbad/Graz

I. Biomechanik und funktionelle Anatomie

Anatomie der Mittelhand- und Fingergelenke

R. Reimann, Graz

Die Hand — das dem Menschen eigentümliche und bei ihm am höchsten entwickelte Greiforgan — stellt eine funktionelle Einheit dar. Es ist daher nicht unproblematisch, Aufbau und vor allem Funktion der Gelenke im Bereich der Mittelhand und der Finger isoliert zu betrachten.

Articulationes carpometacarpeae II–V

Die Handwurzel-Mittelhandgelenke des zweiten bis fünften Strahles sind die gelenkigen Verbindungen der distalen Handwurzelreihe mit den Basen der Ossa metacarpalia II–V. Nach der Form ihrer Gelenksflächen werden sie als Articulationes planae bezeichnet, nach ihrem Freiheitsgrad als Amphiarthrosen. Allerdings stellen nur die Gelenke des zweiten und dritten Strahles echte Amphiarthrosen dar, während im Gelenk des vierten Strahles geringe, in dem des fünften deutliche Wackelbewegungen im Sinne einer Opposition möglich sind. Durch diese Bewegungen kann die Längsrinne des Sulcus carpi auf den Bereich der Mittelhand und der Finger ausgedehnt werden; bei zusätzlicher Beugung der geschlossenen Finger bildet sich die Hohlhand, während die zusätzliche Beugung der gespreizten Finger verbunden mit der Opposition des Daumens das Ergreifen einer Kugel ermöglicht.

Der Freiheitsgrad der Gelenke ist von den Bändern abhängig, welche die Handwurzel mit den Basen der Mittelhandknochen verbinden; sie werden als Ligg. carpometacarpea dorsalia, palmaria und interossea bezeichnet. Die Ligg. carpometacarpea palmaria ziehen vornehmlich von der Basis des Os metacarpale III zu allen Knochen der distalen Handwurzelreihe; aber sie verbinden auch die anderen Mittelhandknochen mit den jeweils benachbarten Handwurzelknochen [3, 18]. Zu diesem palmaren carpometacarpalen Bandapparat gehören auch das Lig. pisometacarpeum, welches das Os pisiforme mit der Basis des Os metacarpale V verbindet, sowie jener Strahl des Lig carpi radiatum, der das Os capitatum mit der Basis des Os metacarpale III verbindet (Abb. 1).

Die Ligg. carpometacarpea dorsalia (Abb. 2) verbinden auf die Art einer „Zick-Zack-Linie" die distale Handwurzelreihe mit den Basen der Mittelhandknochen, sodaß jede Basis — ausgenommen die fünfte — an zwei Carpalknochen verankert ist [3].

Die Ligg. carpometacarpea interossea liegen in der Schichte zwischen dorsalen und palmaren Bändern; ein besonders starkes verläuft vom Os capitatum und Os hamatum zur Basis des vierten Mittelhandknochens.

Auch die Form des carpometacarpalen Gelenksspaltes beeinflußt die Beweglichkeit der Handwurzel-Mittelhandgelenke. Der Spalt zeigt einen gezackten Verlauf (Abb. 3).

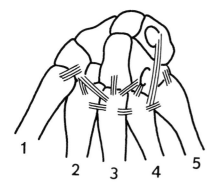

Abb. 1. Ligg. carpometacarpea palmaria und Ligg. metacarpea palmaria der rechten Hand. 1–5: Ossa metacarpalia

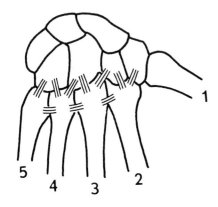

Abb. 2. Ligg. carpometacarpea dorsalia und Ligg. metacarpea dorsalia der rechten Hand. 1–5: Ossa metacarpalia

Besonders innig mit dem Carpus verbunden sind das Os metacarpale II durch eine Nut, in die das Os trapezoideum eingreift, und das Os metacarpale III durch seinen von der dorsalen Kante der Basis nach proximal reichenden Processus styloideus, der sich von dorsal in die Fuge zwischen Os trapezoideum und Os capitatum legt.

Uneinigkeit herrscht unter den Autoren über die Form des carpometacarpalen Gelenkspaltes. Während Lanz und Wachsmuth [15], Benninghoff [2], Hollinshead [10] und Haage [7] eine zusammenhängende Gelenkshöhle beschreiben, ist diese nach Henke [8] immer, nach Henle [9], Fick [4] und Gray [6] gelegentlich durch das erwähnte kräftige Lig. carpometacarpeum interosseum so unterbrochen, daß die Articulatio intermetacarpea III/IV mit dem radialen Teil der Höhle zusammenhängt (Abb. 3, Pfeil). Bei Haage [7], der die Einheit des Gelenkspaltes ausdrücklich betont, findet sich überraschenderweise die Abbildung eines Arthrogramms des Handgelenks, in dem sich die Articulationes carpometacarpea II + III und von dort aus die Articulationes intermetacarpeae II/III und III/IV vom distalen Handgelenk her deutlich mit Kontrastmittel gefüllt haben, während die Articulationes carpometacarpeae IV + V scharf begrenzt ausgespart bleiben; der Stop des Kontrastmittels befindet sich also an der typischen Stelle des Lig. carpometacarpeum interosseum. Der Autor kommentiert diese Erscheinung nicht — es bleibt also offen, ob die Ausbreitung des Kontrastmittels dort durch eine Einengung oder vollständige Unterbrechung des Gelenksspaltes oder aber durch andere Momente verhindert wurde.

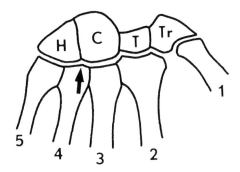

Abb. 3. Radio-ulnarer Schnitt durch die – klaffend dargestellten – Artt. carpometacarpeae; im Bereich des Sattelgelenks dacht der Schnitt nach palmar ab. Der Pfeil markiert die Stelle, an welcher der carpometacarpale Gelenksspalt durch ein Lig. carpometacarpeum interosseum unterbrochen sein kann. 1–5: Ossa metacarpalia; C: Os capitatum; H: Os hamatum; T: Os trapezoideum; Tr.: Os trapezium

Eigene Untersuchungen an 100 Händen – der Gelenksspalt wurde von ulnar mit Tusche injiziert und die Ausbreitung des Injektionsmittels beobachtet – ergaben in 94% einen durchlaufenden Gelenksspalt. In 6% war das Cavum articulare an der betreffenden Stelle unterbrochen: Die Injektion beschränkte sich auf die Articulationes carpometacarpeae IV + V sowie die immer mit ihnen kommunizierende Articulatio intermetacarpea IV/V. Die Nachprüfung durch Inspektion des eröffneten Gelenksspaltes ergab in diesen Fällen eine vom dorsalen zum palmaren Bandapparat reichende Scheidewand aus straffem Bindegewebe (Lig. carpometacarpeum interosseum), die radial und ulnar von Synovialkapsel überzogen war.

Die Articulationes carpometacarpeae kommunizieren mit dem distalen Handgelenk immer zwischen Os trapezium und Os trapezoideum und manchmal sogar zu beiden Seiten des letzteren [3].

Die Synovialkapsel verankert sich prinzipiell an der Knorpel-Knochen-Grenze der Gelenkskörper.

Articulationes intermetacarpeae

Die Gelenke zwischen den Basen des zweiten bis fünften Mittelhandknochens sind kleine Articulationes planae. Die Articulatio intermetacarpea II/III stellt eine echte Amphiarthrose dar, während in den beiden ulnaren Gelenken Verschiebebewegungen im Sinne der erwähnten Beweglichkeit der beiden letzten Mittelhandknochen möglich sind.

Die Fixierung der Gelenke erfolgt durch Ligg. metacarpea dorsalia, palmaria und interossea; ein besonders gut ausgeprägtes Lig. metacarpeum interossem findet sich zwischen den Basen des dritten und vierten Mittelhandknochens – es teilt sogar den dort befindlichen intermetacarpalen Gelenksspalt in einen dorsalen und einen palmaren Abschnitt (Abb. 4). Selbstverständlich trägt auch das distal an den Köpfchen der Mittelhandknochen gelegene Lig. metacarpeum transversum profundum wesentlich zum Zusammenhalt der Intermetacarpalgelenke bei. Zwischen Os metacarpale I und Os metacarpale II gibt es weder ein Gelenk noch eine direkte Bandverbindung – die große Beweglichkeit des Daumens ist schon im Bereich der Mittelhand gewährleistet.

Die Gelenksspalten sind nicht abgeschlossen, sondern kommunizieren mit den benachbarten Carpometacarpalgelenken. Die Synovialkapsel verankert sich an der jeweiligen Knorpel-Knochen-Grenze.

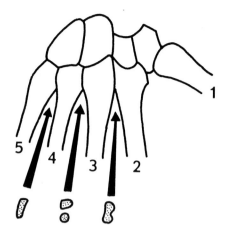

Abb. 4. Artt. intermetacarpeae der rechten Hand. Die Formen der von ulnar betrachteten Gelenksspalten sind durch punktierte Flächen dargestellt; an diesen Flächenschemata ist die proximale Begrenzung nach links, die dorsale nach oben gerichtet. 1–5: Ossa metacarpalia

Articulatio carpometacarpea pollicis

Das im Deutschen gerne als „Daumensattelgelenk" bezeichnete Gelenk zwischen Os trapezium und Basis des Os metacarpale I nimmt eine zweifache Ausnahmestellung ein: Einerseits ist es wesentlich beweglicher als die anderen vier Carpometacarpalgelenke; andererseits stellt es das beweglichste Gelenk des ersten Fingerstrahls dar, während bei den anderen vier Strahlen das Carpometacarpalgelenk jeweils das unbeweglichste Gelenk ist.

Der vom Os trapezium beigestellte Sattel liegt schräg zu allen Hauptebenen der Anatomie, die auch an der Hand als Horizontalebene (transversal), Sagittalebene (dorso-palmar) und Frontalebene (radio-ulnar) angenommen werden können. Zur Orientierungshilfe möge die Vorstellung dienen, daß der Daumen im Sattel des Os trapezium auf den Zeigefinger zureite. Sattelknauf und Hinterende des Sattels liegen aber nicht in einer Horizontalebene, sondern der Knauf ist so weit nach distal verlagert, daß eine Verbindungslinie vom Knauf zum Hinterende mit der Horizontalebene einen Winkel von etwa $45°$ einschließt (Abb. 5). Entgegen der Vorstellung, daß der Daumen, wenn er auf den Zeigefinger zureitet, von radial nach ulnar reite, liegt der Sattelknauf nicht direkt ulnar vom Hinterende des Sattels; es ist vielmehr die quere Krümmung des Carpus zu berücksichtigen, welcher der Sattel folgt, sodaß der Sattelknauf dorso-ulnar, das Hinterende des Sattels radio-palmar liegt (Abb. 5). Der Längsausdehnung des Sattels folgt auch die erste Hauptachse des Gelenks, die längs durch den „Pferdeleib" (= Os trapezium) verläuft (Abb. 5, Achse OR). Entsprechend dem Wesen eines Sattelgelenks muß die zweite Hauptachse – die erste rechtwinkelig im Raum kreuzend – quer durch den „Reiter" (= Os metacarpale I) verlaufen (Abb. 5, Achse AA).

Bei Bewegungen um diese zweite Achse wippt der Reiter im Sattel nach vorne und hinten, beim Daumensattelgelenk spricht man von Adduktion und Abduktion des Os metacarpale I. Andererseits kann der Reiter um die erste beschriebene Achse von einem Seitenblatt des Sattels zum anderen gleiten – der Daumen wird einmal den übrigen Fingern gegenübergestellt (Opposition), einmal in die Ebene der anderen Finger rückverlagert (Reposition). Die Hand kann sich also zum Ergreifen kleiner Gegenstände des Ristgriffes, zum Anfassen großer Gegenstände des Kammgriffes bedienen. Um aber ein sinnvolles Gegen- bzw. Mitgreifen des Daumens zu erreichen, muß dieser seine Beugeseite einmal den Beugeseiten

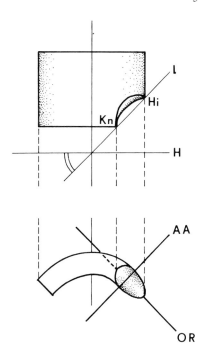

Abb. 5. Lage des Trapezium-Sattels im Raum. Das obere Schema entspricht einer Ansicht von dorsal, das untere einer solchen von distal. AA: Abduktions-Adduktions-Achse; H: Horizontalebene (transversal); Hi: Hinterende des Sattels; Kn: Sattelknauf; l: Verbindungslinie vom Knauf zum Hinterende; OR: Oppositions-Repositions-Achse

der übrigen Finger gegenüberstellen, sie jedoch das andermal den Beugeseiten der dreigliedrigen Finger anschließen; folglich muß der Daumen im Zuge der Oppositions-Repositions-Bewegung eine Rotation durchführen, was an der eigenen Hand unschwer zu beobachten ist.

Diese dem Prinzip des Sattelgelenkes widersprechende Rotation ist durch zwei Umstände zu erklären:

1. Der Reiter sitzt nicht aufrecht im Sattel, sondern – je nach Adduktions- oder Abduktiosstellung – mehr oder weniger vornübergeneigt. Gleitet nun der im Sattel vorgeneigte Reiter von einem Seitenblatt zum anderen, so bleibt seine Vorderseite (= Beugeseite des Daumens) nicht in einer Ebene, sondern wendet sich in jeder Stellung dem Hals des Pferdes (= Zeigefinger) zu. Nur in extremer Abduktion sitzt das Os metacarpale I dem Sattel senkrecht auf – dennoch kommt es auch bei dieser Stellung im Zuge der Opposition zu einer, wenn auch geringeren, Rotation, die aus dem Folgenden verständlich wird.
2. Die quere, konvexe Krümmung des Sattels ist nicht gleichmäßig, wie Strasser [17] dies annimmt, sondern vorne – im Bereich des Sattelknaufes – wesentlich stärker als hinten. Geometrisch ausgedrückt, entspricht die Form des Sattels nach Bausenhardt [1] dem Ausschnitt aus einem Rotationshyperboloid (Abb. 6); die von einem Seitenblatt des Sattels zum anderen verlaufende Furche ist – wie übrigens beim Reitsattel auch – nach vorne konkav gekrümmt [13], die darin seitlich gleitenden Oberschenkel des Reiters erzwingen die Rotation desselben. Die Oppositions-Repositions-Achse liegt folglich nahezu in proximo-distaler Richtung und eine Ausschaltung der mit der Opposition zwangsläufig verbundenen Rotation könnte nur bei rechtwinkelig abduziertem Os metacarpale I erreicht werden, wozu jedoch die Exkursionsweite des Sattelgelenkes nicht ausreicht.

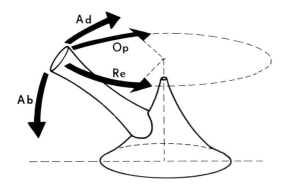

Abb. 6. Rotationshyperboloid als Modell für den Trapezium-Sattel (nach Bausenhardt). Ab: Abduktion; Op: Opposition; Re: Reposition

Die in den Bewegungsvorgang der Opposition inbegriffene Rotation ist also eine zwangsläufige Bewegung; losgelöst von der sie bedingenden Opposition kann sie nicht durchgeführt werden — eine Tatsache, die der Zweiachsigkeit des Sattelgelenkes entspricht und für die funktionell „richtige" Stellung des Daumens bei Opposition und Reposition von entscheidender Bedeutung ist [11].

Ein Sattelgelenk — sei ihm nun die Vorstellung des gleichmäßig gekrümmten Sattels oder des Rotationshyperboloids zugrundegelegt — mit exaktem Flächenschluß in allen Stellungen ist auch theoretisch nicht denkbar; *jede* Extrembewegung führt zwangsläufig zu Punktberührungen der überknorpelten Gelenksflächen, wenn die Deformierbarkeit des Gelenksknorpels [5] nicht mehr ausreicht, die positionsbedingte Krümmungsinkongruenz der Gelenksflächen auszugleichen. Keinesfalls darf aber — wie kürzlich von Koebke [12] behauptet — die im Zuge der Opposition auftretende Rotation so aufgefaßt werden, als ließe sie den Reiter in der Weise aus dem Sattel springen, daß ein Bein auf den Sattelknauf, das andere auf das hintere Ende des Sattels zu stehen komme.

Die bisher verwendeten Bewegungsbezeichnungen sollten beibehalten werden, weil sie wegen ihrer langen Verwendung eingebürgert und allgemein verständlich sind. Es trägt zur Verwirrung bei, wenn Morin et al. [16] die Opposition als Flexion, die Reposition als Extension bezeichnet und ebenso, wenn Kapandji [11] die Opposition als Antepulsion, die Reposition als Retropulsion, die Adduktion als Flexion und die Abduktion als Extension bezeichnet wissen will.

Die Exkursionsweiten des Daumensattelgelenks betragen [15]:
Abduktion — Adduktion $35°-40°$
Opposition — Reposition $45°-60°$
Die Rotationsamplitude bei der Oppositionsbewegung macht — individuell recht verschieden — $90°-120°$ aus [11].

Um diese beträchtlichen Bewegungen zu ermöglichen, muß die Kapsel des Sattelgelenkes weit und schlaff sein. Ein starkes Lig. trapezio-metacarpeum [15] verstärkt den ulnaren Teil der palmaren Kapsel (Abb. 7). Gemeinsam mit der Sehne des M. abductor pollicis longus stabilisiert es das von vornherein durch die Form der Gelenksflächen gegen Luxationen gut geschützte Gelenk; bei erzwungener, extremer Abduktion (Sturz auf die Hand) — die Basis des Os metacarpale I befindet sich dann in subluxierter Stellung auf dem Sattelknopf — wird das Band für die Benettsche Fraktur verantwortlich gemacht.

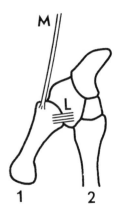

Abb. 7. Rechtes Daumensattelgelenk von palmar (nach Lanz und Wachsmuth). Lig. trapezio-metacarpeum (L) und Sehne des M. abductor pollicis longus (M) als Stabilisatoren des Gelenks. 1, 2: Ossa metacarpalia

Dorsoradial finden sich starke Faserzüge in der Kapsel, welche die Opposition hemmen, das beschriebene Lig. trapezio-metacarpeum hemmt die Abduktion und die Reposition; die Adduktion findet ihre Begrenzung durch Weichteilhemmung am zweiten Strahl [15].

Die Synovialkapsel setzt bis auf zwei Stellen jeweils an der Knorpel-Knochen-Grenze an: Am ulnaren Rand der der Basis des Os metacarpale I [4] und am radiopalmar gelegenen Hinterende des Trapezium-Sattels [17] entfernt sie sich von ihr.

Articulationes metacarpophalangeae II–V

In den Grundgelenken der dreigliedrichen Finger artikulieren die seitlich abgeplatteten Köpfchen der Ossa metacarpalia II–V mit den kleinen, dorso-palmar abgeplatteten Pfannen an den Basen der Grundphalangen. An ihrem palmaren Rand werden die Pfannen durch Faserknorpelplatten, die Ligg. palmaria, ergänzt (Abb. 8); diese sind fest mit den Grundphalangen verwachsen und untereinander durch das straff-bindegewebige Lig. metacarpeum transversum profundum quer verbunden, wodurch die Köpfchen der Mittelhandknochen zusammengehalten werden und die Intermetacarpalgelenke vor einem gewaltsamen Aufklappen geschützt sind.

Die Fingergrundgelenke sind Kugelgelenke mit eingeschränkter Bewegungsfreiheit. Um eine in radio-ulnarer Richtung durch den Krümmungsmittelpunkt des Caput verlaufende Achse kann bis zu 90° gebeugt und bis zu 20° überstreckt werden [15]. Die Seitenbänder, welche diese Bewegung führen, setzen am Köpfchen dorsal von der beschriebenen Achse an. Auf Grund dieses exzentrischen Ansatzes sind sie in Beugestellung gespannt, in Streckstellung hingegen entspannt (Abb. 8) — nur in dieser sind daher weitere Freiheitsgrade gegeben:

Abduktion und Adduktion, das Spreizen und Schließen der Finger in Symmetrie auf den dritten Strahl, finden um dorso-palmare Achsen statt, wobei der Zeigefinger einen Winkel von 60° überstreichen kann, während die Exkursionsweite der übrigen Finger geringer ist [15].

Der dritte Freiheitsgrad des Kugelgelenks, die Rotation, ist ebenso nur in der Streckstellung gegeben; er kann aktiv wegen des Fehlens entsprechender Muskeln nicht benützt

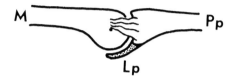
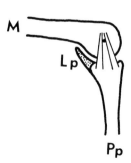

Abb. 8. Lig. collaterale einer Art. metacarpophalangea (II–V) in Streck- und Beugestellung. Lp: Lig. palmare; M: Os metacarpale; Pp: Phalanx proximalis

werden, wohl aber passiv. Außerdem kommt es zu einer zwangsläufigen Rotation der Finger bei der Spreizung im Grundgelenk: Die Köpfchen der Mittelhandknochen sind palmar breiter als dorsal. Bei der Spreizung gleiten nun die dem Mittelfinger zugewandten gespannten Seitenbänder des zweiten, vierten und fünften Fingers an einer schrägen Ebene nach dorsal, wodurch der dem Mittelfinger zugewandte Rand des entsprechenden Fingers nach dorsal gehoben wird (Abb. 9). Gemeinsam mit der Opposition des ersten, vierten und fünften Strahles im Carpometacarpalgelenk ermöglicht diese zwangsläufige Rotation der Finger eine gute Anpassung der Hand an die Oberfläche einer Kugel.

Beuge- und Streckhemmung erfolgen durch die fibröse Gelenkkapsel. Die Synovialkapsel ist schlaff; ihr Ansatz entfernt sich an den Köpfchen ein wenig von der Knorpel-Knochen-Grenze, während er dieser an den Pfannen unter Einschluß der Ligg. palmaria folgt.

Articulatio metacarpophalangea pollicis

Das Daumengrundgelenk ist im Unterschied zu den übrigen Fingergrundgelenken kein Kugelgelenk, wie es Braus [3] darstellt. Es ist aber auch kein Scharniergelenk mit gekehlter Rolle als Köpfchen und gefirsteter Pfanne an der Basis der Grundphalanx, wie es Lanz und Wachsmuth [15] beschreiben. Wie eigene Beobachtungen ergeben, zeigt zwar das macerierte Knochenpräparat des Os metacarpale I mitunter eine gewisse geringe dorso-palmare Kehlung des Köpfchens, niemals aber der Knorpelüberzug, der dem Kopf immer eine ovoide Form gibt. In der Funktion kommt das Gelenk allerdings einem Scharniergelenk sehr nahe, weil es durch seine Seitenbänder sowohl in Beuge- als auch in Streckstellung streng geführt wird; diese Bänder verankern sich breit dorsal *und* palmar von der senkrecht zur Bewegungsrichtung durch die Krümmungsachse des ovoiden Köpfchens verlaufenden Beugeachse, sodaß in jeder Stellung des Gelenkes ein Teil des Bandes gespannt ist (Abb. 10). Spreiz- und

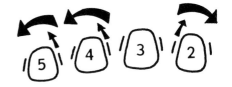

Abb. 9. Köpfchen der Ossa metacarplia V von distal (2–5). Die Form der Köpfchen ist verantwortlich für die zwangsläufige Rotation der Finger bei deren Spreizung

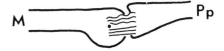

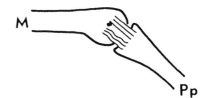

Abb. 10. Lig. collaterale der Art. metacarpophalangea pollicis in Streck- und Beugestellung. M: Os metacarpale I; Pp: Phalanx proximalis

Drehbewegungen sind daher nur in äußerst geringem Umfang möglich. Auch die Exkursionsweite der Beugung beträgt nur 50° [15] – das Gelenk hat von allen Daumengelenken die geringste funktionelle Bedeutung.

Die Hemmungen der Bewegungen erfolgen durch die vor allem dorsal sehr straffe Kapsel. In den palmaren Kapselabschnitt sind zwei Sesambeine eingelagert, die kurzen Daumenmuskeln Ansätze bieten und Hypomochlia für deren Funktion darstellen. Der Ansatz der Synovialkapsel entspricht dem an den übrigen Fingergrundgelenken.

Articulationes interphalangeae

Die Fingermittel- und -endgelenke (auch das Endgelenk des Daumens) sind reine Scharniergelenke. Die Capita der proximalen Skelettteile stellen gekehlte Rollen dar, die Pfannen der distalen Skelettstücke sind gefirstet. Wie an den Grundgelenken werden die Pfannen palmar durch faserknorpelige Ligg. palmaria ergänzt. Die Seitenbänder sind im Unterschied zu den Grundgelenken an den Rollen konzentrisch zur radio-ulnar verlaufenden Beugeachse verankert, wodurch sich eine relativ straffe Führung des Gelenkes in jeder Position ergibt (Abb. 11). Allerdings führen die Seitenbänder nicht so streng, daß sie nicht Raum für kleine Sekundärbewegungen gäben, die im Wesentlichen der Anpassung der Finger an unregelmäßig geformte Gegenstände beim Ergreifen derselben dienen [14].

Der maximale Flexionswinkel beträgt in den Mittelgelenken 120°, in den Endgelenken 70° [15]. Bei vollständiger Beugung der Mittel- und Endgelenke und gleichzeitiger Streckung

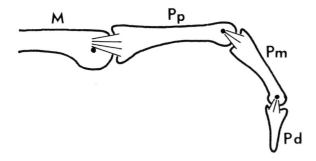

Abb. 11. Ligg. collateralia eines dreigliedrigen Fingers. M: Os metacarpale; Pd: Phalanx distalis; Pm: Phalanx media; Pp: Phalanx proximalis

der Grundgelenke kommen die Fingerkuppen so auf den Mittelhandballen zu ruhen, daß zwischen ihnen die drei Monticuli liegen.

Die Bewegungshemmungen erfolgen durch die fibröse Kapsel. Der Ansatz der Synovialkapsel folgt meist der Knorpel-Knochen-Grenze, liegt am Caput ein wenig proximal davon und umschließt an der Pfanne — wie bei den Grundgelenken — das Lig. palmare.

Literatur

1. Bausenhardt, D.: Über das Carpo-Metacarpalgelenk des Daumens. Z. Ant. Entw.-Gesch. *114*, 251 (1949/50)
2. Benninghoff, A.: Lehrbuch der Anatomie des Menschen. 7. Aufl., Bd. 1. Goerttler, K. (Hrsg.). München: Urban und Schwarzenberg 1960
3. Braus, H.: Anatomie des Menschen. 3. Aufl., Bd. 1. (Fortgef. von Elze, C.). Berlin: Springer 1954
4. Fick, R.: Handbuch der Anatomie und Mechanik der Gelenke. In: Handbuch der Anatomie des Menschen. Bardeleben, K. v. (Hrsg.), Bd. 2, 1. Abt., 1. Teil. Jena: Fischer 1904
5. Fischer, O.: Kinematik organischer Gelenke. Braunschweig: Vieweg 1907
6. Gray, H.: Anatomy descriptive and applied. 32nd Ed., Johnston, T.B., Davies, D.V., Davies, F. (Eds.). London: Longmans, Green and Co. 1958
7. Haage, H.: Arthrographie des Handgelenks. In: Handbuch der medizinischen Radiologie, Bd. 5, 2. Teil. Berlin: Springer 1973
8. Henke, W.: Handbuch der Anatomie und Mechanik der Gelenke. Leipzig: Winter 1863
9. Henle, J.: Handbuch der systematischen Anatomie des Menschen. 2. Aufl., Bd. 1., 2. Abt. Braunschweig: Vieweg 1872
10. Hollinshead, H.: Anatomy for surgeons. Vol. 3. New York: Harper and Row 1964
11. Kapadji, A.: La rotation du pouce sur son axe longitudinal lors de l'opposition. Rev. chir. orthop. *58*, 273 (1972)
12. Koebke, J.: Funktionell-morphologische Untersuchungen zur Daumensattelgelenkarthrose. Vortrag vor der 73. Vers. der Anat. Ges., Innsbruck 1978
13. Kuczynski, K.: Carpometacarpal joint of the human thumb. J. anat. *118*, 119 (1974)
14. Kuczynski, K.: Less-known aspects of the proximal interphalangeal joints of the human hand. Hand *7*, 31 (1975)
15. Lanz, T. v., Wachsmuth, W.: Praktische Anatomie. 2. Aufl., Bd. 1, 3. Teil. Berlin: Springer 1959

16. Morin, A., Neidhardt, J.-H., Marsan, C., Guelpa, G., Febvey, M.: Considerations anatomiques et fonctionelles sur l'articulation trapezo-metacarpienne. J. med. Lyon *47*, 1275 (1966)
17. Strasser, H.: Lehrbuch der Muskel- und Gelenkmechanik. Bd. 4. Berlin: Springer 1917
18. Welti, H.: Remarques sur le ligament trapezo-$2^e/3^e$ metacarpiens. Arch. anat. hist. *49*, 479 (1966)

Funktionelle Anatomie der Mittelhand und Finger im Hinblick auf handchirurgische Eingriffe

W. Hiebler, Graz

Funktionelle Betrachtungen über eines unserer körpereigenen „Universalwerkzeuge" lassen sich schon sehr lange durch die Geschichte verfolgen. Die Vielfalt der Aufgaben der Hand und der Finger als Greiforgan, als Tastorgan und als unterstützendes Organ der Sprache und der Gebärden hat dieses Organ bzw. diese Organe schon lange immer wieder genaueren Betrachtungen unterworfen. Im Zentrum dieser Betrachtungen schien allerdings immer wieder der Daumen zu stehen. Das Fehlen des Daumens hat schon im Altertum schwere Folgen nach sich gezogen. So war doch das Halten von Schwert, Speer sowie der Ruder, oder bei den Frauen das Halten der Nadel nicht mehr möglich. Unter Gajus Julius Cäsar wurden am Daumen verstümmelte Legionäre aus dem Kriegsdienst entlassen. Die Athener schnitten ihren Gefangenen den Daumen ab, um die Betroffenen am Führen der Ruder zu hindern. Auch Cäsar soll Gallier zum Teil so verstümmelt haben. Kaiser Augustus bestrafte die Selbstverstümmelung zur Wehrdienstverweigerung durch Daumenabhacken mit der Beschlagnahme der Güter. Ein Ausdruck der Wichtigkeit dieses Organs im alten Rom sich auch in der Begnadigung bzw. der Verurteilung der Gladiatoren durch das Hochhalten bzw. Nachuntenhalten des Daumens. Immer wieder taucht auch später die Kombination zwischen Feigling bzw. Daumenversehrten auf. Im Französischem wird der Feigling als Daumenabschneider oder „Poltron" charakterisiert. Auch in vielen deutschen Redensarten erscheint der Daumen als Vertreter der Kraft, so z.B. „ einem Übermütigen den Daumen aufdrücken" oder jemandem „den Daumen halten". Die alten Ärzte sollen ihre Ringe sogar teilweise am Daumen getragen haben.

Auch über die anderen Finger existieren Betrachtungen, so insbesondere über den Ringfinger. Der Ehering wird nach einer altägyptischen Sitte am Ringfinger getragen, und zwar am Ringfinger der linken Hand. Die Römerinnen haben diese Sitte übernommen. Dieser Finger soll, wie auch auf Tafeln der alten Chinesen zu sehen ist, mit einem Nerven direkt mit dem Herzen verbunden sein. Offenbar hat es auch in der damaligen Zeit Stenokardien gegeben. Nicht bewiesen wird dadurch jedoch der unmittelbare Zusammenhang zwischen Ehe und Stenokardie. Später hat dann kein Geringerer als Hyrtl Abhandlungen über die Symbolik der Hand geschrieben. Unter anderem taucht hier auf der Handschlag, die Bewerbung um die Hand eines Mädchens, in der Beschreibung die Gestik, das Deuten des Himmelsraumes, die Hand auf die Brust, die Weihe des Hauptes und dergleichen. Eine Tatsache aber zieht sich gleichsam wie ein roter Faden durch alle Geschichten, und zwar die Wichtigkeit des Daumens. Er hat durch seine Oppositionsmöglichkeit unter den einzelnen Fingern sicher eine bevorzugte Stellung. Bleibt uns doch bei seinem Verlust eine einzige Greifform, nämlich der seitliche Fingerschlußgriff, erhalten. Die Finger II–V können dann an der Hand nur noch als eine Art Haken Verwendung finden. Eine Imitation dieser Tatsachen findet man bei manchen Prothesen.

Nun zum eigentlichen funktionellen Bauplan der Hand, wie er in der gesamten operativen Behandlung der Hand berücksichtigt werden sollte. Die Mittelhand steht mit dem Carpus durch die Articulationes carpometacarpeae der Finger II–V bzw. durch das extra zu beschreibende Gelenk, die Articulatio carpometacarp. pollic. in Verbindung. Diese Gelenke sind mit Ausnahme des letzterwähnten Amphiarthrosen ohne wesentliche Eigenbeweglichkeit. Sie erhöhen aber in hohem Maße die Elastizität der Hand. Diese Funktion – das „Größermachen"- bzw. das „Kleinermachenkönnen" der Hand – ist bei vielen Verrichtungen von entscheidender Wichtigkeit. Nicht zuletzt bei der Lagerung für Operationen im Bereich der Hohlhand, wo es wünschenswert ist, die Hand möglichst weit entfalten zu können.

Der Bandapparat ist all diesen Gelenken gemeinsam und flächenhaft an der Dorsal- und Palmarseite entwickelt. Gerade dorsal liegen zum Teil unverstärkte Kapselteile zwischen den dicken Bandzügen frei. Diese Stellen bieten sich als Punktionsstellen des Gelenkes an. Da die gesamte Hohlhand bzw. Mittelhand besonders für eine Druckbeanspruchung gebaut ist, sind auch die verbindenden Fascien zwischen den einzelnen Mittelhandknochen in einer kräftigen Einheit mit diesen verbunden. Pathologische Prozesse darinnen entstehen unter hohem Druck und werden außen nur schwer wahrgenommen. Der dorsale Einbau des Knochengerüstes ist im Bereiche der Mittelhand noch ausgeprägter als am Unterarm. Für operative Zugänge bietet sich der Weg von dorsal nahezu an. Auch Erkrankungen finden gegen das Dorsum leichter einen Weg an die Oberfläche.

Die distale Verbindung der Mittelhandknochen durch das Ligamentum metacarpeum transversum profundum faßt die Mittelhandknochen II–V zu einer fast funktionellen Einheit zusammen. Lanz-Wachsmuth behauptet in seinen funktionellen anatomischen Erklärungen, daß bei Amputationen im Grundgliedbereich mit Entfernung der Metacarpalköpfchen ein günstiges kosmetisches Ergebnis mit kräftigem Faustschluß nachweisbar wäre. Dies steht allerdings in gewisser Diskrepanz zur Handchirurgie, wo man doch einen Funktionsverlust des Handquergewölbes nach Durchtrennen des Ligamentum metacarpeum transversum profundum sieht.

Ein anderes Problem ist die kosmetische Amputation des II. bzw. V. Strahles. Die Abgrenzung des Metacarpus von außen zeigt sowohl proximal als auch distal Schwierigkeiten. Proximal sind die Articulat. carpometacarp. kaum tastbar. Die Fingergrundgelenke, die noch in den Bereich des Handrückens einzubeziehen sind, zeigen den Gelenkspalt der Fingergrundglieder bei Beugung nicht am Scheitelpunkt der Knöchel, sondern etwa 10 mm distal des Knöchelscheitels.

Zum Bauplan der Finger

Wie schon eingangs erwähnt, stellt der Daumen aufgrund seiner Oppositionsfähigkeit einen Sonderfall dar. Geschlossen betrachten können wir die Finger II–V in ihrer Funktion und

Anlage. Die Finger zeigen verschiedene Länge und Dicke, der Daumen ist der kürzeste, dafür dickste Finger. Der V. Finger ist der zierlichste. Am längsten ist der Mittelfinger. Danach folgen der Reihe nach Ring-, Zeige-, Kleinfinger und Daumen. In Funktionsstellung, das heißt bei der Mittelstellung der Gelenke, und zwar vom Handgelenk und Fingergelenken, reicht der Zeigefinger bis zur Nagelwurzel, der Ringfinger bis zur Nagelmitte des Mittelfingers. Der kleine Finger reicht bis zum Endglied des Ringfingers. Die Daumenkuppe sollte die Mitte des Zeigefingergrundgliedes erreichen. Die Wichtigkeit der Längen kann man beim Umgreifen von Gegenständen erkennen, wo z.B. beim Umgreifen einer Kugel der Mittelfinger als längster Finger automatisch auf den größten Umfang gelegt wird. Empirisch aus dieser Tatsache sehen wir z.B an Werkzeuggriffen – besonders an Werkzeugen, die festgehalten werden müssen – immer wieder spindelige Griffe, wo die größte Circumferenz in der Mitte des Griffes vom Mittelfinger umfaßt wird.

Zur Abgrenzung der Finger eine scharfe Grenze in der Hohlhand ist die Beugefalte, die z.B. bei Gipsverbänden und dergleichen immer freiliegen sollte. Verwaschen hingegen ist die Grenze gegen den Handrücken. Am ehesten ist sie durch eine Ebene gekennzeichnet, die auf die Zwischenfingerfalten gelegt werden kann.

Zur Mechanik der Fingergelenke

Die normale Dreigliedrigkeit wird beim Daumen durch die wichtige Beweglichkeit des Os metacarpale I ersetzt. Funktionell verfügen also praktisch alle Finger über drei Gelenke. Verschoben ist die Basis des Daumens proximal um ein Stockwerk.

Betrachten wir nun zunächst die vier Finger der Handfläche. Die Grundgelenke der Finger der Handfläche sind Kugelgelenke, die Köpfchen der Metacarpalia tragen die konvexen Gelenkskörper, die Phalangen die konkaven. Die konkaven werden volar durch eine Faserknorpelplatte, die Fibrocartilago basalis, vergrößert. Verankert ist diese Fibrocartilago basalis ungleich fester an den Phalangen. Bei Zerreißproben sieht man dies eindeutig. Eine Verschiebung bei Beweglichkeit der Gelenke der Fibrocartilago basalis erfolgt also nach proximal. Der Bogenwert der Gelenksflächen an den Köpfchen der Metacarpalknochen beträgt ungefähr 180°, die Knorpeldicken an den einzelnen Knochen sind verschieden, sie reichen von etwa 0, 5 bis 0, 9 mm. Wesentlich kleiner als die Gelenksflächen der Köpfchen sind die eiförmigen, quergestellten Pfannen der Grundphalangen. Der Krümmungshalbmesser bzw. der Bogenwert dieser Flächen beträgt nur etwa 20°. Die Knorpeldicken schwanken auch hier in derselben Breite. Die Gelenkskapsel dieser Gelenke ist schlaff, ist an der Dorsalseite dicht am Knorpel, auf der Volarseite etwas weiter entfernt vom Knorpel. Die Gelenkshöhle ist sehr weit. An besonderen Einrichtungen sind die außerordentlich starken Seitenbänder, die Ligamenta collateralia zu erwähnen. Im Verhältnis zu Größe des Gelenks sind es wohl die mächtigsten Seitenbänder des Körpers. Mechanisch gesehen sind die Ligamenta collateralia dorsal von der Beuge-Streck-Achse angeordnet und sind nur im gebeugten Zustand des Gelenks wirklich gespannt. In dieser Stellung sind Rotationsbewegungen bzw. die Ab- und Adduktion, also das Schließen und Spreizen der Finger nicht mehr durchführbar. Dies gewinnt an Bedeutung, wenn etwa in Rotationsfehlstellungen verheilte Metacarpal- oder Fingerfrakturen beim Faustschluß die Rotation durch Anspannen dieser erwähnten Bänder nicht mehr kompensieren können. Die schlaffe dorsale Gelenkskapsel ist sehr dünn, mechanisch weitgehend bedeutungslos. Dies wurde lange als die vorwiegende Ursache für die Verrenkungstendenz der Gelenke nach dorsal angesprochen. Der wahre Mechanismus ist aber die Überstreckung, durch welche die Luxation eingeleitet wird. Auch Gelenksergüsse wölben sich durch die schlaffe dünne dorsale Kapsel immer nach dorsal aus. Der Bewegungsumfang dieser Gelenke beträgt bis zu 110°. Eine übungsbedingte Erweiterung ist vorwiegend nur nach dorsal möglich, dieser wieder besser am 2. und 5. als am 3. und 4. Finger. In der Handchirurgie sehen wir diese Kompensationsmechanismen sehr deutlich, insbesondere nach Verletzungen bzw. Arthrodesen im Mittel- und Endgelenk der Finger. So können in Beugestellung fixierte Mittel- und Endgelenke bezüglich der Streckung an den randständigen Fingern ohne weiteres kompensiert werden, während das im Bereiche des Mittel- und Ringfingern nicht gelingt.

Der Daumen stellt, funktionell gesehen, jedenfalls einen dreigliedrigen Finger dar. Er ist um ein Stockwerk zurückgesetzt. Dies ist durch die abnorm gute Beweglichkeit der Articulatio carpometacarpea prima entstanden. Dieses Gelenk ist das vollkommenste Sattelgelenk des menschlichen Körpers. Die Kapsel ist weit und fest. In der Kapsel lassen sich auch spiralige Züge nachweisen, diese werden in Arbeiten aus letzter Zeit als teilweiser Beweis dafür angesehen, daß auch Rotationsbewegungen im Sattelgelenk möglich sind. Die Knorpeldicke ist hoch, was für eine gewisse Rotationsmöglichkeit spricht. Eine leichte Kreiselung bei jeder Oppositionsbewegung ist dabei. 1965 hat Bopp an wahllos geöffneten Leichen derselben Alterskategorie 80% typische Arthrosen in diesem Gelenk, die vermutlich durch die Rotationsbewegungen entstanden sind, nachgewiesen. Die Achsen des Sattelgelenkes liegen zueinander im rechten Winkel, jedoch nicht in derselben Ebene, sie liegen etwa 45° schräg zu den übrigen Finger- und Handachsen. Das Sattelgelenk ist ein in sich mechanisch sehr tief ineinanderverriegeltes Gelenk. Luxationen sind in diesem Gelenk daher nur schwer möglich.

Als Ersatzverletzungsmechanismen dienen die bekannten Stauchungsfrakturen, die „Bennetsche Fraktur". Die Basis wird dabei durch den Zug des Musc. abductor pollic. longus nach dorsalwärts verlagert. Um die Abduktionsachse ist eine Bewegung im Ausmaß von 35°–40° möglich, die Oppositionsachse eine Bewegung zwischen 45° und 60°.

Das Daumengrundgelenk stellt wie auch die anderen Fingergelenke funktionell ein reines Scharniergelenk dar. Es besitzt sehr starke Seitenbänder, die sowohl dorsal als auch volar von der Gelenksachse ansetzen, sodaß in jeder Stellung eine maximale Fixation dieses Gelenkes besteht. Die Gelenkskapsel selbst ist dorsal stärker ausgeprägt als volar. Der Bewegungsumfang dieses Gelenkes ist relativ klein. So sieht man auch nach Versteifungen oder anderen Ausfällen dieses Gelenkes keinen besonders großen Funktionsverlust des Daumens. Das Endgelenk des Daumens entspricht wie die übrigen Fingergelenke einem Scharniergelenk. Eine kleine Besonderheit der Daumengelenke ist die, daß das Grund- und Endgelenk am Daumen im Gegensatz zu den anderen Fingern getrennt voneinander gestreckt werden können – dies hängt mit den zwei getrennten Strecksehnen zusammen.

II. Frische Verletzungen und ihre Behandlung

A. Diaphysäre und gelenknahe, extraarticuläre Brüche

Diaphysäre und gelenknahe extrarticuläre Brüche — geschlossene Phalangenbrüche

M. Wagner, A. Opitz und E. Standenat, Wien

Frakturen im Handbereich erfordern, den differenzierten und hochspezialisierten Funktionen der menschlichen Hand entsprechend, eine sorgfältige, den biomechanischen Eigenheiten dieses Körperabschnittes angepaßte Behandlung.

Diagnose

Die Diagnose von Fingerfrakturen kann in der Regel klinisch gestellt werden. Von den üblichen klinischen Frakturzeichen sind vor allem die Achsenfehlstellung sowie Rotations- und Verkürzungstendenz von Interesse.

Für die Querfraktur der Grundphalanx ist die Kippung mit offenem Winkel nach dorsal typisch. Der dorsal offene Winkel entsteht durch den Zug der Binnenmuskulatur, welche das proximale Fragment in Beuge- und das distale in Streckstellung zieht (Abb. 1).

Bei Querbrüchen der Mittelphalangen kann man bezüglich der Achsenfehlstellung zwei Frakturformen unterscheiden. Eine starke Kipptendenz mit volar offenem Winkel ist typisch für die proximal liegende Fraktur, wobei der Ansatz der oberflächlichen Beugesehne distal der Fraktur liegt. Umgekehrt bildet sich ein dorsal offener Winkel bei distaler Fraktur, da der Ansatz der oberflächlichen Beugesehne proximal der Fraktur liegt (Abb. 2).

Röntgenuntersuchung

Eine genaue Information über die Fraktur bringt die Röntgenuntersuchung. Exakte Röntgenaufnahmen vor und nach der Reposition sowie laufende Röntgenkontrollen sind unerläß-

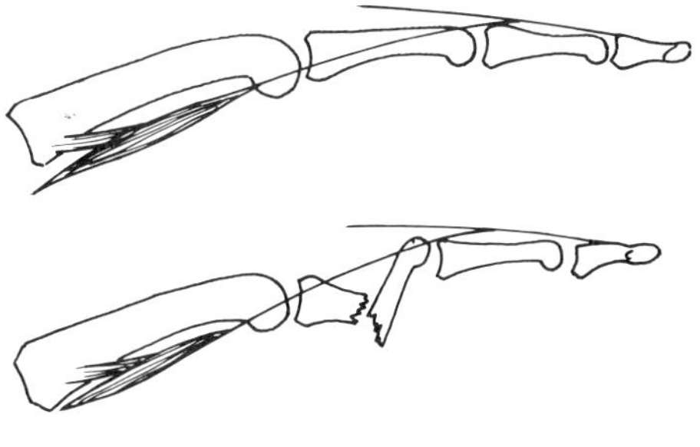

Abb. 1. Typische Achsenfehlstellung mit dorsal offenem Winkel bei Querfrakturen der Grundphalanx, verursacht durch den Zug der Binnenmuskulatur der Hand (nach Abb. 1318 u. 1319; Böhler, L., 1977)

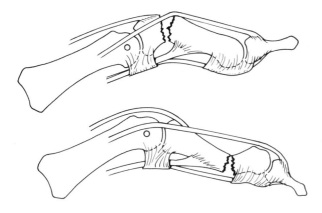

Abb. 2. Unterschiedliche primäre Achsenfehlstellung bei Biegungsbrüchen der Mittelphalangen je nach Lokalisation der Fraktur proximal oder distal des Ansatzes der oberflächlichen Beugesehne (nach Abb. 123; Segmüller, 1973)

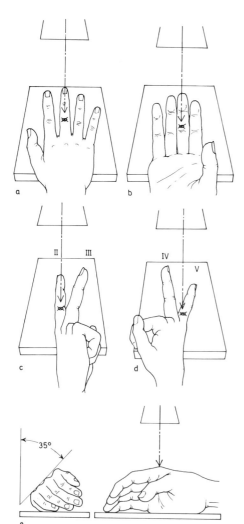

Abb. 3a–e. Röntgenuntersuchung der Finger (II–V). Lagerung und Richtung des Zentralstrahles; **a** Finger dorso-palmar; **b** Finger palmo-dorsal; **c** Finger II und III seitlich; **d** Finger IV und V seitlich; **e** Finger schräg (Grundphalangen) (nach Abb. 1.2; Hafner, E., Meuli, H. Ch., 1975)

lich. Es werden Aufnahmen in dorso-palmarem und seitlichem Strahlengang gemacht. Bei Brüchen der Grundglieder des zweiten bis fünften Fingers – vor allem jenen an der Basis – ersetzen schräge Aufnahmen in einer Pronationsstellung von 30°–40° die seitlichen Aufnahmen. Bei einer Streckbehinderung empfiehlt es sich, den Finger mit der Streckseite auf die Kassette zu lagern und Bilder in palmo-dorsalem Strahlengang anzufertigen (Abb. 3). Bei der palmo-dorsalen Aufnahme der Daumenphalangen wird die Hand in überdrehter Pronation auf der radialen Handkante gelagert, der Daumenrücken kommt so auf der Kassette zu liegen (Abb. 4).

Behandlungsrichtlinien

Da unbefriedigende Ergebnisse speziell bei Fingerfrakturen ihre Ursache teilweise in unsachgemäßer Anwendung der Behandlungsmethoden haben, möchte ich kurz auf die Behandlungsrichtlinien eingehen.

1. Konservative Behandlung

Die frischen geschlossenen Fingerschaftbrüche können mit gutem Erfolg nach den Regeln behandelt werden, die Lorenz Böhler für die konservative Knochenbruchbehandlung angegeben hat. Zur Anästhesie werden die verschiedenen Formen der Lokal- bzw. Leitungsanästhesie, sowie in seltenen Fällen die Allgemeinnarkose angewendet.

Nach manueller Reposition erfolgt die Ruhigstellung mittels einer dorsalen Gips- und einer Fingerschiene aus biegsamem Draht, die entsprechend zurechtgebogen wird. Wichtig ist, daß die Ruhigstellung in Muskelgleichgewicht, also in Funktionsstellung der Hand erfolgt, das ist in leichter Dorsalflexion des Handgelenkes und mittlerer Beugung der Fingergelenke. Bei den Frakturen, welche zu einem dorsal offenen Winkel neigen, muß die Schiene in der Weise gebogen werden, daß der Schienenknick als Hypomochlion unter der Bruchstelle zu liegen kommt. Nur so kann man die Deformität gut ausgleichen. Der Finger wird mit einem Leukoplaststreifen an der Schiene befestigt; um ein Aufbiegen der Fingerschiene zu verhindern, wird ihr Ende mit einem Draht an dem Hohlhandteil der Fingerschiene fixiert (Abb. 5). Alle unverletzten Finger sind freizulassen und müssen aktiv in vollem Um-

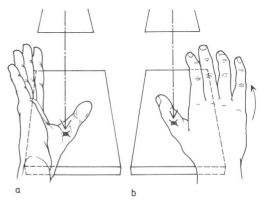

Abb. 4a, b. Röntgenuntersuchung des Daumens. Lagerung und Richtung des Zentralstrahls; a Daumen palmo-dorsal; b Daumen seitlich (nach Abb. 1.3; Hafner, E., Meuli, H. Ch., 1975)

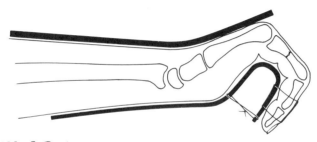

Abb. 5. Fertiger Verband für einen eingerichteten Bruch eines Fingergrundgliedes (nach Abb. 1386; Böhler, L., 1977)

fang bewegt werden. Bei Brüchen am I. und V. Strahl kann auch in einem Fingergipsverband, der bis auf den Vorderarm verlängert wird, ruhiggestellt werden. Die Dauer der Ruhigstellung bis zur knöchernen Konsolidierung der Fraktur beträgt in der Regel 4 Wochen. Regelmäßige Röntgenkontrollen zur rechtzeitigen Erkennung einer sekundären Dislokation sind notwendig.

Nach Frakturheilung hat sich gerade bei Hand- und Fingerverletzungen eine gezielte krankengymnastische Nachbehandlung ausgezeichnet bewährt.

Neben der Beseitigung der Achsenknickung ist ein besonderes Augenmerk der richtigen Drehstellung der Bruchstücke zu widmen. Alle Finger zeigen bei Beugung auf die Tuberositas des Scaphoids, bei gestreckten Fingern gibt die Ebene des Nagels einen Anhaltspunkt für die Rotation (Abb. 6). Eine Verdrehung kann am besten vermieden werden, wenn sämtliche Langfinger in mittlerer Beugestellung nebeneinander so gelagert sind, daß ihre Verlängerung auf die Tuberositas des Scaphoids zeigt. Die Finger müssen nebeneinander liegen und dürfen einander nicht überdecken. Wenn die Bruchstücke mit Verdrehung heilen, liegen die Finger beim Faustschluß nicht mehr nebeneinander, sondern überdecken einander, wodurch der Faustschluß stark behindert wird.

2. Operative Behandlung

Wenn eine befriedigende Stellung der Schaftbrüche mit konservativen Methoden nicht erreichbar ist, oder wenn sekundär Verschiebungen auftreten, muß eine Osteosynthese ausgeführt werden. Neben percutaner oder offener Bohrdraht-Osteosynthese kann man – vor allem im Bereich der Grundglieder oder bei entsprechend großen Fragmenten im Bereich der Mittelglieder – die Fixation mit dem Kleinstfragmentinstrumentatium der AO vornehmen und damit eine gute Stabilisierung erreichen, welche eine funktionelle Frühbehandlung erlaubt.

Krankengut

Im Rahmen einer Sammelstudie, die von der I. Universitätsklinik für Unfallchirurgie Wien, dem Arbeitsunfallkrankenhaus Wien XII und der Unfallchirurgischen Abteilung des Hanusch-

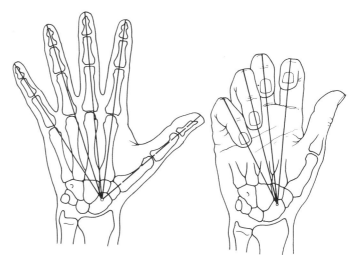

Abb. 6. Strahlen der Hand bei Streckung und Beugung (nach Abb. 1a und b; Böhler, L., 1972)

Krankenhauses Wien durchgeführt wurde, konnten 174 Patienten nachuntersucht werden (Tabelle 1).

Der Beobachtungszeitraum lag zwischen 2 und 14 Jahren; insgesamt wurden 188 geschlossene, konservativ behandelte Fingerschaftfrakturen klinisch und röntgenologisch kontrolliert (Tabelle 2).

Alters- und Geschlechtsverteilung sind aus Abb. 7 zu ersehen. Die Verteilung der Brüche auf die einzelnen Fingerglieder geht aus Abb. 8 hervor.

Tabelle 1. Geschlossene diaphysäre und gelenknahe extraarticuläre Phalangenbrüche

Konservative Therapie, Sammelstudie		
I. Univ.-Klinik f. Unfallchir.	87	Fälle
AUKH XII	48	Fälle
Hanuschkrankenhaus	39	Fälle
	174	Fälle

Tabelle 2. Geschlossene diaphysäre und gelenknahe extraarticuläre Phalangenbrüche

Konservative Therapie		
Nachuntersuchung	174	Patienten
	188	Frakturen
Beobachtungszeit	2–14	Jahre

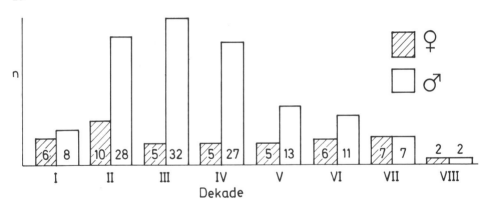

Abb. 7. Geschlossene diaphysäre und gelenknahe extraarticuläre Phalangenbrüche; konservative Therapie

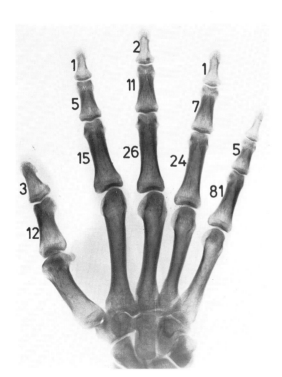

Abb. 8. Lokalisation 188 nachuntersuchter geschlossener diaphysärer und gelenknaher extraarticulärer Phalangenfrakturen

Bei den Nachuntersuchungen fiel besonders auf, daß die funktionelle Anpassung an Fehlstellungen im Bereich der Hand außerordentlich groß ist — ein Umstand, auf den vor allem Trojan mehrmals hingewiesen hat. Man sieht nicht selten gute funktionelle Spätergebnisse von Fingerfrakturen, die in Fehlstellung geheilt sind. Andererseits können aber gewisse Frakturformen bei fehlerhafter Ausheilung zu einer dauernden Behinderung führen.

In erster Linie soll gezeigt werden, welche Frakturen exakt anatomisch reponiert und oft operativ stabilisiert werden müssen, und bei welchen Frakturen hingegen ein weniger strenger Maßstab angelegt werden kann.

Im folgenden sollen anhand einiger typischer Fälle von Fingergliederschaftfrakturen die verschiedenen Frakturformen und ihre funktionelle Auswirkung besprochen werden.

1. Grundgliedfrakturen

Diaphysäre Frakturen der Grundphalangen sind die häufigsten Frakturen an den Fingern und entstehen direkt durch Sturz, Quetschung oder Schlag, und indirekt durch Verdrehung der Finger. Außer der Beseitigung der Achsenknickung ist ein besonderes Augenmerk der richtigen Drehstellung der Bruchstücke zu widmen.

Die geschlossenen *Biegungsbrüche* der Grundphalangen zeigen ein gutes Endergebnis, wenn es gelingt, den dorsal offenen Winkel zu korrigieren. Ein bleibender dorsal offener Winkel führt zu funktioneller Störung. Die Binnenmuskel der Hand können bei dieser Deformität nicht mehr als Strecker des Mittelgelenkes fungieren, sodaß es bei aktiver Streckung des Fingers zu einer Streckbehinderung in diesem Gelenk kommt.

Geringe Seitenverschiebungen und Achsenknickungen in Schaftmitte bereiten meist keine Störungen. Je weiter distal der Bruch in der Nähe des Mittelgelenkes liegt, desto mehr muß die exakte anatomische Reposition gefordert werden, da sonst Bewegungsstörungen des Mittelgelenkes auftreten. Dies gilt besonders für die *infracondylären queren Brüche*. Das periphere Bruchstück ist meist nach dorsal verschoben und nach dorsal abgeknickt. Die frischen Fälle lassen sich gut gedeckt reponieren, ohne innere Fixation kommt es jedoch leicht wieder zu einer Sekundärverschiebung. Es ist daher angezeigt, mit zwei percutanen gekreuzten Bohrdrähten zu stabilisieren. Bleibt das periphere Bruchstück nach dorsal verschoben, so resultiert daraus eine mehr oder weniger starke Beugebehinderung im PIP-Gelenk (Abb. 9).

Die geschlossene Einrichtung der *Grundgliedschrägbrüche* erweist sich häufig als schwierig. Diese Frakturen neigen in besonderem Maße zur sekundären Fragmentverschiebung, da die Fragmentflächen leicht aneinander vorbeigleiten können. Bei richtig ausgeführter konservativer Therapie können aber auch diese Brüche — vor allem kürzere Drehbrüche — zu einem guten Endergebnis gebracht werden (Abb. 10).

Nicht selten sieht man *lange Drehbrüche* der distalen Hälfte des Grundgliedes, die knapp bis an einen der Condylen heranreichen. Da bei konservativer Behandlung die anatomische Reposition fast nie gelingt, bleibt immer eine Verkürzung und Seitenverschiebung bestehen, wobei die periphere Kante des proximalen Bruchstückes in die Gegend des PIP-Gelenkes vorragt. Die Nachuntersuchungen dieser Fälle zeigten, daß bei einer Ausheilung in dieser Stellung fast immer schmerzhafte Funktionsstörungen im PIP-Gelenk auftreten (Abb. 11). Wir stellen bei dieser Frakturform, wie auch Heim und Pfeiffer, Segmüller u.a. die Indikation zur primären Osteosynthese.

Die Wiederherstellung der durch direkte Gewalteinwirkung entstandenen *Trümmerbrüche* gestalten sich — sowohl mit konservativen als auch mit operativen Mitteln — durchwegs äußerst schwierig. Bei schweren Trümmerbrüchen kommt es zu ausgedehnten Narbenbildungen zwischen den Bruckstücken und den gleitenden Strukturen. Besonders störend für die Funktion ist eine Verdrehung der Bruchstücke. Trümmerbrüche sollte man primär eher konservativ behandeln, da einerseits eine stabile Osteosynthese technisch nicht immer

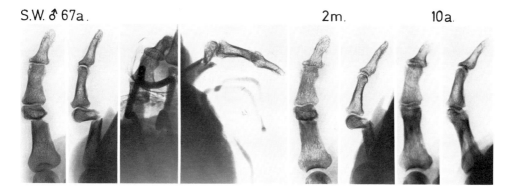

Abb. 9. Frischer distaler Biegungsbruch des Kleinfingergrundgliedes. 67jähriger Mann, Bruch mit starker Achsenknickung (dorsal offener Winkel), mangelhafte Reposition und sekundäre Verschiebung. Zustand nach 2 Monaten. Nachuntersuchung nach 10 Jahren: nach wie vor Achsenfehlstellung nur Wackelbewegungen im PIP- und DIP-Gelenk, Deformität, Schmerzen

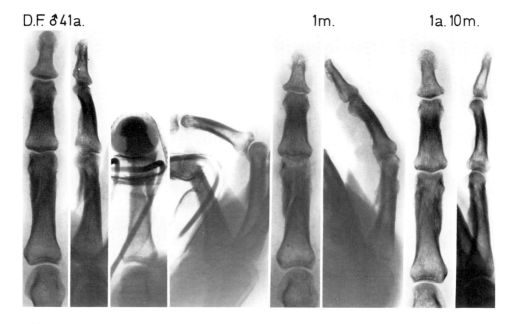

Abb. 10. Frischer kurzer Drehbruch des Mittelfingergrundgliedes. 41jähriger Mann, achsengerechte Reposition auf der Fingerschiene. Nach 4 Wochen Bruch knöchern geheilt, geringer dorsal offener Winkel. Nachuntersuchung nach 1 Jahr und 10 Monaten: Patient subjektiv beschwerdefrei. Röntgen: gute Achsenstellung, kleiner volarer Knochenbuckel. Funktion: 10° Beugebehinderung im PIP-Gelenk S(0/0/90) die übrigen Fingergelenke aktiv und passiv frei

möglich ist, und andererseits das zusätzliche Operationstrauma in Hinblick auf die Durchblutung der Fragmente bzw. Weichteile sich nachteilig auswirken kann (Abb. 12).

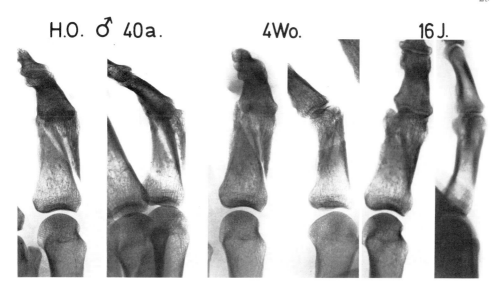

Abb. 11. Frischer gelenknaher langer Drehbruch des Kleinfingergrundgliedes. 40jähriger Mann, typische primäre Verkürzung und Klaffen der Fraktur. Fraktur reicht bis in den radialen Condyl; die radiale periphere Kante des proximalen Bruchstückes ragt gegen das Mittelgelenk vor. Konservative Behandlung: Röntgenkontrolle nach 4 Wochen bei Gipsabnahme. Bruch mit Verkürzung mit Seitenverschiebung geheilt. Nachuntersuchung nach 16 Jahren: Schmerzen im PIP-Gelenk, Gelenkgegend verdickt, Druckschmerz an der Radialseite des Gelenkes; Funktion des PIP-Gelenkes S(0/15/70). Diese gelenknahen Schaftbrüche sollen primär operiert werden

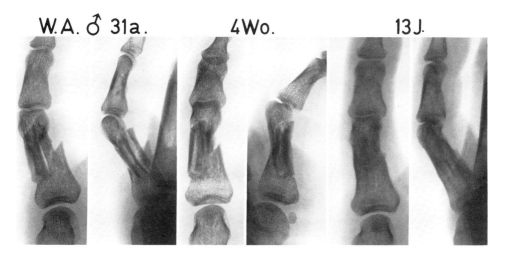

Abb. 12. Trümmerbruch des Kleinfingergrundgelenkes. 31jähriger Mann, Röntgenkontrolle nach 4 Wochen bei Verbandabnahme achsengerechte Konsolidierung der Frakturen; Nachuntersuchung nach 13 Jahren: MP-Gelenk frei, PIP-Gelenk S(0/10/80); keine Schmerzen

2. Frakturen der Mittelglieder

Die Behandlungsrichtlinien stimmen mit denen für die Behandlung der Grundgliedfrakturen im wesentlichen überein. Insgesamt sollte dem konservativen Vorgehen bei der Behandlung der Mittelgliedfrakturen der Vorzug gegeben werden.

Frakturresiduen distal der PIP-Gelenke sind meist weniger invalidisierend. Geringfügige Deformitäten und partielle Versteifung im DIP-Gelenk sind dann von geringer Bedeutung, wenn die Funktion im Grund- und Mittelgelenk intakt ist (Abb. 13).

3. Frakturen der Endglieder

Die Mehrzahl der Endglieder sind *Trümmerbrüche* des Nagelfortsatzes, kombiniert mit Verletzungen des Weichteilgewebes und des Nagels. Bei diesen Trümmerbrüchen, die häufig offene Brüche sind, liegt die Gefahr in der Infektion und Sequestrierung einzelner Bruchstücke. Die Brüche des Fingerendgliedes ohne Gelenksbeteiligung werden konservativ behandelt.

Selten sind die *Querfrakturen*, die trotz der langwierigen röntgenologischen Heilungsdauer, auf die schon Lorenz Böhler hingewiesen hat, konservativ behandelt werden.

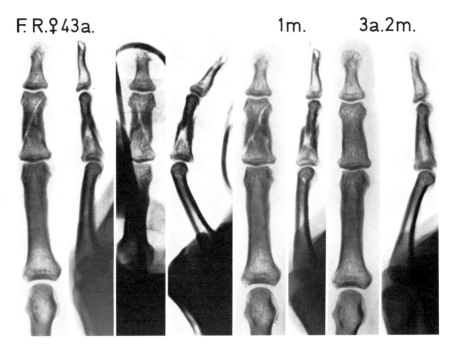

Abb. 13. Mehrfragmentbruch des Ringfinger-Mittelgliedes. 43jährige Frau, konservative Therapie. Nachuntersuchung nach 3 Jahren und 2 Monaten: Bruch achsengerecht geheilt freie Beweglichkeit

Tabelle 3. Behandlungsgrundlage geschlossener diaphysärer Phalangenbrüche

Konservative Therapie	Primär operative Therapie
Trümmerbrüche Biegungsbrüche Drehbrüche	Infracondyläre Brüche distale gelenknahe Drehbrüche

Tabelle 3 unterstreicht die Möglichkeiten der konservativen Therapie bei geschlossenen diaphysären Phalangenbrüchen. Infracondyläre Biegungsbrüche sowie distale gelenknahe Drehbrüche sollen primär operiert werden.

Konservative und operative Techniken können nicht als grundlegend konkurrierende Alternativverfahren betrachtet werden. Je nach Art und Lokalisation der Fraktur, sowie nach Vorliegen von lokalen und allgemeinen Begleitverletzungen ist individuell für jeden Patienten unter Berücksichtigung seines Berufes und seiner Persönlichkeit das adäquate Verfahren auszuwählen.

Literatur

1. Beck, E.: Knöcherne Verletzungen von Hand und Unterarm. Orthopädische Praxis *2/XIII*, 69–72 (1977)
2. Böhler, J.: Frakturen und Luxationen der Mittelhand und Fingerglieder. Kongreßband Orthopädie *94*, 455–460 (1960)
3. Böhler, J.: Eingriffe an Knochen und Gelenken. In: Allgemeine und spezielle chirurgische Operationslehre X/3. Wachsmuth, W., Wilhelm, A. (Hrsg.), Berlin-Heidelberg-New York: 1972
4. Böhler, L.: Die Technik der Knochenbruchbehandlung, Bd. I, 12.–13. Aufl., Nachdruck 1977, Wien: Maudrich
5. Borgeskov, S.: Conservative Therapy for Fractures of the Phalanges and Metacarpals. Acta Chir. Scand. *133*, 123–130 (1967)
6. Hafner, E., Meuli, H. Ch.: Röntgenuntersuchung in der Orthopädie. Bern: Hans Huber 1975
7. Lederhuber, H.A.: Versorgung frischer Mittelhand- und Fingerbrüche. Chir. Praxis *10*, 515–523 (1966)
8. Pannike, A.: Die Behandlung der frischen Frakturen des Handskeletts. Unfallheilk. *80*, 51–56 (1977)
9. Segmüller, G.: Operative Stabilisierung am Handskelett. Bern: Hans Huber 1973
10. Titze, A.: Indikation und Grenze der konservativen Knochenbruchbehandlung im Bereich der Hand. Zbl. Chir. *97*, 1723–1727 (1972)
11. Trojan, E.: Funktionelle Einschätzung von in Fehlstellung geheilten Brüchen der Finger- und Mittelhandknochen. Handchirurgie *1*, 6–18 (1969)
12. Trojan, E.: Die Brüche der Finger und Mittelhandknochen. Deutsches Medizinisches Journal *21*, 1332–1343 (1970)
13. Trojan, E.: Estimation Fonctionelle des Cals vicieux des Phalanges et des Metacarpiens; In: Traumatismes osteo-articulaires de la main, p. 173–184. Paris: L'Expansion editeur, 1971
14. Trojan, E.: Folgezustände nach Gelenkfrakturen des Fingermittelgelenkes. Handchirurgie *6*, 127–135 (1974)
15. Wilhelm, K., Hauer, G., Feldmeier, Ch.: Luxationen und Frakturen im Handbereich. Chirurg *46*, 313–319 (1975)

Diaphysäre und gelenksnahe Brüche (Fingerbrüche) — offene Phalangenbrüche

W. Zechner, Wien

Das Unfallkrankenhaus Wien-Meidling besteht seit 1956, bis heuer wurden bereits über 1 Million Patienten behandelt. Wenn man das erste Jahr 1956 und das laufende Jahr aus den statistischen Betrachtungen wegläßt, um vollständige Jahreswerte zu berücksichtigen, bleiben die Jahre 1957–1977, das sind 21 Jahre mit insgesamt 961.437 Behandlungsfällen, davon waren insgesamt 210.409 Fälle von frischen Fingerverletzungen, das sind 21,88% (Tabelle 1 und 2).

Davon waren 29.783 Fälle von Fingerbrüchen zu behandeln. Das sind in unserem Gesamtkrankengut 3% oder 14% der Fingerverletzungen.

Mehrfachverletzungen sind dabei aber nur 1mal berücksichtigt, sodaß die Zahl der gebrochenen Finger noch höher ist. Es waren 16.556 Fälle mit geschloßenen Fingerbrüchen (55,59%) und 13.227 Fälle mit offenen Fingerbrüchen, das sind 44,41% der Fingerbrüche (Tabellen 3 und 4).

Diese Zahlen zeigen schon deutlich, welche große Bedeutung die Behandlung der Fingerfraktur hat, wenn man alle Diagnosen nach Ihrer Häufigkeit reiht, so ist bei uns die Fingerfraktur die häufigste Diagnose überhaupt (Tabelle 5).

Tabelle 1. Unfallkrankenhaus Wien XII-Meidling (1957–1977 — 21 Jahre)

Patienten gesamt:	961.437	100%
Fingerverletzungen:	210.409	22%
Fingerbrüche	29.783	3%

Tabelle 2. Anteil der Fingerverletzungen 1957–1977, Unfallkrankenhaus Wien XII-Meidling

Alter	Gesamt	Finger	= %
0– 9	59.275	7.028	11,9
10–19	184.060	44.035	23,9
20–29	200.395	52.891	26,4
30–39	161.888	40.066	24,8
40–49	125.095	29.983	24,0
50–59	122.539	24.242	19,8
60–69	70.585	9.195	13,0
70–79	29.347	2.547	8,7
80–	8.245	422	5,1

Tabelle 3. Unfallkrankenhaus Wien XII-Meidling (1957–1977 — 21 Jahre)

Fingerbrüche gesamt:	29.783	
Offene Fingerbrüche:	13.277	44,4%

Tabelle 4. Anteil offene Fingerbrüche 1957–1977, Unfallkrankenhaus Wien XII-Meidling

Alter	Gesamt	Offen	= %
0– 9	798	349	43,7
10–19	4.916	1.408	28,6
20–29	6.750	3.089	45,8
30–39	6.206	2.879	46,4
40–49	4.775	2.373	49,7
50–59	4.072	2.159	53,0
60–69	1.583	740	46,7
70–79	575	202	35,1
80–	108	28	25,9

Tabelle 5. Arbeitsunfallkrankenhaus Wien XII-Meidling. Jahresauswertung aus dem Datenbestand 1973; die zehn häufigsten Diagnosen in Summe

	Anzahl
Bruch eines Fingers	3858
Typischer Speichenbruch	3796
Gehirnerschütterungen	2356
Großzehenbrüche	1674
Unterschenkelschaftbrüche	1619
II.–V. MHK Brüche	1533
Ein Mittelfußknochen-Brüche	1515
Schlüsselbeinbrüche	1450
Kniegel. Bandlaes., Ruptur med.	1442
Einzelne Rippenbrüche	1405

Im gesamten Krankengut der Arbeitsunfallkrankenhäuser Österreichs sind nach einer Statistik aus dem Jahre 1975 die Fingerbrüche mit 9,86% aller Frakturen aus 10 Jahren ebenfalls Spitzenreiter, gefolgt von Zehenbrüchen und typischem Speichenbruch.

13.000 Fälle offener Fingerfrakturen sind etwas zuviel, um sie alle durchzuarbeiten. Es wurden um einen repräsentativen Querschnitt zu bekommen 1.000 Fälle aus den Jahren 1972 und 1973 aufgeschlüsselt, das sind genau 1.150 einzelne Frakturen, da 78mal 2 Finger, 22mal 3, 8mal 4 und einmal alle 5 Finger offene Frakturen aufwiesen.

Diese 1.150 Fälle verteilen sich, wie diese beiden Darstellungen zeigen, nicht ganz gleichmäßig auf alle Finger beider Hände. In Abb. 1 sehen Sie die entsprechenden Zahlen, in Abb. 2 ist die Verteilung graphisch dargestellt (Abb. 1 und 2).

Diese Verteilung ist offenbar nicht neu und Ihnen, wenn auch nicht in exakten Zahlen, geläufig. Anscheinend hat sie schon 1847 einen Kollegen zu einer sehr berühmt gewordenen Arbeit inspiriert (Abb. 3).

Es waren also 243mal die Grund- und Mittelglieder, 937mal die Endglieder betroffen, davon wiederum 668mal der Nagelfortsatz. Dies klingt auf erste etwas enttäuschend, da doch die Versorgung der offenen Nagelfortsatzbrüche zumeist Anfängerarbeit ist. Daß aber die

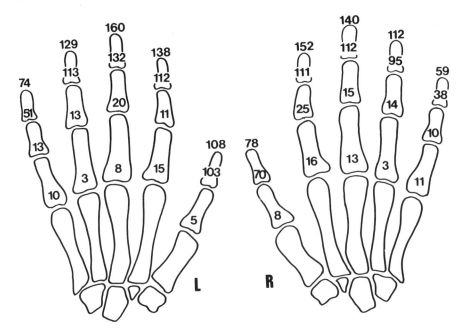

Abb. 1. Verteilung von 1150 offenen Fingerbrüchen bei 1000 Patienten AUKH Wien XII, 1972–1973

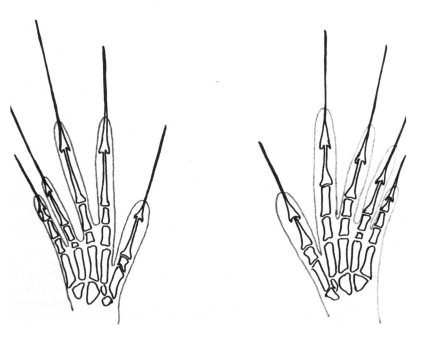

Abb. 2

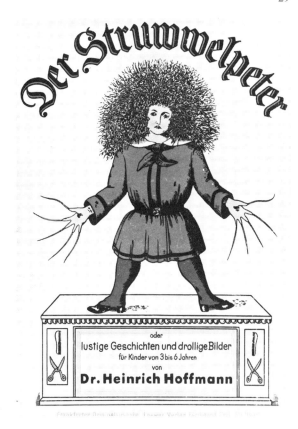

Abb. 3. Der Struwelpeter

Bedeutung der offenen Nagelfortsatzfrakturen nicht unterschätzt werden soll, möge Ihnen dieses Bild zeigen, wo ein Fall eines offenen Nagelkranzbruches dargestellt ist (Abb. 4).

Es mußte Stückweise der ganze Finger gekürzt werden. Immerhin mußten 25mal primär und dreimal sekundär Nagelfortsätze gekürzt werden. Das sind 3% und 58mal primär und 4mal sekundär das ganze Endglied amputiert werden, daß sind ca. 7% der Frakturen im Endgliedbereich (Abb. 5).

Nun zu den Frakturen an Grund- und Mittelgliedern. Es fällt auf, daß das Grundglied des Ringfingers nur ganz selten betroffen ist, am häufigsten ist das Mittelglied des rechten Zeigefingers betroffen, dann folgen die beiden Mittelfingermittelglieder und die Zeigefingergrundglieder (Abb. 6 und 7).

Ich möchte bei dieser Gelegenheit auf die Unfallursachen eingehen. Die Hauptunfallursache ist die starke Quetschung, wie sie an diesem Schema sehen können. Scharfe Verletzungen nehmen nur einen geringen Anteil ein, stumpf-scharfe Verletzungen — wie Kreissäge, Rasenmäher und Fräsen — betragen etwa 1/3 der Fälle.

Aus diesen Unfallursachen erklären sich auch die Bruchformen, die ich nach klinischen Gesichtspunkten hier erläutern möchte. Die erste Form sind *Berstungsbrüche*. Sie machen etwa 16% der offenen Fingerbrüche aus, durchziehen meist nur zart die Fingerglieder — reichen oft auch in eine Gelenksfläche. Bei der Wundrevision wird oft nicht der Zusammenhang der Wunde mit dem Frakturspalt bewiesen. Alle diese Frakturen heilen fast immer komplett aus, ohne Bewegungseinschränkung, ohne Deformierung, nur bei sehr starken

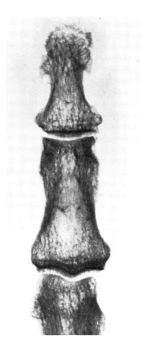

Abb. 4

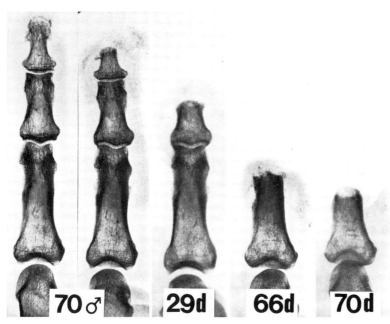

Abb. 5

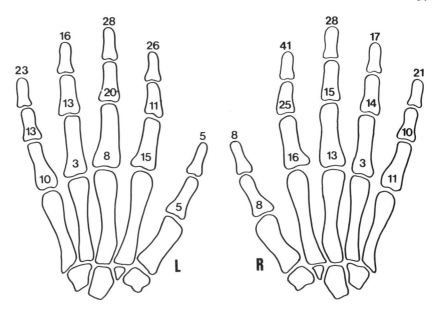

Abb. 6. Verteilung offener Fingerbrüche bei 1000 Patienten, Grund- und Mittelglieder, 1972–1973

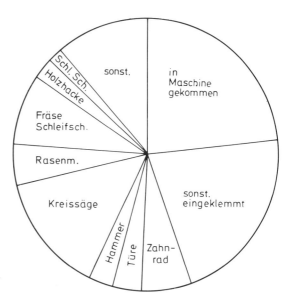

Abb. 7. Offene Fingerbrüche, Unfallursachen schematisch

Quetschungen oder nachgewiesenen Sehnenverletzungen resultieren Einschränkungen in der Beweglichkeit (Abb. 8 und 9).

Als Extremform des Berstungsbruches sehe ich den *Trümmerbruch* an, hier finden sich starke Gewebszerstörungen, die Amputation ist zumeist erforderlich. Beim Daumen aller-

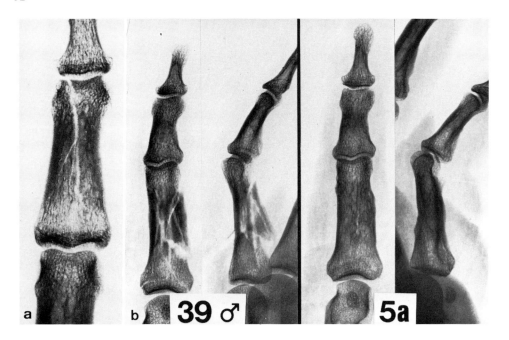

Abb. 8a, b

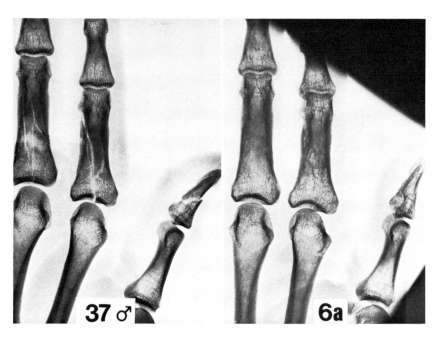

Abb. 9

dings versucht man oft zu erhalten, was man beim Langfinger ohne zögern amputiert, allerdings wie hier gezeigt, nicht immer mit Erfolg (Abb. 10 und 11).

Die häufigste Form sind *reine Querbrüche*, etwa 34% in unserem Krankengut (Abb. 12 und 13).

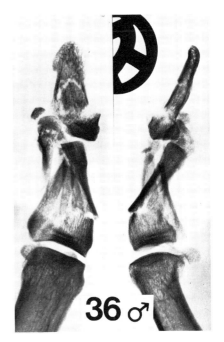

Abb. 10

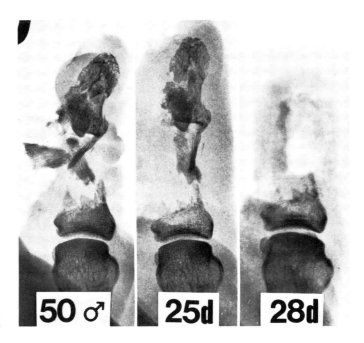

Abb. 11

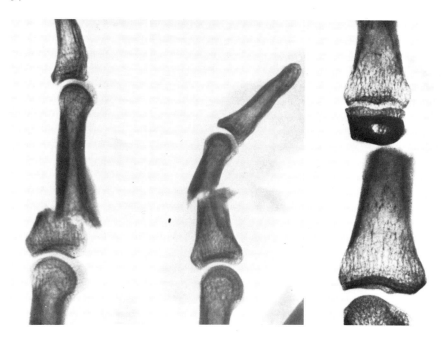

Abb. 12

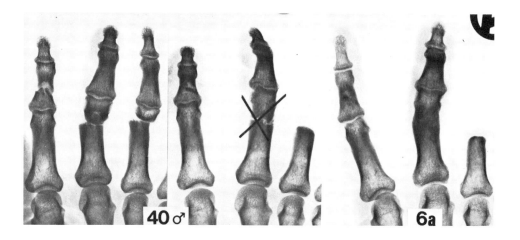

Abb. 13

Sie sind entweder suprabasal, exakt in der Phalangenmitte oder genau unter der Rolle gelegen, entweder nur gering verschoben, oder aber stark gekippt. Die Behandlung erfolgt entweder nur durch Ruhigstellung nach der Wundversorgung, durch Bohrdrahtfixation oder aber auch durch die Amputation, wie man hier an einem Fall schön dargestellt sehen kann.

Oft finden sich Sehnenverletzungen, meist Strecksehnen-, aber auch Beugesehnenverletzungen. Im nachuntersuchten Krankengut bei 40%. Entsprechend den Mitverletzungen werden die erzielten Ergebnisse auch schlechter. Hier sind zwei Fälle mit Strecksehnenverletzungen, wobei die Strecksehne nicht optimal versorgt werden konnte (Abb. 14 und 15).

Ich habe versucht, aus der Lokalisation eine Prognose abzuleiten, aber eine deutliche Signifikanz war nicht erzielbar (Abb. 16 und 17).

Bei den suprabasalen Brüchen scheint ein besseres Endergebnis vorzuliegen, allerdings fand ich hier nur vielleicht zufällig die geringste Zahl an Sehnenverletzungen (Abb. 18 und 19).

Eine weitere Bruchform ist der *Defektbruch*. Zwar äußerst selten, die Prognose und Behandlung hängt von den Mitverletzungen ab. Hier ein Fräsdefekt mit vollständig freier Beweglichkeit, hier ein sehr interessanter Fall: Kreissägenverletzung der rechten Hand mit traumatischer Amputation der Mittelglieder des 4. und 5. Fingers. An der Grundgliedrolle des 3. Fingers ein großer Defekt. Die Behandlung war neben der Kürzung des 4. und 5. Fingers die vollständige Resektion der Rolle des Grundgliedes am 3. Finger. Nach 5 Jahren fand sich wieder eine sekundär entstandene Rolle mit nur gering eingeschränkter Beweglichkeit im Mittelgelenk (Abb. 20 und 21).

Hier hätte bis vor wenigen Jahren mein Referat über die offenen Fingerbrüche enden müssen. Jetzt hat aber durch die Einführung der Mikrotechnik in die Unfallheilkunde eine weitere Bruchform an Bedeutung etwas zugenommen, nämlich der *Amputationsbruch*. Es werden an immer mehr Orten immer mehr Replantationen vorgenommen.

Eine gelungene Replantation ist ja nichts anderes als die Behandlung eines offenen Querbruches mit allen zusätzlichen Mitverletzungen.

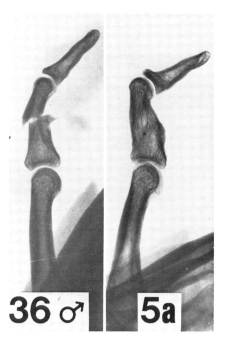

Abb. 14

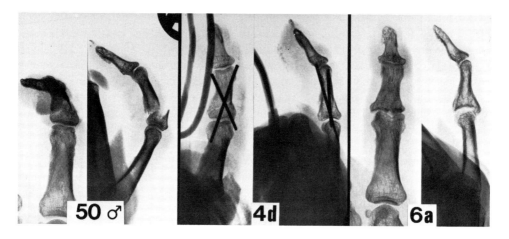

Abb. 15

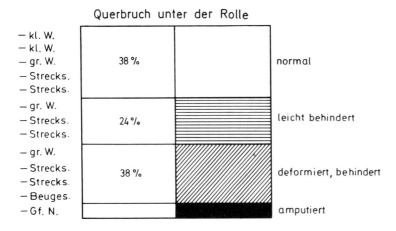

Abb. 16. Ergebnisse offener Querbrüche nach 5 Jahren in Relation zu den Mitverletzungen. Querbruch unter der Rolle

Immerhin finden sich in unserem Krankengut 2990 primäre traumatische Amputationen der Finger. Zählt man diese zu den offenen Fingerbrüchen dazu, so machen die Amputationen 18% aus (Tabelle 6).

Unter Amputation hat man bisher alles verstanden, was nicht zu erhalten war und ganz oder teilweise abgetrennt war. Ich verstehe darunter folgendes: Eine totale Amputation ist eine vollständige Abtrennung. Eine subtotale Amputation ist ein offener Bruch oder auch eine Gelenkseröffnung mit nur noch einer minimalen Gewebsbrücke, Haut- oder Sehnen- oder ein Nervenbündel, welches allein ein Überleben des abgetrennten Finger-

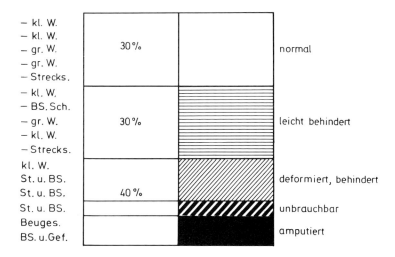

Abb. 17. Ergebnisse offener Querbrüche nach 5 Jahren in Relation zu den Mitverletzungen. Querbruch im mittleren Drittel

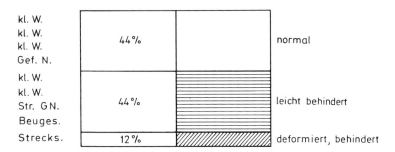

Abb. 18. Ergebnisse offener Querbrüche nach 5 Jahren in Relation zu den Mitverletzungen. Querbruch über die Basis

teiles nicht mehr ermöglicht. Es sind zumindest zwei Mikrogefäßanastomosen zu Erhaltung des Fingers notwendig.

Ich möchte nicht wieder auf die Problematik der Replantation eingehen, was die Indikation betrifft. Ich darf Sie aber zum Abschluß noch einmal erheitern.

Das wäre für mich die absolute Indikation zur Replantation: Kind: beide Daumen und glatte Durchtrennung (Abb. 22 und 23).

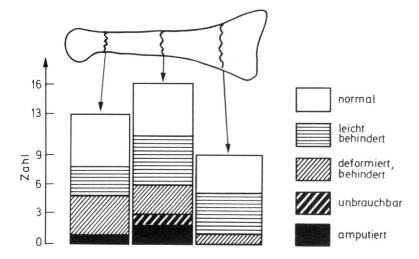

Abb. 19. Ergebnisse offener Querbrüche

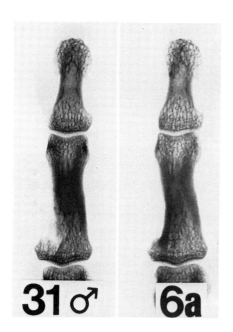

Abb. 20

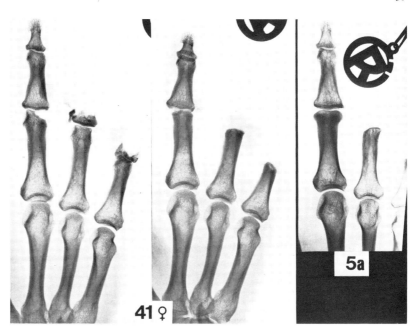

Abb. 21

Tabelle 6. Unfallkrankenhaus Wien XII-Meidling (1957–1977 – 21 Jahre)

Offene Fingerbrüche	13.227	
Prim. traumatische Amput.	2.990	18%
Zusammen	16.217	100%

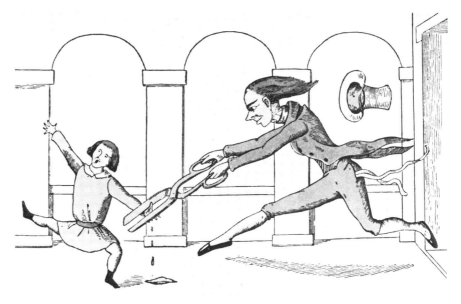

Abb. 22

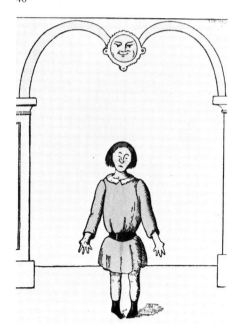

Abb. 23. Kind: beide Daumen und glatte Durchtrennung

Die konservative Therapie der Mittelhandbrüche. Das Ergebnis einer Nachuntersuchung

D. Hartlieb und H. Lenz, Wien

In den Jahren 1956–1976 wurden im AUKH Wien XII 6110 Patienten mit Mittelhandbrüchen behandelt. 417 offene, 5693 geschlossene, 20 wurden primär operiert. Um Richtlinien für die Nachuntersuchung zu bekommen, wurden alle Mittelhandfrakturen des Jahres 1970 ausgewertet. Diese 280 Fälle wurden mit 100 Nachuntersuchungen verglichen und folgendes Verteilungsschema gefunden. Die mittlere Nachuntersuchungszeit betrug 8 Jahre, das durchschnittliche Alter 32,5 bei einer Geschlechtsverteilung 6 : 1 zu Gunsten der Männer. Häufigste Unfallursache war Schlag oder Sturz, nämlich bei 72%, gefolgt von Verkehrsunfällen. Sportunfälle fanden wir 14%. Etwas mehr als die Hälfte waren Arbeitsunfälle. 78% waren isolierte Mittelhandbrüche, der Rest hatte Nebenverletzungen. Bei 9% fanden sich Veränderungen ohne Zusammenhang mit der Fraktur, wie Paresen, Dupuytrensche Kontrakturen, Amputationen. Alle kamen innerhalb der ersten 24 Std in Behandlung. Frakturen der rechten Mittelhand überwogen 2 : 1.

100 nachuntersuchte Mittelhandbrüche aufgeschlüsselt nach Lokalisation (Tabelle 1)

Am häufigsten war der subcapitale Bruch des ulnaren Randstrahles. Sechsmal fanden sich Kombinationen von mehreren Metacarpalbrüchen. Zwei Jugendliche hatten Wulstbrüche erlitten. Etwa 50%–60% aller Brüche waren unverschoben. Dementsprechend erforderten 55% keine Reposition. 50% wiesen eine Seitverschiebung auf, 33% waren verkürzt. 47% hatten eine Achsenknickung. Die häufigste Dislokation war die Verschiebung nach dorsal, sowie die Kippung nach volar. Alle verschobenen Brüche wurden noch am Unfalltag reponiert und ruhiggestellt. 69% erhielten eine dorsale Gipsschiene mit Fingerschiene, 18% Fingereinschluß. Andere Fixationsmöglichkeiten verteilen sich auf den Rest. Die durchschnittliche Fixationsdauer betrug 4 Wochen.

Die dorsalen Gipsschienen wurden entsprechend Böhler [1] „Technik der Knochenbruchbehandlung" Bd. I angelegt. Die Fixation der Finger erfolgte entweder mit Schienen und Heftpflaster unter Zug oder mit Gipseinschluß. Geachtet wurde dabei auf eine Beugestellung der Fingergelenke, um eine Schrumpfung der Seitenbänder und somit Bewegungseinschränkungen zu verhindern.

Röntgenkontrollen wurden nach Reposition, sowie wöchentlich für die Dauer der Fixation durchgeführt. Die röntgenologisch nicht nachweisbaren Rotationsfehler wurden durch Kontrolle der Nagelebene beider Hände vermieden. Zum Ausgleich von Verkürzungen richtet man sich nach dem „metacarpal sign" nach Archibald.

Röntgenbilder nach Reposition ergaben ausgeglichene Seitverschiebung bei 69%, bis Corticalisbreite bei 27%, bis 1/2 Schaftbreite bei 4%, achsengerecht waren 53%, bei 36% blieb ein Achsenknick bis 5%, bei 11% bis 10°. 73% waren nicht mehr verkürzt, der Rest bis 5 mm. Bei 12% kam es zu einer sekundären Verschiebung, so daß eine Korrektur erforderlich war.

Nach Gipsabnahme waren 64% mit, 13% ohne Callus geheilt, klinisch fest. Kleinfleckige Atrophie fand sich bei 1/4 der Fälle.

Tabelle 1. 100 nachuntersuchte Mittelhandbrüche aufgeschlüsselt nach Lokalisation

	subcap.	Schaft quer	schräg	Basis	total
I	0	2	0	11	13
II	8	1	1	3	13
III	2	0	6	2	10
IV	2	0	8	4	14
V	21	3	13	7	44
Komb.	3	0	1	2	6
	36	6	29	29	100

Ergebnis der konservativen Behandlung bei 100 nachuntersuchten Mittelhandbrüchen (Tabelle 2)

Die Nachuntersuchung ergab nun Folgendes: Röntgenologisch zeigten 94% keine Seitenverschiebung mehr, 76% waren achsengerecht, nur 24% hatten eine Verkürzung bis 5 mm. Verdickungen im Schaftbereich 6%. Die häufigste Fehlstellung war die Kippung nach volar, vor allem bei Brüchen des 5. Mittelhandknochens. Arthrotische Veränderungen wurden bei 10% gefunden. Atrophie des Knochens war nicht mehr nachweisbar. Das klinische Aussehen der Hände war bei 82% normal, 14% waren verdickt, 4% verschmächtigt, 88% waren schmerzfrei, 8% klagten über Wetterfühligkeit, 4% hatten zeitweise Schmerzen. Die Beschwielung der Hohlhand bei 96% seitengleich. Einmal fand sich eine verstärkte Schwiele am Köpfchen des 5. Mittelhandknochens, das noch volar gekippt war. 98% waren in Beruf und Freizeit voll leistungsfähig. Lediglich ein Patient erhielt eine Rente, und zwar wegen seiner Begleitverletzungen.

Streckung:	frei	94	Beugung:	frei	94
	bis 1 cm UHRN	4		bis 1 cm FKHA	4
	bis 2 cm	1		bis 2 cm	1
	bis 3 cm	1		bis 3 cm	1

Beugung und Streckung waren bei 94% frei. Bei 8% fand sich jedoch eine Hemmung der Spreizfähigkeit der Finger, mit leichtem Abstehen des Kleinfingers in Ruhe. Es handelt sich dabei um subcapitale Frakturen des 5. Strahles mit Dislokation. Rotationsfehler gab es keine. Die klinisch schlechtesten Spätergebnisse fanden sich bei jenen Patienten mit verzögerter Heilung und bei solchen mit schweren Begleitverletzungen.

Komplikationen bei 100 nachuntersuchten Mittelhandbrüchen

Infektion	0
Pseudarthrose	1
Refraktur	1

Tabelle 2. Ergebnis der konservativen Behandlung bei 100 nachuntersuchten Mittelhandbrüchen

Röntgen:	Achsenknickung	keine		76	
		Achsenknickung 0– 5	16		
		6– 10	6		24
		– 20	2		
	Seitenverschiebung	keine		94	
		Bis Cort.	5		6
		Bis 1/2 Schaft	1		
	Verkürzung	keine		76	
		0–5 mm	23		24
		mehr als 5	1		
Kein Fall von Rotationsfehler					

An Komplikationen fanden sich ein Fall von Pseudarthrose und eine Refraktur (ausgelöst durch ein frisches Trauma 4 Wochen nach Gipsabnahme). Es gab auch keine Infektionen oder Sehnengleitstörungen. Betrachtet man die Beschwerdefreiheit der Nachuntersuchten und die gute Beweglichkeit, wird man erkennen, daß die Behandlung der Mittelhandbrüche in der Mehrzahl eine Domäne der konservativen Therapie sein sollte.

Zum Abschluß, als Kuriosum, ein Fallbericht: Eine 70jährige ehemalige Sängerin, Besitzerin einer Fremdenpension, erleidet eine Mittelhandfraktur. Sie wird aus heute nicht mehr ersichtlichen Gründen nicht reponiert, nur ruhiggestellt. Das funktionell gute Spätergebnis der heute 80jährigen spricht für sich.

Literatur

1. Böhler, L.: Technik der Knochenbruchbehandlung, Bd. I. Wien: W. Maudrich 1951
2. Segmüller, G.: Das Mittelhandskelett in der Klinik, Biomechanik, Verletzungen, Anomalien, Diagnostik und Therapie. Bern-Stuttgart-Wien: Hans Huber
3. Segmüller, G.: Operative Stabilisierung am Handskelett. Bern-Stuttgart-Wien: Hans Huber 1973
4. Titze, A.: Indikation und Grenze der konservativen Knochenbruchbehandlung im Bereich der Hand. Zbl. Chir. *97*, 1723–27 (1972)

Brüche und Verrenkungen der Finger bei Kindern — konservative Behandlung und ihre Ergebnisse

E. Jonasch, Leipzig

Bei 263.166 Unfällen bei Kindern von 0–14 Jahren wurden 62.697 Brüche und Epiphysenverletzungen beobachtet, das sind 23,8%.

15,9% von den Brüchen und Epiphysenverletzungen entfallen auf die Finger. Von Interesse ist, daß die Epiphysenverletzungen mit 5.708 Fällen oder 9,1% die Brüche mit 4.267 Fällen oder 6,8% zahlenmäßig übertreffen.

Man kann sagen, daß an den Fingergliedern sich die meisten Verletzungen an der Basis in allen möglichen Formen einer Epiphysenverletzung finden, gefolgt von den Brüchen im Rollenbereich. Die Brüche des Fingergliedschaftes sind selten, wobei die meisten dieser Brüche offen waren.

Wie unsere Nachuntersuchungsergebnisse zeigen, kann jeder geschlossene Bruch oder Epiphysenlösung der Fingerglieder konservativ mit gutem Erfolg behandelt werden, wenn man einige wenige Punkte beachtet.

Problemlos sind alle Brüche, die eine Achsenabweichung von nicht mehr als 5° aufweisen. Es genügt die Ruhigstellung mit dorsaler Gipsschiene plus Fingerschiene für 3–4 Wochen. Achsenabweichungen von mehr als 5° müssen vor Anlegen des Gipsverbandes korrigiert werden, da sich diese im Laufe des Wachstum kaum oder nur im geringen Umfang ausgleichen, ebenso die Rotationsfehlstellungen.

Eine Ausnahme bilden die Brüche im Bereich der Gelenkrolle, da hier wie die Nachuntersuchungsergebnisse zeigen im Laufe des weiteren Wachstum eine auffallend große Korrekturmöglichkeit von Fehlstellungen besteht, nicht jedoch im Sinne der Rotation.

Es soll daher bei den Rollenbrüchen, bei denen durch die Einrichtung keine anatomische Stellung zu erzielen ist, nicht sofort operiert, sondern zugewartet werden, wie weit die Korrektur durch die Natur selbst erfolgt.

Bei einigen Fällen von Schaftbrüchen wurden Verlängerungen des verletzten Fingergliedes gegenüber der nicht verletzten Seite von bis zu 3 mm gefunden.

In unserem Material fanden sich nur Verrenkungen im Bereich der Grundgelenke, nicht im Bereich der Mittel- und Endgelenke. Die eine typische Ebene der Verrenkung war bei allen Fällen die Dorsalseite. In 92% der Fälle gelang die konservative Einrichtung, in 8% mußte operativ vorgegangen werden, da eine Interposition von Kapsel, Bändern oder Sehnen bestand.

Die konservativ behandelten Fälle wurden durch 6 Wochen im Gipsverband ruhiggestellt. Bei der Nachuntersuchung waren die Grundgelenke seitenfest und frei beweglich.

Zum Abschluß möchte ich darauf hinweisen, daß jeder geschlossene Bruch oder Epiphysenverletzung der Fingerglieder konservativ mit gutem Erfolg behandelt werden kann. Achsenabweichungen von mehr als 5°, sowie Rotationsfehlstellungen sind zu korrigieren, was in der Regel leicht ohne großen Aufwand möglich ist. Bei Brüchen im Rollenbereich gelingt manchmal die konservative Einrichtung nicht ideal. Es soll bei diesen Fällen nicht primär operativ vorgegangen, sondern zugewartet werden wie weit durch die Natur ein Ausgleich erfolgt.

Bei den Verrenkungen muß nur bei den Fällen operativ vorgegangen werden, bei denen ein Repositionshindernis besteht.

Möglichkeiten und Grenzen des Gipsverbandes bei Mittelhand- und Fingerfrakturen

H. Krotscheck, Kalwang

Die wirklich guten Implantate mit dem entsprechenden Instrumentatorum bringen für die Behandlung zahlreicher Frakturen erhebliche Vorteile. Allerdings sollte nicht vergessen werden, daß auch bei anatomisch perfekter Stellung einer Fraktur, der *volle* Gebrauch einer Extremität erst nach ihrer Heilung gewährleistet ist.

Der anatomische Bau der Hand bietet nur sehr begrenzten Raum für Schrauben oder Platten, außerdem führen, für Osteosynthesen oft notwendige Freilegungen besonders von Gelenken, zu nicht unerheblichen, tiefen Narben und damit zu späteren Funktionsverlusten.

Nur wenn eine Fraktur der Mittelhand oder der Finger nicht konservativ reponierbar sein sollte, ich darf behaupten, daß dies extrem selten ist, reponieren wir offen. Zur Osteosynthese verwenden wir, falls erforderlich, bei frischen Frakturen ausschließlich Bohrdrähte. Es handelt sich dabei praktisch nur um Gelenke — oder gelenksnahe Frakturen.

Der frische Bennetsche Verrenkungsbruch läßt sich in der dargestellten Weise immer reponieren und mit einem sorgfältig angelegten Gipsverband fast ausnahmslos in guter Stellung halten. Einen Gipsverband in dieser Art anzulegen, ist leicht erlernbar, und die Unfähigkeit einen solchen Verband bei abduziertem 1. Mittelhandknochen anzulegen sollte kein Grund für eine offene Reposition und Osteosynthese sein.

Die Ausnahme: Bei einer sehr muskelkräftigen Arbeitshand, bei der sich der 1. Mittelhandknochen nur wenig abduzieren läßt, was auch vom Bewegungsumfang im Sattel- und Grundgelenk abhängig ist, so daß die Retention im Gips fraglich erscheint, reponieren wir in der gleichen Art und fixieren percutan mit einem Bohrdraht transarticulär ins Mutalangulum majus. Die Ruhigstellung erfolgt dann in der gleichen Weise. Diese Behandlung benötigt bei besserem Erfolg, ein Minimum der Zeit einer offenen Osteosynthese.

Ein ähnliches Vorgehen empfielt sich auch bei verschobenen Brüchen unter dem 5. Mittelhandköpfchen, besonders wenn schon eine stärkere Schwellung besteht. Am leichtesten gelingt dann die Einrichtung bei maximal gebeugtem Grund- und Mittelgelenk des Kleinfingers, die percutane Bohrdrahtfixation erfolgt durch das 5. Mittelhandköpfchen in den Schaft des 4. und 3. Mittelhandknochens. Bei starker Schwellung ist es oft nötig, auch das proximale Bruchstück gegen diese beiden Mittelhandknochen zu fixieren, da ja der 4. und 5. Mittelhandknochen im Carpo-metacarpalgelenk eine geringe Beweglichkeit besitzen, und das zentrale Fragment nach dorsal abweichen kann. Ruhiggestellt wird mit dorsaler Gips- und Fingerschiene.

Wir verzichten also nie auf die äußere Schienung der Fraktur. Die 4—6wöchige Ruhigstellung einer Hand in Funktionsstellung ist ungefährlich, ich darf an den Faustgips nach Düben-Rehbein zur Behandlung der Kahnbeinpseudarthrose erinnern. Zur Ruhigstellung verwenden wir die verschiedenen Fingerschienen nach Böhler, meist kombiniert mit dorsaler oder volarer Gipsschiene, den Unterarmgips mit Fingereinschluß, schließlich den Faustverband mit Stahlwollkompression und Unterarmgipsschiene.

Auch mehrfache frische Finger- und Mittelhandfrakturen, selbst Gelenksfrakturen lassen sich mit den gezeigten Verbänden in einwandfreier Stellung halten.

Es handelte sich hier um einen zirkulär offenen Bruch der Rollen des Zeigefinger- und Mittelfingergrundgliedes und des Mittelgliedes vom Ringfinger bei einem 29jährigen Schlosser. Reposition, Bohrdrahtfixation der Grundgliedrolle vom Mittelfinger, Faustverband mit Stahlwollkompression und Unterarmgips für 5 Wochen. Funktionelles Ergebnis nach 12 Wochen und Röntgen nach 6 Monaten.

Die Probleme der konservativen Behandlung der Brüche im Bereich des V. Mittelhandköpfchens

E. Egkher und L. Schmid, Wien

Die Reposition und konservative Stabilisierung der Frakturen im Bereich des Köpfchens des fünften Mittelhandknochens ist schwierig und ergibt oft ein unbefriedigendes röntgenologisches Ausheilungsergebnis. Überraschend ist jedoch, daß oft trotz Heilung dieser Frakturform in erheblicher Fehlstellung keine wesentliche Bewegungseinschränkung zu beobachten ist. Diese Problematik soll in dieser Untersuchung erörtert werden.

Im Zeitraum vom 1.1.1973 bis 31.12.1977 wurden an der II. Universitätsklinik für Unfallchirurgie (vormals Lehrkanzel für Unfallchirurgie II) in Wien 207 Patienten mit einer Fraktur im Köpfchenbereich des fünften Mittelhandknochens konservativ behandelt. Eine etwaige notwendige Reposition wurde fast ausschließlich in Lokalanästhesie durchgeführt.

Besonders häufig war das männliche Geschlecht, und hier wieder die 10 bis 30jährigen, betroffen. An der rechten Extremität war die Verletzungsquote ca dreimal höher als links, was sicher größtenteils dem Verletzungsmechanismus zuzuschreiben ist (Abb. 1). Häufigste Unfallursache ist Sturz und Raufhandel.

Die Frakturebene verläuft vorwiegend von proximal volar nach distal dorsal, seltener und im Bruchverhalten gutmütiger ist die umgekehrte Verlaufsrichtung. Bei Dislokation des Köpfchens kommt es fast ausschließlich zum Absinken nach volar und radial (Abb. 2). Die Fehlstellung in der ap-Ebene betrug bis zu 60°, in radio-ulnarer Ebene bis zu 40°. Nach knöcherner Heilung war trotz häufig durchgeführter Reposition und Nachreposition die Fehlstellung oft erheblich und in röntgenologischer Hinsicht nicht zufriedenstellend (Abb. 3).

Nur bei 21 von 122 Patienten, bei denen eine Reposition unmittelbar nach dem Unfall durchgeführt wurde, war das Heilungsergebnis hinsichtlich der Frakturstellung zufrieden-

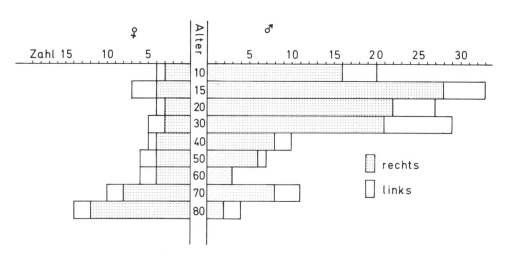

Abb. 1. Patientengut

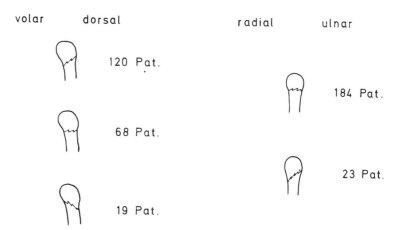

Abb. 2. Frakturverlauf

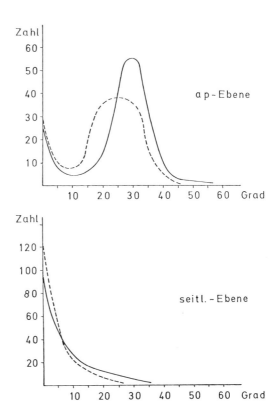

Abb. 3. Fehlstellung. ——— Unfall; - - - - Heilung

stellend. Bei den übrigen Patienten konnte das Repositionsergebnis nicht gehalten werden und die Fehlstellung war nach dem knöchernen Durchbau entweder wie unmittelbar nach dem Unfall, oder nur unwesentlich besser. Fragwürdig erscheint die Nachreposition zu einem späteren Zeitpunkt, hier heilte die Fraktur bei 42 Patienten nur 5mal in einer befriedigenden Stellung aus.

42 Patienten konnten wir nach ein bis sechs Jahren nachuntersuchen. Bei Jugendlichen wird eine Fehlstellung bis zu 30° durch das Wachstum vollständig ausgeglichen. Ein geringes Beugedefizit im Fingergrundgelenk bestand bei drei Patienten, gelegentliche Beschwerden waren bei sechs Patienten festzustellen. Eine Patientin konnte wegen einer Außenrotationsfehlstellung nicht mehr im Zehnfingersystem Maschineschreiben, da sie mit dem kleinen Finger Tippfehler machte.

Subjektiv fühlten sich 41 Patienten geheilt. Der häufig vorhandenen Knickbildung oder Schwellung im Köpfchenbereich wurde keine wesentliche Bedeutung beigemessen. Lediglich ein Patient wollte sich trotz guter Funktion die Fehlstellung aus kosmetischen Gründen operativ korrigieren lassen (es lag hier ein dorsaler Knick von über 40° vor).

Aus der Tatsache, daß sich das röntgenkosmetische Ergebnis bei dieser Frakturform nicht immer mit dem funktionellen Ergebnis deckt, muß doch darauf hingewiesen werden, daß ein operatives Vorgehen streng abgewogen, von Beruf und Alter des Patienten, sowie dem Ausmaß und der Art der Fehlstellung abhängig gemacht werden soll.

Literatur

1. Böhler, L.: Technik der Knochenbehandlung. Bd. I. Wien: W. Maudrich 1951
2. Bunnell, St., Böhler, J.: Die Chirurgie der Hand. Wien: W. Maudrich 1958
3. Pannike, A.: Die Behandlung der frischen Frakturen des Handskeletts. Unfallheilkunde *80*, 51 (1977)
4. Titze, A.: Indikationen und Grenzen der konservativen Knochenbruchbehandlung im Bereich der Hand. Zbl. Chir. *97*, 1723 (1972)
5. Weber, B.G., Brunner, Ch., Freuler, F.: Die Frakturenbehandlung bei Kindern und Jugendlichen. Berlin, Heidelberg, New York: Springer 1978

Geschlossene Mittelhand- und Phalangenbrüche — operative Therapie

H.G. Ender, Wien

Die Frakturen der Mittelhandknochen und der Phalnagen werden überwiegend konservativ behandelt. So wurden in den Unfallkrankenhäusern Österreichs in den Jahren 1971–1977 über 38000 derartige Frakturen behandelt, davon jedoch lediglich etwas über 1300 Fälle operiert. Im Lorenz-Böhler-Krankenhaus wurden in diesem Zeitraum 467 Fälle operiert. Die geschlossenen Mittelhand- und Phlangenbrüche ohne Gelenkbeteiligung machten davon 83 Fälle (17%) aus.

Von dieser Zahl sind die Brüche des ersten Mittelhandknochens und des Daumens ausgeschlossen.

Diese Gruppe hat wegen der geringen zusätzlichen Weichteilverletzungen die günstigste Prognose und wurde deshalb zu dieser Untersuchung herangezogen.

Bei den Verletzten überwiegen mit 94% die Männer, das Durchschnittsalter beträgt 30 Jahre. Der Privatunfall steht mit 52% an der Spitze, gefolgt vom Betriebsunfall von 32%. Die Sportunfälle machen 14% aus, wobei der wesentliche Anteil mit 13% durch Verletzung beim Fußballspiel zustandegekommen sind. Bei 20% der Verletzten waren diese Brüche die Nebendiagnose bei wesentlich schwereren Hauptverletzungen. Am häufigsten waren nicht die exponierten randständigen Strahlen, sondern der mittlere Strahl betroffen (Abb. 1a).

Die Häufigkeit der Brüche nimmt nach distal hin ab; es führen die Mittelhandknochen gefolgt von den Grund- Mittel- und Endphalangen (Abb. 1b). Als Einzelknochen führt der dritte Mittelhandknochen und wird vom fünften Mittelhandknochen und von der Grundphalange des Mittelfingers gefolgt (Abb. 1c).

An der Hand überwiegen vor allem die Querbrüche (Tabelle 1) und werden in der Häufigkeit von den Drehbrüchen und mit großem Abstand erst von den wenigen Stückbrüchen gefolgt.

Die meist verwandte Osteosynthesetechnik ist die Bohrdrahtung mit 54% und hier vor allem die gedeckte Bohrdrahtung gefolgt von Schrauben, Platten und Cerclagen (Tabelle 2).

Operationstechnik

Bei den Frakturen der Mittelhandknochen wird der Hautschnitt längs-, bogen- oder S-förmig über der Fraktur angelegt, je nachdem ob ein oder mehrere Knochen betroffen sind. Der quere Schnitt, wie er in der Rheumachirurgie beliebt ist, kam bei uns nicht zur Anwendung. Bei den Frakturen der Finger wird vor allem der bogenförmige Schnitt über der Strecksehne angewandt. Diese wird dann längs gespalten, wodurch ein guter Zugang zum proximalen und mittleren Anteil der Phalange erzielt wird. Nach der Osteosynthese wird die Streck-

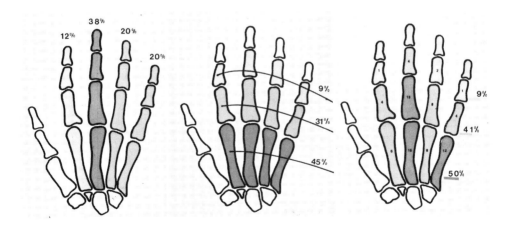

Abb. 1. Häufigkeit der Frakturen der Mittelhandknochen und Phalangen

Tabelle 1. Bruchformen

	Mittelhandknochen	Phalangen	Gesamt
Querbrüche	52%	60%	55%
Drehbrüche	44%	30%	39%
Stückbrüche	4%	10%	6%

Tabelle 2. Osteosyntheseart

		Mittelhandknochen	Phalangen	Gesamt	
Bohrdraht	percutan	26	18	45	54%
	offen	1			
Schraube		12	11	23	28%
Platte		9	3	12	14%
Cerclage		2	1	3	4%

sehne mit einer ausziehbaren Drahtnaht adaptiert. Der seitliche Zugang mit Durchtrennung der seitlichen Zügel wird für die Fraktur mit distalen Anteil bevorzugt. Nach der Osteosynthese ist die sorgfältige Naht der seitlichen Zügel für die Wiedererlangung der vollen Funktion besonders wichtig.

Der Zugang zwischen der Beugesehne und dem Knochen wird nur bei Gelenkfrakturen angewandt.

Bei der Osteosynthese muß neben der Beachtung der Achsen vor allem jede Rotationsfehlstellung vermieden werden, weil bereits Verdrehungen von mehr als 5° die Verletzten deutlich stören. Es sind deshalb zwei gekreute Bohrdrähte in der Längsrichtung besser als ein einzelner Bohrdraht. Es kann jedoch etwa bei kurzen Schrägbrüchen ein Längsdraht mit einem queren Bohrdraht zur Rotationsstabilisierung kombiniert werden (Abb. 2). Die Verschraubung eignet sich besonders für die langen Drehbrüche der Mittelhandknochen (Abb. 3). Dabei werden möglichst drei, bei den Fingerfrakturen zwei Schrauben verwendet. Es ist darauf zu achten, daß die oft schmalen Spieße nicht durch forciertes Anziehen einer Schraube gesprengt werden.

Die Plattenosteosynthese eignet sich vor allem für Querbrüche der Mittelhandknochen (Abb. 4). Bei den Brüchen der Phalangen sind besonders bei zartem Knochenbau die Kleinfragmentplatten bereits zu groß. Wenn die Kleinfragment I-Platte verwendet wird, müssen zuerst immer beide Schrauben im queren Anteil der Platte im distalen Fragment verankert werden, da es sonst zu asymetrischer Belastung und zur Rotation in der Fraktur kommen kann. Die Osteosynthese mit Cerclagen kann bei langen Drehbrüchen als Alternative zur Schraubenosteosynthese oft sehr stabil sein.

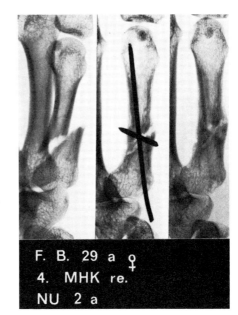

Abb. 2. Dieser 29jährige Büroangestellte zog sich beim Fußballspiel einen kurzen Drehbruch des fünften Mittelhandknochen zu. Stabilisierung mit percutanen Bohrdraht, anschließend dorsale Gipsschiene für vier Wochen. Bei der Nachuntersuchung zwei Jahre später ist der Verletzte beschwerdefrei. Der Finger frei beweglich

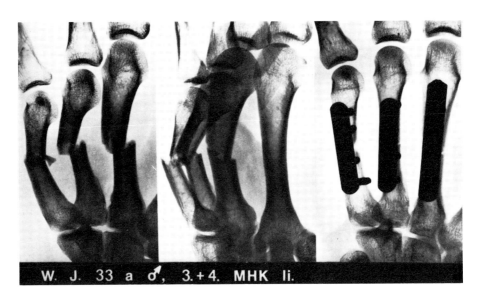

Abb. 3. Dieser 33jährige Maurer stürzte mit dem Motorrad. Die Querfrakturen des dritten, vierten und fünften Mittelhandknochens wurden mit Kleinfragmentplatten stabilisiert und durch vier Wochen im Gipsverband ruhiggestellt. Nach einem Jahr ist der Verletzte beschwerdefrei, es besteht ein Streckausfall im Mittelgelenk des vierten und fünften Fingers von etwa 15°

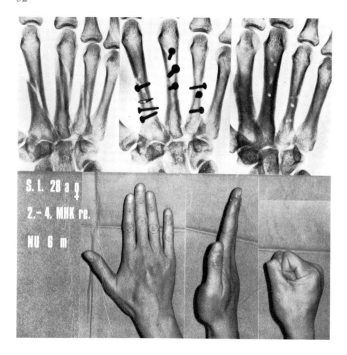

Abb. 4. Diese 28jährige Hausfrau zog sich beim Sturz vom Pferd einen langen Drehbruch des zweiten, dritten und vierten Mittelhandknochens zu. Dritter und vierter Mittelhandknochen konnte mit je drei Schrauben stabil versorgt werden. Beim zweiten Mittelhandknochen wurde wegen der Sprengung eines Fragmentes zu den drei Schrauben noch eine Drahtcerclage verwendet, die Osteosynthese war nicht stabil. Es kam deshalb auch zum Reizcallus. Postoperativ jedoch keine Ruhigstellung im Gipsverband, die Verletzte konnte zwei Wochen nach der Operation bereits wieder voll ihrer Arbeit nachgehen. Bei der Nachuntersuchung sechs Monate später war die Verletzte beschwerdefrei, die Finger waren frei beweglich

Ergebnisse

Als schlechtestes Ergebnis kam es einmal zur Pseudarthrose und einmal zum Infekt, welcher zur Amputation des Fingerstrahles führte. Auffallend ist, daß auch bei subtiler Operationstechnik in 18% der Fälle unabhängig von der Lokalisation der Fraktur ein Streckausfall von etwa 15° im Mittelgelenk des entsprechenden Fingerstrahles auftritt. Dies stört die Verletzten zwar subjektiv meist nicht, ist jedoch deutlich sichtbar (Tabelle 3).

Die operative Behandlung wurde in 20% der Fälle postoperativ ohne fixierenden Gipsverband durchgeführt und es wurde sofort mit Bewegungstherapie begonnen. Bei den anderen Verletzten wurde nach vier Wochen der Gipsverband entfernt und dann mit dem Fingerturnen begonnen. In unserem Material hat sich kein signifikanter Unterschied in der Beweglichkeit der Finger mit oder ohne postoperative Ruhigstellung gezeigt. Drei Monate nach dem Unfall war die Beweglichkeit in beiden Gruppen gleich. Dies liegt wahrscheinlich daran, daß das Ausmaß der wiedererlangten Beweglichkeit mehr von der zusätzlichen Weichteilschädigung als von der Behandlungsart abhängt.

Tabelle 3. Ergebnisse bei 83 Fällen

	Mittelhandknochen	Phalangen
Pseudarthrose	1	
Infekt		1
Streckausfall	9	6
Beugeausfall	1	2
Verdrehung von mehr als 10°	2	3
Knöchern geheilt		82
Funktionell sehr gut und gut		79
schlecht		4

Die Indikation zur operativen Versorgung dieser Brüche sollte deshalb nur dann gestellt werden, wenn eine stärkere Verschiebung, die später zu einem größeren Bewegungsausfall führt nicht beseitigt werden kann, oder wenn es nicht möglich ist mit der konservativen Behandlung die gute Stellung zu halten.

Bei der Operation sollte vor allem mit der schonenden gedeckten Bohrdrahtung vorlieb genommen werden, wenn jedoch offen reponiert und stabilisiert werden muß, soll die Osteosynthese stabil ausgeführt werden, so daß postoperativ möglichst auf den Gipsverband verzichtet werden kann.

Die Wahl des Osteosyntheseverfahrens bei Schaftfrakturen der Finger und Mittelhandknochen (MHK)

H. Rudolph, D. Klüßendorf und H. Dölle, Rothenburg/Wümme

Von den zahlreichen verschiedenen Möglichkeiten der operativen Versorgung von Schaftfrakturen der Finger und MHK führen wir in unserem Hause nur die unter 1–5 aufgeführten Osteosyntheseverfahren durch (Tabelle 1).

Allgemein sollte gelten, daß jeweils nur das Verfahren ausgewählt wird, bei dem operativer Aufwand, Behandlungsergebnis und Komplikationsquote in vernünftiger Relation zueinander stehen und welches besonders die Berücksichtigung der Weichteilverhältnisse erlaubt.

Wesentlich ist auch speziell im Klinikbetrieb, daß man nach Methoden sucht, die in der täglichen Routine auch von Nichthandchirurgen beherrscht werden.

Weiterhin spielen Begleitverletzungen, Lebensalter, Beruf, Möglichkeiten der Nachbehandlung und dann selbstverständlich die Frakturform eine Rolle (Tabelle 2).

Bei Schaftbrüchen können sehr gut Bohrdrähte in den verschiedenen Modifikationen schräg, gekreuzt oder parallel verwandt werden, wobei man besonders beachten muß, daß sich gekreuzte Bohrdrähte sich nicht im Frakturbereich kreuzen (Abb. 1).

Tabelle 1. Osteosyntheseverfahren an Fingern und MHK

1. Bohrdrähte
   1.1 einfach
   1.2 gekreuzt
   1.3 parallel
   1.4 Doppelbohrdrähte
2. Hemicerclagen
3. Zuggurtungscerclagen
4. Schrauben
5. Kombinationen 1–4
6. Platte
7. Cerclagen
8. Rush-pin
9. Marknagelung (Küntscher)
10. Markschraube (Kolbe)
11. Knochenbolzung (Lexer)

Tabelle 2. Schaftfrakturen der Finger und MHK

1. Querbrüche
2. Schrägbrüche kurz
3. Schrägbrüche lang
4. Spiralbrüche
5. metaphysäre Schaftbrüche
6. Mehrfragmente – Trümmerbrüche
7. Frakturen mehrerer Finger u. MHK
8. offene Frakturen 1–7

Ideal ist es, wenn Reposition und Fixation geschlossen durchgeführt werden können, was bei vielen Frakturen im Finger-MH-Bereich möglich ist. Bei unzureichender geschlossener Reposition muß offen reponiert werden.

Bei exakter Durchführung gewährt eine Zuggurtungscerclage eine ideale Fragmentadaptation und gleichzeitig Übungsstabilität (Abb. 2). Die Plattenosteosynthese sichert ebenfalls Übungsstabilität. Uns erscheint sie jedoch an Fingern und MHK zu aufwendig, da der Knochen weit freigelegt werden muß und allein dadurch nicht unerhebliche Komplikationen hervorgerufen werden können. Wir selbst führen Plattenosteosynthesen in diesem Bereich nicht durch.

Kurze Schrägbrüche können ebenfalls durch Bohrdrahtfixation ausreichend gut versorgt werden. Stabiler sind Kombinationen von Bohrdraht und Hemicerclage (Abb. 3) sowie Plattenosteosynthese, wobei bei letzteren an die schon vorher erwähnten Nachteile zu denken ist.

Lange Schräg- und Spiralbrüche lassen sich schonend und ideal durch Hemicerclagen oder Schraubenosteosynthesen versorgen (Abb. 4 und 5), während Bohrdrähte im allgemeinen weniger gute Resultate ergeben. Bei metaphysären Schaftbrüchen halten wir die Bohrdrahtfixation für ein einfaches und wirkungsvolles Verfahren, während Zuggurtungscerclage oder Verschraubung dem Geübten vorbehalten bleiben sollten.

Gleiches gilt auch für Kombinationen mehrerer Verfahren. Bei Mehrfragmente- und Trümmerbrüchen, die sehr häufig mit Weichteilverletzungen einhergehen, haben sich eben-

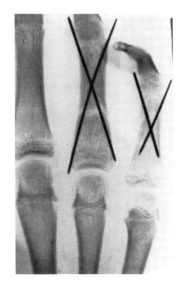

Abb. 1

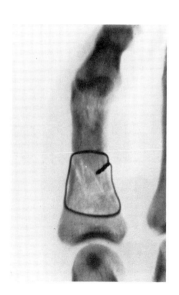

Abb. 2

falls Verfahren bewährt, bei denen wenig Material implantiert werden muß. Hier sind es vor allem Bohrdrahtfixation oder Hemicerclage, sowie die Kombination beider Verfahren.

Bei Frakturen mehrerer Finger oder MHK werden je nach Frakturtyp auch mehrere der bisher erwähnten Verfahren kombiniert, wobei wir besonders auf die Doppelbohrdrahtfixation hinweisen möchten (Abb. 6).

Bei Frakturen im Kindesalter sind ebenfalls sparsame Bohrdrahtosteosynthesen mit dünnen Drähten unter 1 mm Durchmesser am besten geeignet, da hierdurch die iatrogenen Schäden besonders im Bereich der Epiphysenfuge am geringsten sind. Unter Umständen

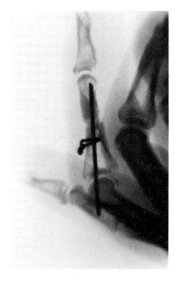

Abb. 3

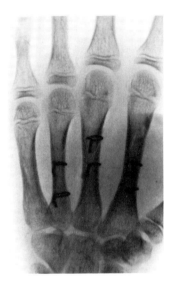

Abb. 4

kann besonders beim Kleinkind eine Weichteilschienung mit dünnstem Bohrdraht oder im Ausnahmefall mit einer dünnen Kanüle ausreichend sein.

Bei offenen Frakturen gelten als wesentliche Kriterien gewebsschonendes Operieren, die Implantation von so wenig Material wie möglich sowie besonders die Schonung ernährungsgestörter Bereiche. Dabei sollten unbedingt die Grundregeln bei der Versorgung offener Frakturen beachtet werden: Metall muß, Knochen soll und Weichteile können durch gesundes Gewebe gedeckt sein.

Selbstverständlich müssen die Osteosynthesen stets vor etwaigen Sehnen-, Nerven- und Gefäßnähten durchgeführt werden.

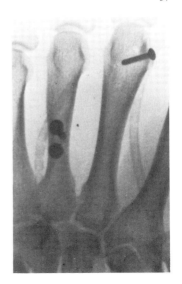

Abb. 5

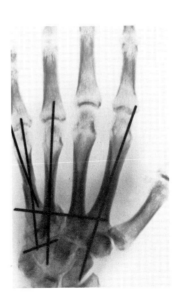

Abb. 6

Da übungsstabile Osteosynthesen in vielen Fällen eine Illusion sind, sollten wir unsere Operationen an Finger und MHK nach dem Prinzip: sowenig wie möglich, soviel wie nötig, durchführen.

Verkürzung der Mittelhand bei schwer offenen Mittelhandfrakturen

H. Pogglitsch, Kalwang

Im Kapitel „Offene Brüche des 2. und 5. Mittelhandknochens" schreibt Lorenz Böhler in seinem Lehrbuch: „Wenn Haut, Sehnen und Gelenke stark zerstört sind, ist es manchmal zweckmäßig, die Knochen so weit zu kürzen, bis die Haut ohne Spannung geschlossen werden kann."

Ob eine derartige Verstümmelung der Hand auch heute noch hingenommen werden kann, ist eine Frage, der Risikenabwägung und nur bei Kenntnis der Folgen einer Mittelhandverkürzung zu entscheiden. Zur Beurteilung dieser Folgen möchte ich mich der beiden einschlägigen Fälle unseres Patientengutes der letzten 15 Jahre bedienen:

Ein 16jähriger Schlosserlehrling, 1963 Fräsverletzung, offene Brüche des 1. bis 4. Mittelhandknochens mit Zerreißung der zugehörigen Strecksehnen. Hautdefekt nach Ausschneiden der fetzigen Wunde ca. 2,5 x 8 cm groß.

Ein 34jähriger Schlosser, 1975 Sturz bei einem Motorradrennen. Offene Brüche des 2. bis 5. Mittelhandknochens mit teilweiser Luxation im Carpo-Metacarpalgelenk. Die Strecksehnen sind erhalten, aber stark aufgefasert und dünngeschliffen. Verschmutzung aller freigelegten Strukturen mit Gras und Erde. Daneben noch offene Brüche beider Unterschenkel.

In beiden Fällen wurden lose Knochensplitter entfernt, die Fragmente zur Reinigung und Anpassung bis 2 cm gekürzt, so daß die Haut spannungsfrei genäht werden konnte. Die Fixation erfolgte mit jeweils drei Bohrdrähten und Faustgipsverband. Die Wundheilung erfolgte pp., wobei bei beiden Patienten die geringe Schwellneigung auffiel, wohl bedingt durch die verminderte Spannung.

Für einen guten Erfolg erscheint wesentlich, daß nach der Verkürzung in der Reihe der Mittelhandköpfchen keine größere Stufe bestehen bleibt, da eine grobe Störung ihrer räumlichen Beziehungen sowohl Funktion als auch Aussehen beeinträchtigen würde.

Die *funktionellen Folgen* der Mittelhandverkürzung: Die Verkürzung von 2 cm ist relativ hoch, da die Haut am Handrücken bekanntlich gut verschieblich ist.

Beim *Spitzgriff* berühren sich nach wie vor die gewohnten, korrespondierenden Anteile der Fingerkuppen. Der Ausgleich der verlorengegangenen Länge erfolgt automatisch durch eine geringfügig vermehrte Beugung der Daumen- und Streckung der Langfingergelenke.

Beim *Grobgriff* ist der Abstand der Daumen- und Langfingerkuppen größer geworden. Beim Umfassen sehr großer Gegenstände, etwa eines Balles, kommt es nun zu einer echten Funktionseinbuße, allerdings erst in jenen Grenzbereichen, in denen sich auch die individuelle Schwankungsbreite der Hand- und Fingerlänge bemerkbar macht.

Die relative Verlängerung der Sehnen bewirkt theoretisch einen *Kraftverlust*, dessen Größe schwer bestimmbar ist, da die Länge der Sehnengleitwege von der jeweiligen Stellung des Handgelenkes beträchtlich beeinflußt wird. So glaubten auch unsere beiden Verletzten, schon nach kurzer Zeit ihre volle Kraft wiedererlangt zu haben, weil sie rasch gelernt hatten, zum kräftigen Faustschluß das Handgelenk vermehrt nach dorsal zu flektieren. Später tritt wohl auch eine Anpassung des Sehnen- und Muskelapparates ein, wie wir sie von anderen Verkürzungsosteotomien her kennen.

Zur Beurteilung des *kosmetischen* Ergebnisses: Dieses hängt vor allem von der mehr oder weniger exakten Reposition der Fragmente und von der Art der entstandenen Hautnarben ab, weniger von der tatsächlichen Verkürzung, die erst beim direkten Vergleich beider Hände auffällt.

Der Schlosserlehrling nach 15 Jahren, der Rennfahrer nach 5 Jahren: Beide sind mit dem erzielten Ergebnis vollauf zufrieden und in ihrem Beruf verblieben. Letzterer fährt allerdings seiner Frau zuliebe keine Motorradrennen mehr, die „heißen Eisen" sind aber sein Hobby geblieben und er erzählt voll Stolz, daß er auch mit den schwerstgängigen Kupplungshebeln spielend fertig wird — ganz abgesehen von seinem Beruf als Schlosser und Faktotum eines großen Krankenhauses.

Mittelhand- und Fingerfrakturen bei Mehrfachschwerverletzten

W. Wehner, Karl-Marx-Stadt

Klinische, sozialhygienische und versicherungsökonomische Statistiken belegen die besondere Exposition der Hand bei Unfällen. Mehrfachverletzungen mit Handbeteiligung entstehen vorwiegend bei Verkehrsunfällen. Bei dieser Kombination fanden wir am häufigsten Mittelhandfrakturen, seltener schwere komplexe Handtraumen mit Notwendigkeit zur aufgeschobenen Primärversorgung. Wir dokumentierten, nachuntersuchten und analysierten 124 derartige stationär behandelte Patienten (davon ein Viertel weiblichen Geschlechts) aus den Jahren 1971 bis 1977 an der Unfallchirurgischen Klinik des Bezirkskrankenhauses Karl-Marx-Stadt, DDR, darunter zahlreiche Schwerverletzte, um zu klären, ob und mit welchem Erfolg die im Prinzip gleichen Behandlungsgrundsätze wie bei alleinigen Mittelhand- und Fingerfrakturen zu empfehlen sind. Dabei gelangten wir zu der Überzeugung, daß nicht nur beispielsweise innere Verletzungen keinen Operationsaufschub dulden, sondern auch Mittelhand- und Fingerfrakturen bei Primärversorgung in einer handchirurgisch versierten Klinik zu rund 50% sehr gute, 35% gute und nur 15% schlechte Ergebnisse liefern, wenn auch bisweilen nach mühevoller vielseitiger Betreuung. Unsere aus unterschiedlichen Gründen sekundär versorgten Patienten erreichten ein durchweg bescheideneres Ergebnis. Zweckmäßig ist somit die möglichst primäre anatomiegerechte und funktionelle Rekonstruktion mit baldiger Mobilisierung. Ohne schematische Standardisierung — aber unter individueller Einschätzung der Verletzung und des Verletzten — können wir unser heutiges Vorgehen folgendermaßen verallgemeinern:

1. Solange *vitale Funktionen* bedroht sind, müssen selbstverständlich Diagnostik und Therapie der Handverletzung, abgesehen von eventuell notwendiger pneumatischer Blutsperre, steriler Abdeckung usw. zurückstehen.
2. Sobald es der Allgemeinzustand erlaubt, erfolgt eine sehr genaue und schriftlich niedergelegte *klinische Untersuchung*, der *Röntgenaufnahmen* in mindestens 2 Ebenen — bisweilen mit Darstellung der Vergleichsseite — folgen. Einschränkungen gibt es bei bewußtlosen Patienten oder bereits notwendiger Anästhesie, so daß beispielsweise Sehnenverletzungen nur aus Extremstellungen zu schließen sind, die Durchblutung aus dem Fingerbeerenturgor sowie dem Nagelbettabdrücken, Sensibilitätsausfälle sich eventuell dem Nachweis entziehen usw.

3. Trotz Überschneidungen in der Dringlichkeit erstreben wir eine *optimale Primärversorgung* der Handverletzung, eventuell mit einer simultan handelnden Ärztegruppe. Hierbei sind Erfahrungen und umfassende Kenntnisse aus mehreren Spezialgebieten, wie Unfallchirurgie, Handchirurgie, plastische Chirurgie und Chirurgie der peripheren Nerven gefragt. Zur Betäubung machen wir auch von der Plexusanästhesie Gebrauch. Weil jede Sekundärheilung oder gar Infektion das funktionelle Ergebnis in Frage stellt, erstreben wir (meist in pneumtischer Blutsperre) eine gewebeschonende Operationstechnik und einen spannungsfreien Wundschluß mit gut durchbluteter Haut (notfalls durch Nahplastiken aus der verletzten Hand) über reponierten Luxationen und Dislokationen sowie in geeigneter Weise stabilisierten Frakturen.

4. *Erhaltungsversuche* einzelner Langfinger bei einer schweren Zerquetschung sowie Durchtrennung beider Beugesehnen und Gefäßnervenbündel führen stets zu Schäden selbst am Nachbarfinger. Zeitaufwendige Nervennähte und Beugesehnenrekonstruktionen im sogenannten Niemandland empfehlen wir bei schweren Begleitverletzungen zu einem späteren Zeitpunkt.

5. Die *Reposition von Mittelhand- und Fingerfrakturen* belastete unsere Mehrfachschwerverletzten kaum. Bei ersteren bevorzugten wir Osteosynthesen mit kleinen Plättchen und Schrauben des Kleinfragmentinstrumentariums, bei letzteren außer einer Solitärschraube percutan unter Bildwandlerkontrolle eingebrachte Kirschnerdrähte. Vier- bis sechswöchige Transfixation von Gelenken störten nicht.

6. Die *Indikation zur aufgeschobenen Primärversorgung* stellen wir eng. Sie erfolgt nach primärere Excision und täglichem Verbandwechsel mit physiologischer Kochsalzlösung unter antibiotischem Schutz am 4. bis 5. Tag.

7. Letztlich gilt auch beim Mehrfachschwerverletzten einer optimalen *Nachbehandlung* der geschädigten Hand unsere besondere Aufmerksamkeit. Natürlich können Schäden einer fehlerhaften Erstversorgung nicht völlig ausgeglichen werden.

Zusammenfassend sei als Erfahrung an 124 Mehrfach(schwer)verletzten Patienten mit gleichzeitigen Mittelhand- und Fingerfrakturen hervorgehoben, daß auch bei dieser Kombination eine optimale Primärversorgung anzustreben und erfolgversprechend möglich ist.

Literatur

1. Höhle, K.-D.: Häufige Fehler bei der Behandlung von Frakturen im Bereich der Hand. Zbl. Chir. *103*, 1132–1135 (1978)
2. Mittelbach, H.R.: Die verletzte Hand. Frankfurt am Main: Johann Ambrosius Barth 1972
3. Moberg, E.: Dringliche Handchirurgie. 2. Aufl., Stuttgart: Thieme 1968
4. Spier, W.: Die Handverletzung bei Mehrfachverletzten. Med. Welt *22*, 169–172, (N.F.) (1971)
5. Titze, A.: Die Bedeutung der Handchirurgie in der Traumatologie. Acta chir. Austr. *2*, 22–25 (1970)

Diskussion der Vorträge von R. Reimann bis W. Wehner, S. 1-60

(Leitung E. Trojan und O. Russe, Wien)

E. TROJAN, Wien: Wir kommen nun zur Diskussion der Vorträge 1–12. Ich möchte fragen, ob jemand zu den Vorträgen 1 und 2, zur Biomechanik und funktionellen Anatomie, eine Diskussionsbemerkung machen möchte, oder eine Anfrage an die Vortragenden richten will.

J. BÖHLER, Wien: Mir ist aufgefallen, daß beide Vortragende der Meinung waren, daß das Daumengrundgelenk ein reines Scharniergelenk sei und keine Seitenbewegung hat. Das stimmt jedoch nicht. Das Daumengrundgelenk hat eine sehr beträchtliche Ab- und Adduktionsmöglichkeit von etwa $40°$, die wichtig ist beim Abspreizen des Daumens, um einen entsprechend weiten Griff zu haben. Die Klinik scheint hier mit der Anatomie nicht übereinzustimmen.

E. TROJAN, Wien: Wollen die Herren Reimann oder Hiebler dazu eine Antwort geben?

R. REIMANN, Graz: Ich habe betont, daß das Daumengrundgelenk der Form nach ein Ei-Gelenk ist und demnach natürlich Ab- und Adduktions- und auch Rotationsbewegungen zuläßt, daß es aber durch seine Collateralbänder, die sowohl dorsal als auch palmar der Beugeachse ansetzen, in jeder Position ziemlich straff geführt wird, so daß diese Bewegungen geringeren Umfang haben, aber sie sind möglich.

J. POIGENFÜRST, Wien: Es hat leider keiner der beiden Vortragenden das proximale Ende des 1. Mittelhandknochens gezeigt. Im Schrifttum liest man da immer wieder von dem sogenannten ulnaren Haken, der die Verankerung des 1. Mittelhandknochens bewirkt. Dieser Eindruck eines Hakens erscheint meiner Meinung nach nur, wenn man den 1. Mittelhandknochen als Röntgenbild oder als maceriertes Präparat sieht. In Wirklichkeit, wenn er überknorpelt ist, besteht dieser Haken nicht, sondern es handelt sich um eine konvexe Fläche, die in sich noch gekrümmt ist. Ich möchte die beiden Herren fragen, ob sie diese Meinung teilen.

R. REIMANN, Graz: Es gibt, soweit ich das anatomische Schrifttum überblicke, eine Reihe von Arbeiten, die sich gerade mit der Ausformung dieses Sattels einerseits und der proximalen Gelenksfläche des Metacarpale I andererseits beschäftigen und da werden alle möglichen Details herausgearbeitet, die über das, was Pausen über das Rotationshyperboloid aussagt, noch weiter hinausgehen, doch haben sie meines Erachtens keine funktionelle Bedeutung. Wahrscheinlich sind es auch individuelle Unterschiede und wenn nicht, wenn sich da also Gemeinsamkeiten herausstellen sollten, die von diesem Schema des Rotationshyperboloids abweichen, dann sind diese wohl so geringfügig, daß man sie funktionell vernachlässigen kann. Der springende Punkt an dem ganzen Sattelgelenk ist ja, daß dann, wenn der Sattel in beiden Richtungen gleiche Krümmungsradien hätte, nur ein kreuzförmiger Kontakt der Gelenksflächen möglich wäre, das hat ja schon Strasser nachgewiesen. Das ist aber in diesem Fall nicht einmal so, die beiden Krümmungsradien sind verschieden. Daher ergibt sich bei geringen Bewegungen von vornherein nur ein punktförmiger Kontakt und alle kleineren Unregelmäßigkeiten in der Geometrie mögen zwar vorhanden sein – ich habe sie im überknorpelten Präparat nicht entdeckt – können aber funktionell, meines Erachtens, keine Bedeutung haben. Nun spreche ich aber da natürlich vom toten Material.

A. TITZE, Graz: Herr Reimann, sie haben soeben gesagt, sie meinen, daß dies funktionell keine Bedeutung hat. Ich glaube, diese relative Inkongruenz mit dem punktförmigen Kontakt schon bei geringen Ausschlägen ist die Ursache für 80% der Arthrosen, die sie ja selbst gefunden haben, die außerordentlich hohe Zahl der Arthrosen in diesem Gelenk überhaupt.

R. REIMANN, Graz: Das war jetzt ein Mißverständnis. Ich wollte sagen, daß sie gelenksmechanisch nicht von Bedeutung sind. Ob sie klinisch von Bedeutung sind, das kann ich natürlich wieder nicht beurteilen.

E. TROJAN, Wien: Nun wollen wir die übrigen Vorträge diskutieren, also die diaphysären oder gelenknahen extraarticulären Brüche. Es hat sich gezeigt, daß aus den Statistiken hervorgeht, daß die konservative Behandlung für diese Verletzungen doch noch einen Raum einnimmt und daß die Osteosynthesen relativ selten praktiziert werden. Möchte jemand zur Indikation oder auch zur Technik eine Bemerkung machen?

VINZ, Burg: Zu dem Vortrag von Herrn Jonasch über die Behandlung bei kindlichen Frakturen: Herr Jonasch hat einen ganz extrem konservativen Standpunkt vertreten, den ich aus meiner Erfahrung eigentlich etwas abändern möchte. Und zwar in bezug auf zwei Frakturen. Die eine ist die Rollenfraktur, die ja beim Kind, besonders bei kleineren Kindern, vorkommt. Die Rollen brechen in der Regel relativ dicht am Gelenk ab und dislozieren dann um $90°$ nach dorsal. Man kann diese Rollenfrakturen konservativ oft nicht genügend stellen. Bevor ich abwarte, ob das wirklich gut wird, werden die Rollenfrakturen operativ gestellt und dann mit zwei sehr dünnen Bohrdrähten fixiert. Die zweite ist die Fraktur des 5. Mittelhandknochenköpfchens bei älteren Kindern. Selbstverständlich heilen diese Frakturen immer sehr gut aus und man kann selbst bei ziemlich starker Achsenknickung klinisch und kosmetisch fast nichts erkennen. Aber wenn die Abknickung über $45°$ ausmacht, dann sieht man doch, daß eine Streckhemmung zurückbleibt. Das ist auch funktionell von relativ geringer Bedeutung, aber bei Kindern, die beispielsweise ein Musikinstrument spielen, ist das von Bedeutung und deswegen nehmen wir in solchen Fällen ebenfalls die offene Reposition und die Fixation vor.

E. TROJAN, Wien: Will Herr Jonasch darauf antworten? Bitte weitere Diskussionsbemerkungen.

A. PÜHRINGER, Mödling: Ich hätte eine Frage zu Vortrag 5 von Hartlieb und Lenz über Mittelhandschaftbrüche, konservative Behandlung. Es hat mich erstaunt, daß bei den Nachuntersuchungen überhaupt keine Drehfehlstellungen gefunden wurden, 0%. Bei den gutachterlichen Untersuchungen nehmen diese Drehfehlstellungen einen erheblichen Raum ein. Bei der Fixation im Grundgelenk der Langfinger wurde gesagt, es muß eine Fixation in Mittelstellung durchgeführt werden. Bei der konservativen Fixation ist jedoch eine maximale Beugestellung im Grundgelenk notwendig wegen des dorsalen Ansatzes der Seitenbänder, weil es sonst zu deren Schrumpfung und dann zu einer Beugebehinderung kommt. Zu Vortrag 9 von Ender über geschlossene Mittelhand- und Phalangenbrüche, operative Therapie:

Man muß bei Darstellung des distalen Endes der Mittelglieder die Seitenzügel durchtrennen und dann wieder exakt nähen. Ich glaube das gelingt nicht. Es kommt nach der Durchtrennung der Seitenzügel immer zu Verwachsungen und dadurch zu einer erheblichen Behinderung der Mittelgelenke.

E. TROJAN, Wien: Vielleicht zuerst einmal zum Problem der Mittelhandschaftbrüche, konservative Behandlung. Vielleicht dürfte ich da auch gleich an Herrn Lenz eine Frage stellen: Wir behandeln also auch viele isolierte Schaftbrüche der Mittelhandknochen konservativ, aber bei multiplen Frakturen sind wir doch in der Regel auch bei geschlossenen Frakturen operativ eingestellt. Darf ich Herrn Lenz bitten, dazu Stellung zu nehmen.

H. LENZ, Wien: Zu den Drehfehlern möchte ich sagen, daß wir also wirklich keine Drehfehler gefunden haben. Das liegt vielleicht an der Auswahl des Materials, aber da wir blind 100 Fälle herausgesucht haben, war es bei der Vielzahl der Fälle, nämlich über 5000, vielleicht Glück. Das mit der Beugestellung des Grundgelenkes auf der Fingerschiene, das ist ein Hörfehler. Es sollte nicht Mittelstellung sondern Beugestellung heißen, und wenn man näher eingeht auf die Beugestellung, wie stark, dann würde ich sagen, etwa 80° Beugestellung im Grundgelenk und 20° bis 30° im Mittelgelenk.

Zu den Mehrfachbrüchen wäre zu sagen, wenn die Dislokation natürlich ein Maß übersteigt, das eine konservative Behandlung nicht mehr erlaubt, beziehungsweise wenn man merkt, daß die konservative Therapie nichts mehr ausrichtet, bzw. längere Zeit in Anspruch nimmt, als man dem Patienten zumuten kann, dann muß man natürlich operieren und das halten wir auch im Unfallkrankenhaus Meidling so.

E. TROJAN, Wien: Bei den Mehrfachfrakturen der Mittelhandknochen, z.B. wenn vier Mittelhandknochen gebrochen sind, sind wir schon der Meinung, daß man primär operativ stabilisieren soll, weil wir bei der Nachuntersuchung mitunter auch Fälle gesehen haben, bei denen die Fehlstellung konservativ nicht beseitigt werden konnte.

MAY, Detmold: Ich kann der Ansicht von Herrn Krotscheck nicht ganz folgen, daß man die Bennettschen Frakturen vorwiegend konservativ behandeln soll, und zwar aus folgendem Grund: Ich bin der Ansicht, daß man ein so kompliziertes Gelenk wie das Sattelgelenk, das ja auch auf Grund der großen Beweglichkeit zu Spätarthrosen neigt, daß man ein solches Gelenk möglichst anatomisch reponieren sollte. Wir haben bei zwei Bennett-Frakturen zum Beispiel Knorpelabscherungen gefunden, die man natürlich im Röntgenbild nicht sehen kann. Ich bin schon der Ansicht, daß man bei der Bennettschen Fraktur, die sich nicht ganz 100%ig konservativ einstellen läßt, nicht zögern sollte, sie operativ darzustellen und zu versorgen. Die Bennettsche Fraktur ist aber nur eine Form. Ich denke an die Rolando-Fraktur. Die kann natürlich sehr schwierig operativ zu versorgen sein. Aber auch hier meine ich, sollte man in Abhängigkeit des Alters überlegen, wie weit man hier nicht doch operativ vorgehen sollte.

E. TROJAN, Wien: Ich Danke Herrn May. Dürften wir vielleicht die Diskussion über die Bennettsche Fraktur in den zweiten Teil verlegen, weil wir dann noch die Referate über die Bennettsche Fraktur direkt hören werden.

U. HEIM, Chur: Es ist mir in verschiedenen Vorträgen etwas aufgefallen, was vielleicht von grundsätzlicher Natur ist. Es ist verschiedentlich von Graden geredet worden, in welchen man die Dislokationen auf dem Röntgenbild mißt. Nun ist es ja so, wir haben das bei den einleitenden Vorträgen schon gesehen, daß je nachdem, in welchem Winkel, in welcher Stellung die Hand geröngt wird, wir eine völlig verschiedene Fehlstellung bekommen, die wir nachher ausmessen. Gerade bei den subcapitalen Frakturen der Mittelhandköpfchen muß man da sehr vorsichtig sein in der Beurteilung. Je nachdem, wie man die Hand nachher dreht im Strahl, gibt es eine völlig andere Winkelbildung und so bei vielen anderen Fehlstellungen auch. Das wird zu wenig bedacht.

E. TROJAN, Wien: Ja, da kann ich ihnen nur beipflichten. Ich habe seinerzeit eine große Zahl von subcapitalen Mittelhandfrakturen untersucht. Man kann durch eine entsprechende Drehstellung jede Achsenknickung wegprojizieren und es ist interessant, daß auch bei Mittelhandköpfchenfrakturen, die mit volar offenem Winkel geheilt sind, auch beim 3. und beim 4. Strahl, mitunter doch Beschwerden im Bereich der MP-Gelenke verbleiben.

A. TITZE, Graz: Ich möchte nocn einmal auf die Fragen an Herrn Lenz zurückkommen, die Herr Pühringer aufgeworfen hat, bezüglich der bleibenden Streck- oder Beugekontraktur des Grundgelenkes und Mittelgelenkes. Grundsätzlich muß man sagen, das Grundgelenk versteift, wenn überhaupt, dann in Streckstellung, das Mittelgelenk, also das proximale Interphalangealgelenk, in Beugestellung. Die korrekte Ruhigstellung, um eine Kontraktur zu vermeiden, wäre daher die Beugung im Grundgelenk und die Streckung im Mittelgelenk, wie sie ja auch Kleinert jetzt bei seiner funktionellen Nachbehandlung der Beugesehnenrekonstruktion fordert, allerdings nicht in Extremstellung, sondern in einer leicht reduzierten Einstellung in dieser Form.

LEHFUSS, Wien: Ich möchte zu Herrn Jonasch, zu seiner Bemerkung Stellung nehmen, daß alle kindlichen Epiphysenlösungen am Finger konservativ reponierbar sind. Ich erinnere mich an ein dreijähriges Kind, wo ebenso das Periost ein Repositionshindernis war, wie wir es auch von anderen Epiphysenlösungen kennen, zum Beispiel dem Sprunggelenk. Es war damals nur offen zu reponieren und ist mit einem feinen Bohrdraht fixiert worden.

E. TROJAN, Wien: Gibt es vielleicht noch Stellungnahmen zur Operationstechnik, zur Technik der Implantate?

Es wurden von vielen Rednern die Bohrdrähte bei diesen Frakturen empfohlen und seltener die Plattenosteosynthesen an den Fingern, häufiger an den Mittelhandknochen. Will da jemand noch eine Bemerkung machen?

J. BÖHLER, Wien: Ich möchte als erfreulich feststellen und noch ausdrücklich festhalten, daß niemand in den Referaten mehr die Extensionsbehandlung der Frakturen erwähnt hat, wobei ich nicht nur den Tennisschlägerverband meine, sondern auch die am Endglied oder an der Fingerkuppe ansetzenden Drahtextensionen. Offensichtlich ist die Erkenntnis gedrungen, daß das obsolet ist und daß, wenn solche Maßnahmen notwendig sind, es besser ist, zu operieren.

E. TROJAN, Wien, Es war eine sehr wichtige Feststellung, daß diese Technik zu Grabe getragen wurde.

Wenn keine weiteren Wortmeldungen mehr sind, wollen wir diesen Teil abschließen.

B. Intraarticuläre Brüche

Die Behandlung der frischen intraarticulären Brüche der MP und PIP Gelenke

U. Heim, Chur

Die rasche Entwicklung der Handchirurgie schließt auch ein zunehmendes therapeutisches Interesse an den Frakturen ein. Von den distalen Gelenkläsionen fand aber in den früheren Lehrbüchern einzig die Bennett-Fraktur eine eingehende Bearbeitung. Erstmals widmete Lorenz Böhler den Gelenkfrakturen der Finger ein eigenes Kapitel in der „Technik der Knochenbruchbehandlung" (12. und 13. Auflage, S. 1023). Darin heißt es: „Die meisten Gelenksbrüche der Finger können in der bei den Mittelgliedern beschriebenen Art eingerichtet und durch entsprechende Schienung in guter Stellung erhalten werden. Wenn dies nicht möglich ist, verwenden wir bei den schwierigsten Fällen die gedeckte Transfixation oder die offene Osteosynthese". Dieses vor 27 Jahren formulierte Programm tönt erstaunlich modern. Wir sind zwar heute im allgemeinen bei Gelenkfrakturen aktiver geworden. Trojan hat uns aber 1974 daran erinnert, daß beim PIP Gelenk die Indikationen mit Vorteil differenziert werden. J. Böhler hat die Operationstechniken für die Gelenkfrakturen der Finger im Detail beschrieben. Kürzlich hat eine Gruppe von Handchirurgen unter der Leitung von H. Nigst die Verletzungen der MP Gelenke ausführlich diskutiert.

Nachdem also der Rahmen unseres Themas bereits weitgehend abgesteckt ist, kann es nur darum gehen, einerseits eine kurze Übersicht zu vermitteln und andererseits gewisse Detailfragen zu beantworten, so u.a. inwiefern mit den neuen Operationstechniken und Implantaten eine funktionelle Verbesserung noch erreicht werden kann.

Für das Verständnis der Indikationen sei eine kurze *Übersicht über Pathogenese und Morphologie* der typischen Frakturen des MP und PIP Gelenkes gegeben:

Geschlossene Gelenkbrüche entstehen in der Regel durch Einwirkung indirekter Gewalt: axiale Stauchung, Biege- und Scherkräfte. Sie verdienen unsere besondere diagnostische Aufmerksamkeit, weil die Fehlstellung primär nicht immer auffällt. Wird die Fraktur übersehen, können irreparable Folgezustände zurückbleiben. Schon L. Böhler hat darauf hingewiesen, daß besonders an den Fingern nur das gezielte Röntgenbild verwertbar ist.

Beim MP Gelenk (Abb. 1) stehen die ossären Abrisse der Collateralbänder im Vordergrund, gefolgt von den intraarticulär verlaufenden Torsionsfrakturen. Neuerdings beobachten wir auch eigentliche Einstauchungen der Grundphalanxbasis. Es fällt aber immer wieder auf, wie das Mittelhandköpfchen mit seiner kugeligen Oberfläche intakt bleibt.

Beim PIP Gelenk finden wir vor allem proximale Läsionen, nämlich Frakturen der Trochlea und der Condylen der Grundphalanx. Nebst monocondylären sind auch bicondyläre Frakturen mit erheblichen Dislokationen nicht selten (Abb. 2). Die gleiche Frakturform finden wir auch an der distalen Mittelphalanx. Wir erwähnen sie hier, weil unter den Verletzungen des PIP Gelenkes in der Regel nur die Frakturen der Endphalanx beschrieben werden (Abb. 3).

Die distalen Frakturen des PIP Gelenks sind seltener: Einerseits kennen wir die Einstauchungen der tellerförmigen Basis der Mittelphalanx, welche die palmaren oder dorsalen Kanten oder aber ganze Quadranten betreffen können und zur Subluxation führen (Abb. 4).

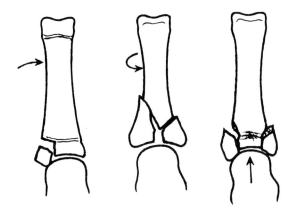

Abb. 1. Die typischen Frakturen der Basis von P 1: Abriß, intraarticuläre Torsionsfraktur, Impressionsfraktur

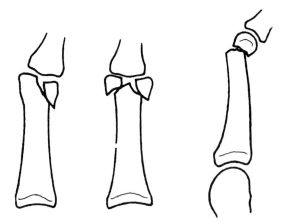

Abb. 2. Fraktur der Trochlea und der Condylen von P 1: Monocondylär, bicondylär, Knickung nach dorsal

Es gibt aber auch stufenlose radiale und ulnare Impressionen, welche nur leichte Deviationen des Fingers hervorrufen.

Offene Frakturen 2. und 3. Grades als Folge von Hieb, Schlag und Kompression sind bei diesen exponierten Gelenken häufig. Hier begegnen uns komplexe und oft multiple Frakturen der Metacarpalköpfchen, welche große therapeutische Probleme aufwerfen. An Mittelphalanx und Daumengrundphalanx beobachtet man gelegentlich auch biarticuläre Formen.

Bezüglich *Indikation* muß an zwei Tatsachen erinnert werden:
- Fehlstellungen, deren Ursachen im Bereich der Mittelhand, des MP Gelenks und des Grundphalanxschaftes liegen, potenzieren sich nach distal bei Flexion des Fingers und beeinträchtigen daher meistens die Funktion. Dies gilt vor allem für die Rotation. Aus diesem Grunde ist die anatomische Reposition von Frakturen des MP Gelenks sehr wichtig.

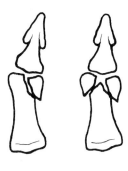

Abb. 3. Condyläre Frakturen von P 2

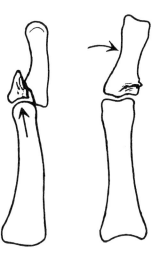

Abb. 4. Basisfrakturen von P 2: Im seitlichen Bild Stauchungsfraktur mit Subluxation. Im ap-Bild Impression der lateralen Gelenkfläche mit leichter Neigung der Phalanx

- Fehlstellungen, deren Ursache im PIP Gelenk oder weiter distal liegen, wirken sich peripher nur noch wenig aus. Auch gewisse Einschränkungen des Bewegungsumfanges im PIP Gelenk sind tolerabel. Daraus leitet sich ja auch die großzügige Indikation zur Arthrodese dieses Gelenkes ab. Das Behandlungsziel bei Läsionen der distalen Gelenke ist daher vor allem das Vermeiden schmerzhafter Folgezustände. Erfahrungsgemäß sind dies Subluxation und Instabilität. Die anatomische Rekonstruktion ist zweitrangig.
  Daraus leiten sich *Richtlinien* für die Behandlung bei geschlossenen Frakturen ab:
- Reponible Gelenkfrakturen wird man nach wie vor mit dem percutan eingeführten Bohrdraht stabilisieren. Es muß hier allerdings darauf aufmerksam gemacht werden, daß es dem Auge oft kaum mehr möglich ist, im Bildwandler diese kleinen Frakturen, geschweige denn einzelne Fragmente oder Bruchlinien, genügend zu unterscheiden. Auch die Strahlenbelastung bei geschlossener Reposition ist bedeutend höher und schwerwiegender als beim großen Skelet, denn der Operator kann es nicht vermeiden, seine Hand den Primärstrahlen zu exponieren.
- Die offene Reposition gewinnt schon aus diesem Aspekt an Bedeutung. Wir werden sie überall dort anwenden müssen, wo die Anforderungen an die Reposition besonders groß sind. Dabei soll auch die Stabilisierung optimal werden, damit eine funktionelle Nachbehandlung durchgeführt werden kann.

— Bei den offenen Frakturen ist die Operationsindikation unbestritten. Die Stabilität des Skelets ist die Voraussetzung für eine vollwertige Rekonstruktion der verletzten Weichteile.

Damit kommen wir zu den Problemen der *Operationstechnik*. Sie umfassen Zugang, Stabilisierung und Nachbehandlung.

Die offene Reposition von Gelenkfrakturen setzt einen standardisierten, streng atraumatischen Zugang voraus, welcher die empfindlichen Weichteile möglichst respektiert. Im Laufe der Jahre haben sich folgende Wege bewährt:

— Das MP Gelenk eröffnen wir durch eine Längsspaltung des Streckapparates. Die Repositionszangen, feine Bohrdrähte und auch einzelne Schrauben können durch die Streckaponeurose hindurch von der Seite eingeführt werden. Der Verschluß der gespaltenen Strecksehne mit einer fortlaufenden atraumatischen Naht ist zuverlässig.

— Für das PIP Gelenk wird in der Regel eine dorso-laterale Hautincision ausgeführt. Ein dorsaler Einblick kann unmittelbar neben dem Mittelzügel erreicht werden. Die palmaren Anteile sind in Flexionstellung nach Weghalten des Gefäßnervenbündels erreichbar. Für eine Einsicht über die Gelenkfläche der Mittelphalanx muß ein Collateralband (am besten das ulnare) an seinem proximalen Ansatz durchtrennt werden. Der Finger kann dann zur Seite geneigt werden. Das Band wird später durch eine transossär geführte Drahtnaht mit Widerhaken an seinen Ansatz readaptiert.

— Das DIP Gelenk erreichen wir von dorsal durch eine H-förmige Incision, deren Lappen immer sehr gut vascularisiert sind. Der darunterliegende Streckapparat kann weggehalten oder allenfalls z-förmig durchtrennt und später wieder genäht werden.

Die Reposition erfolgt stets unter Sicht, die Stabilisierung mit kleinen Schrauben mit Außendurchmesser von 1,5 mm, die oft mit Bohrdrähten kombiniert werden.

Bei ganz kleinen Abrissen hat sich der durch einen schrägen Knochenkanal geführte Sehnendraht mit Widerhaken bewährt.

Die typischen zu den einzelnen Frakturtypen passenden Osteosynthesen sind in den Abb. 5—7 dargestellt worden.

Mit der Verwendung von Platten bei frischen Frakturen sind wir nach wir vor äußerst restriktiv. Eine Ausnahme bildet die Grundphalanx des Daumens mit ihrem einfachen Zugang und der Möglichkeit der seitlichen Plattenanlagerung.

Bei Impressionsfrakturen sollte man vermehrt autologe Spongiosatransplantate verwenden, vor allem an den MP Gelenken von Langfinger und Daumen. Als Spenderzone

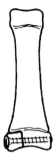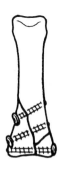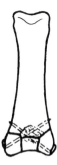

Abb. 5. Osteosynthesen an der Basis von P 1: Verschraubung bei Abriß und Torsionsfraktur, Spongiosaplastik und Bohrdrähte bei Impression

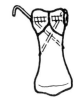

Abb. 6. Osteosynthese von Condylenfrakturen: Verschraubung der Trochlea, versenkte bzw. percutane Bohrdrähte für die Verbindung der Condylen zum Schaft

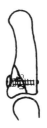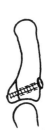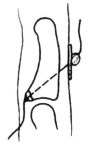

Abb. 7. Osteosynthese der basalen Impression von P 2: direkte Verschraubung bei Impressionsfraktur mit großem Schalenfragment (von palmar); indirekte Verschraubung bei einfachem Fragment (von dorsal) mit Zugschraube; bei sehr kleinem Fragment Sehnendraht mit Widerhaken durch transossären Kanal

eignet sich die distale Radiusepiphyse. Die stets prekäre Stabilisierung erfolgt vorwiegend mit Bohrdrähten. Eine zusätzliche Blockierung des Gelenkes im Sinne der temporären Arthrodese ist meist unerläßlich.

Temporäre Arthrodesen mit Bohrdraht verwenden wir auch immer als Hilfsmaßnahme bei offenen Frakturen nach Naht durchtrennter Sehnen. Äußere Schienungen, welche die Gelenke in entlastender Stellung halten sollen, sind in der Regel voluminös und unzuverlässig.

Die Nachbehandlung dieser Operationen richtet sich in erster Linie nach den Gesetzen der Weichteilversorgung. Eine Immobilisierung über 3 Wochen ist nach Sehnennaht unvermeidbar. Bei Defekt-Trümmerfrakturen mit Spongiosaplastik muß sie entsprechend ausgedehnt werden. Percutane Bohrdrähte werden vor der Mobilisierung entfernt, versenkte Bohrdrähte und Schrauben in der Regel nach 4–6 Monaten.

Die eigentliche Frühmobilisierung beschränkt sich bei geschlossenen Frakturen vor allem auf stabil verschraubte Abriß- und Torsionsfrakturen. Bis zur Erlangung der vollen Funktion benötigen die meisten Patienten 2–3 Monate.

Zwei klinische Beispiele mögen diese Ausführungen illustrieren:

St. Elsbeth, 40jährige Lehrerin. Skiunfall am 14.2.75. Impressionsfraktur der dorsalen Basis der Daumengrundphalanx (Abb. 8a). Offene Reposition mit Spongiosatransplantat. Stabilisierung mit zwei Bohrdrähten. Temporäre Arthrodese des MP Gelenks (Abb. 8b, c). Metallentfernung nach 8 Wochen. Anschließend hartnäckige Entzündung, welche die Mobilisierung verzögert und eine längere physikalische Therapie erfordert. Radiologisch unauffällige Verhältnisse nach 10 Monaten (Abb. 8d). Aktiver Bewegungsumfang nach 8 Monaten von je 40° im MP und IP Gelenk.

In. Giovanni, 30jähriger Mechaniker. Arbeitsunfall durch Fallen eines Kolbens. Nebst multiplen Weichteilverletzungen offene biarticuläre Fraktur der Mittelphalanx des rechten Zeigefingers (Abb. 9a, b) mit Zerfetzung des Streckapparates. Notfall-Osteosynthese, wo-

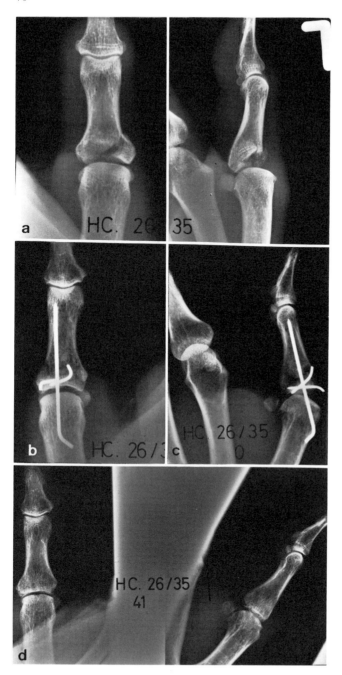

Abb. 8a–d. Klinisches Beispiel: St. Elsbeth, 40jährig, Skiunfall. Impressionsfraktur der Basis von P 1 des rechten Daumens, **a** Unfallröntgenbild; **b, c** Resultat der blutigen Reposition und Spongiosaplastik, Fixation mit zwei versenkten Bohrdrähten. Temporäre Arthrodese mit axialem Bohrdraht; **d** Ergebnis nach 10 Monaten: Leichte Verschmälerung des Gelenkspalts und feine Usur an der Gelenkfläche des Metacarpale I (Bohrdrahtschaden)

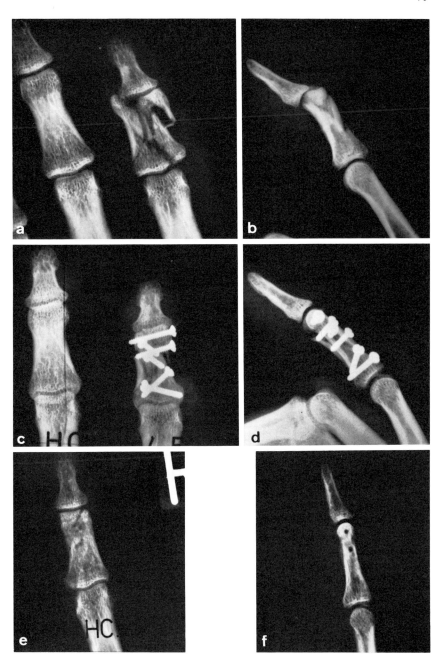

Abb. 9a–f. Klinisches Beispiel: In. Giovanni, 30jährig. Offene biarticuläre Fraktur von P 2 des rechten Zeigefingers; **a, b** Unfallröntgenbild; **c, d** Röntgenbild nach Osteosynthese mit 6 kleinen Schrauben; **e, f** Röntgenbild nach 5 Monaten: Kongruente Gelenkfläche, Fraktur geheilt

bei die meisten Schrauben durch bestehende Hautwunden oder durch kleine Stichincisionen eingebracht werden können und man sich auf die Wiederherstellung der Gelenklinien konzentriert. Adaptationsnaht des Streckapparates (Abb. 9c, d). Partiell offene Wundbehandlung. Rasche Wundheilung. Primärheilung der Fraktur. Metallentfernung und Wiederaufnahme der Arbeit nach 3 Monaten (Abb. 9e, f). Nach 8 Monaten aktive Flexion im PIP Gelenk von 100°, Bewegung im DIP Gelenk noch eingeschränkt.

Die *Ergebnisse* der stabilen Osteosynthese von Fingergelenkfrakturen lassen sich nicht statistisch erfassen, da echte Vergleichsmöglichkeiten fehlen. Wir stehen unter dem Eindruck ausgezeichneter Resultate bei einfachen Verschraubungen, oft aber auch bei schweren offenen Frakturen. Selbstverständlich sind auch Enttäuschungen nicht selten. Wenn man nun nach den Gründen für Mißerfolge im eigenen Krankengut sucht, so stößt man auf Probleme, welche als eigentliche Grenzen unserer Therapie erscheinen und deren Darlegung vielleicht nützlicher ist als eine Erfolgsstatistik:

- Die technisch irreparable Trümmer- und Defektfraktur: Im Bereich des PIP Gelenkes kommt vor allem die primäre Arthrodese in Frage. Wegen der Weichteilschäden ist die Stabilisierung oft nur behelfsmäßig mit Bohrdraht möglich. Beim MP Gelenk der Langfinger sollte die Arthrodese wenn irgend möglich vermieden werden. Nebst der primären Endoprothese, welche von verschiedenen Autoren abgelehnt wird, kommen die klassische Arthroplastik oder aber die Rekonstruktion des distalen Metacarpale mit Beckenspan in Frage. Die Skeletverletzung ist nur ganz selten eine Indikation zur Amputation.
- Das Weichteilproblem: Jeder Zugang auf diese Gelenke betrifft in verschiedenem Ausmaß den empfindlichen Streckapparat und gefährdet dessen freie Gleitfähigkeit. Es zeigt sich immer wieder, daß die Schwierigkeiten und Nachteile der großen Eröffnung vor allem beim PIP Gelenk unterschätzt werden. Ebenso zwingt die Zuverlässigkeit und relative Einfachheit der Skeletstabilisierung bei vielen offenen Frakturen zum Umdenken. Deren Endresultat ist abhängig von den Sehnen- und Hautverletzungen. Man müßte hier sinngemäß eher von Sehnenverletzung mit Begleitfraktur sprechen statt umgekehrt. Viel einfacher ist in der Regel das Hautproblem mit Ausnahme größerer Defekte am Handrücken.
- Beim Skelet muß eine Relation zwischen Fragmentgröße und Implantat bestehen. Wohl führt die interfragmentäre Kompression zur raschen Revitalisierung von Abrißfragmenten, doch kann ein überdimensioniertes Implantat auch eine Knochennekrose hervorrufen.
- Funktionelle Beziehungen zwischen multiplen Verletzungen spielen oft eine Rolle im Bereich der Langfinger und der Mittelhand: Ein schlecht bewegliches schwerer verletztes Gelenk hindert die volle funktionelle Wiederherstellung der weniger geschädigten. Auch an der Mittelhand können durch Zerstörung der Interossei solche funktionelle Fernstörungen entstehen. Ganz besonders muß aber darauf hingewiesen werden, daß eine einzelne schmerzhafte Zone die aktive funktionelle Wiederherstellung von Gelenken anderer Finger verunmöglichen kann. Dafür wiederum ein typischen klinisches Beispiel: R. Domenico, 43jähriger Fabrikarbeiter. Maschinenverletzung am 17.5.77: traumatische Amputation am rechten Zeigefinger, welche primär versorgt wird. Die Impressionsfraktur der Basis von P 2 am Mittelfinger wird erst nach 10 Tagen entdeckt (Abb. 10a). Blutige Reposition und Osteosynthese mit zwei Schrauben (Abb. 10b). Funktionelle Nachbehandlung. Die aktive Flexion im PIP Gelenk erreicht zunächst über 60°. Dann treten zunehmende Stumpfbeschwerden und schmerzhafte Neurome am Zeigefinger auf und erfordern mehrere Korrekturen und Nachamputationen. Seither zusehends Verschlechterung der

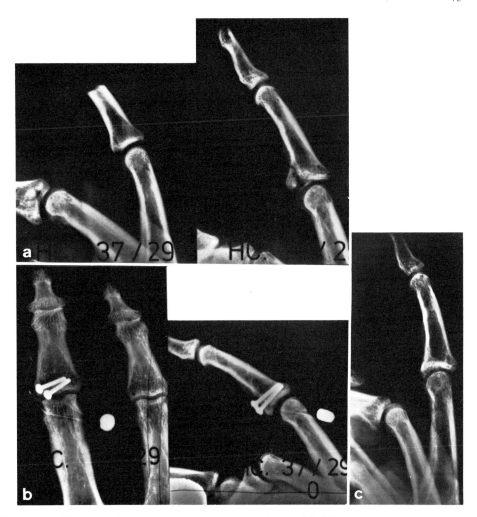

Abb. 10a–c. Klinisches Beispiel: R. Domenico, 43jährig; **a** Unfallröntgenbild: Zeigefingerstumpf nach traumatischer Amputation, Impressionsfraktur der Basis von P 2 des Mittelfingers (sekundär entdeckt); **b** Röntgen nach Osteosynthese der Fraktur am Mittelfinger mit 2 kleinen Schrauben. Readaptation des durchtrennten, radialen Collateralbandes mit transossärem Sehnendraht; **c** Seitliches Röntgenbild nach einem Jahr: Gute Gelenkskongruenz. Schlechte Funktion infolge wiederholter Stumpfkorrekturen und Nachamputationen am Zeigefinger

aktiven Flexion des Mittelfingers. Trotz aller Bemühungen und bei anatomisch guter Wiederherstellung des Gelenkes (Abb. 10e) beträgt sie noch knapp 20° nach einem Jahr. In diesem Fall hat der Schmerz am Zeigefingerstumpf die Innervation der Flexoren des Nachbarfingers praktisch ausgeschaltet.
- Das Endergebnis hängt auch weitgehend vom Menschen und seinem psychischen Aktivierungspotential ab. Auch dafür ist unser klinisches Beispiel sprechend. Diese Faktoren werden erst im Laufe der Nachbehandlungsphase manifest, d.h. zu spät für die Beein-

flussung der Indikationsstellung. Selbstverständlich ist diese Feststellung allgemein, dürfte aber nirgends auch nur annähernd die Bedeutung der Verletzungen an der Hand erreichen.

Abschließend stehen wir unter dem Eindruck, daß wir durch die intensive Beschäftigung mit den Problemen der stabilen Osteosynthes bei Gelenkfrakturen der Finger zu einer sehr viel differenzierteren Kenntnis und Behandlung dieser Verletzungen gelangt sind, wenn auch die Resultate infolge Komplexität der Läsionen nicht immer die Erwartungen erfüllen können.

Zusammenfassung

Die typischen Frakturen der MP und PIP Gelenke werden beschrieben. Eine anatomische Reposition ist bei den proximalen Frakturen wichtiger. Beim PIP Gelenk müssen vor allem Subluxationen behoben werden. Die Technik und Problematik der offenen Reposition und Stabilisierung werden dargelegt: Kleine Schrauben von 1,5 mm Durchmesser werden oft durch Bohrdrähte ergänzt. Bei Impressionsfrakturen sind autologe Spongiosatransplantationen angezeigt. Die Grenzen der Behandlung werden häufiger durch Weichteilprobleme gebildet als durch die eigentliche Osteosynthese.

Literatur

1. Böhler, J.: Eingriffe an Knochen und Gelenken. In: Allgemeine und spezielle Op. Lehre Kirschner-Zenker, Bd. X, 3. Berlin, Heidelberg, New York: Springer 1972
2. Böhler, L.: Die Technik der Knochenbruchbehandlung, 12.–13. Auflage. Wien-München, Bern: Wilhelm Maudrich 1951
3. Bunnell, St.: Surgery of the Hand, 3rd Edition. Philadelphia: Lippincott 1951
4. Heim, U., Pfeiffer, K.M.: Periphere Osteosynthesen. Berlin, Heidelberg, New York: Springer 1972
5. Milford, L.: The Hand in Campbell Operative Orthopaedics. Crenshaw, A.H., St. Louis: Mosby 1971
6. Nigst, H.: Frische Verletzungen der Fingergelenke und ihre Spätfolgen. Entstehung, Erkennung, Behandlung. Handchirurgie *10*, 47 (1978)
7. Segmüller, G.: Operative Stabilisierung am Handskelett. Bern-Stuttgart-Wien: Huber 1973
8. Trojan, E.: Folgezustände nach Gelenkfrakturen des Fingermittelgelenkes. Handchirurgie *6*, 127 (1974)

Bohrdrahtosteosynthesen bei Frakturen der MP- und PIP-Gelenke

F. Russe, Wien

Von den Frakturen der Metacarpophalangeal- und der proximalen Interphalangealgelenke haben wir uns in dieser Arbeit die Verrenkungsbrüche dieser Gelenke herausgesucht, die mit Bohrdrahtosteosynthesen versorgt wurden. Es waren dies in den Jahren 1956–1976 insgesamt 37 Fälle, von denen 21 nachuntersucht wurden.

Zuerst kurz die statistische Auswertung dieser 37 Fingerverrenkungsbrüche: Sie traten bei Patienten zwischen dem 9. und 76. mit einem deutlichen Gipfel zwischen dem 25. und dem 35. Lebensjahr auf. Die Verletzung betraf 34 Männer und zwei Frauen, 21mal war die linke Seite betroffen, 14mal die rechte Seite, einmal trat die Verletzung beiderseits auf. 22 Fälle waren Arbeitsunfälle, 15 waren Privatunfälle, davon 7 bei sportlicher Tätigkeit. 14mal war die Unfallsursache ein Sturz, 13mal ein Schlag auf die Hand, in 8 Fällen war es eine Kreissägenverletzung und 2mal passierte es beim Holzhacken. 14 der 37 Verrenkungsbrüche waren offene Verletzungen, die in 9 Fällen mit Strecksehnenverletzungen und in zwei Fällen mit Beugesehnenverletzungen kombiniert waren. Am häufigsten war der Mittelfinger, nämlich 11mal betroffen, gefolgt vom Kleinfinger, Ringfinger, Daumen und Zeigefinger.

Die 23 geschlossenen Verrenkungsbrüche wurden 20mal gedeckt reponiert und bohrdrahtfixiert und 3mal offen, die 14 offenen wurden 3mal percutan transarticulär fixiert und 9mal offen reponiert und bohrdrahtfixiert, 2mal wurde eine primäre Arthrodese durchgeführt.

In 31 Fällen gelang die exakte Reposition, in vier Fällen mit einer Stufe im Gelenk, davon einmal mit Subluxation. In 10 Fällen trat sekundär eine Verschiebung, davon 2mal mit Subluxation auf.

Die Einteilung der Fingerverrenkungsbrüche der eingangs erwähnten Gelenke erfolgte am Fingermittelgelenk nach der von Prof. Trojan 1974 getroffenen Einteilung, entsprechend dieser erfolgte auch die Einteilung der Verrenkungsbrüche am Metacarpophalangealgelenk.

Am Mittelgelenk wurden die 24 Verrenkungsbrüche in unicondyläre und bicondyläre Brüche der Grundgliedrolle, weiters in Ausbrüche eines volaren beziehungsweise eines dorsalen Keiles und in Trümmerbrüche der Mittelgliedbasis eingeteilt. Die Ausbrüche eines volaren oder dorsalen Keiles, wobei der Schaft zur Gegenseite subluxiert, stellen die häufigste Bruchform in diesem Bereich dar. Diese Fälle lassen sich gewöhnlich gut reponieren und zeigen auch gute funktionelle Ergebnisse. Eine Sonderform unter diesen Brüchen stellen die Impressionsfrakturen der Basis des Mittelgliedes dar. Die letzte Gruppe sind die Basistrümmerbrüche. Eine Bohrdrahtfixation mit Rekonstruktion der Gelenksfläche wird nur selten gelingen, es empfiehlt sich in diesen Fällen ein konservatives Vorgehen oder bei offenen Verletzungen eine primäre Arthrodese.

Die 13 Verrenkungsbrüche des Fingergrundgelenkes ließen sich in Ausbrüche eines volaren, in Ausbrüche eines dorsalen Keiles und drittens in Basistrümmerbrüche mit Beteiligung des Köpfchens des ersten Mittelhandknochens einteilen. Bei den sechs Trümmerbrüchen des Grundgelenkes, alle verursacht durch Kreissägenverletzungen, war 5mal der Daumen betroffen.

Die Ergebnisse waren wegen der zusätzlichen Sehnenverletzungen schlecht, in drei Fällen wurde eine Arthrodese dieses Gelenkes durchgeführt.

Bei der Auswertung dieser 37 Fälle zeigte sich, daß bei Verrenkungsbrüchen, bei denen ein großer Keil abgesprengt ist, dieser besser mit zwei als mit einem Bohrdraht an die Phalanx fixiert werden sollte, bei kleinen Keilen und bei zusätzlichen Impressionen das betroffene Gelenk transarticulär fixiert werden sollte, wobei die Impressionen gewöhnlich belassen werden und nur größere fallweise gehoben werden. Bei Vorliegen von Trümmerbrüchen wird ein konservatives Vorgehen beziehungsweise die primäre Arthrodese die besseren Resultate ergeben.

Anwendung von Kirschner-Drähten bei Frakturen im Mittelhand- und Fingerbereich

P. Stankovic, Th. Stuhler und Th. Tiling, Göttingen

Die nicht korrigierten Fragmentdislokationen im Mittelhand- und Fingerbereich haben oft eine Minderung der Gebrauchsfähigkeit der Hand zur Folge. In erster Linie sind hierfür die Achsenknickung, Verdrehungen, Verkürzungen und eine Inkongruenz der Gelenkflächen verantwortlich zu machen. Bei konservativer Behandlung wird die daraus resultierende mögliche Funktionsminderung entweder in Kauf genommen oder gar übersehen. Daher wird immer häufiger die Indikation zur operativen Stabilisierung gestellt, da durch konservative Maßnahmen fast nie eine sichere Achsenstellung der Fraktur zu erreichen ist.

Da die Bruchlokalisation, Form, Fragmentstellung und Weichteilschädigung die Fixationsmethode bestimmen, soll hier die Spickung mit dem Kirschner-Draht nicht als ein Konkurrenzverfahren zur Schrauben- und Plattenosteosynthese – die wir ebenfalls anwenden – gesehen werden.

An klinischen Beispielen sollen die Indikation für die Anwendung der Bohrdrahtosteosynthese diskutiert werden.

Die Vorteile dieser Methode sind zu sehen in einem geringen apparativen und zeitlichen Aufwand, einer sicheren Stabilisierung der Fragmente, einer oft vermeidbaren Freilegung der Fraktur und damit Schonung des Sehnengleitlagers sowie Vermeidung der Deperiostierung oder sogar Denudierung der Fragmente. Bei gelenknahen Brüchen können die Bänder und Gelenkkapsel geschont werden. Bei percutaner Fixation besteht ein kürzeres posttraumatisches Oedem und vermindertes operationsbedingtes Infektrisiko. Der Draht kann problemlos – sozusagen atraumatisch – entfernt werden. Bei dieser Auflistung sollen jedoch nicht die wesentlichen Nachteile unerwähnt bleiben: Keine wasserdichte Reposition, keine Übungsstabilität und die Röntgenbelastung.

Zur operativen Behandlung der Gelenkbrüche

J. Manninger und E. Santha, Budapest

Der Gelenkbruch zerstört die Kongruenz der Gelenkflächen. Das Gelenk holpert wie ein gebrochenes Rad.

Bei dem außerordentlich feinen Mechanismus der Hand verursacht aber schon die kleinste Abnormität schwere Störungen. Es ist nicht egal, ob ein Wagenrad oder ein Uhrenrad holpert.

Das Versäumen der primären oder frühen genauen anatomischen Reposition ist später nicht mehr in Ordnung zu bringen. Unabwendbar entsteht eine schmerzhafte Bewegungseinschränkung, Arthrose, eventuell Gelenkinstabilität.

Das Funktionsergebnis keiner Gelenkprothese kann mit der Funktion des genau wiederhergestellten Gelenkes verglichen werden.

In Verbindung mit unserem eigenen Material möchte ich vorausschicken, daß es sich um die Patienten einer größeren unfallchirurgischen Abteilung, wo die frischen Gelenkverletzungen von 30 Chirurgen versorgt werden und nicht nur um das Patientengut einer speziellen Handchirurgischen Abteilung handelt.

In unserem Institut werden jährlich im Durchschnitt 80 Metacarpal- und Fingergliedbrüche stationär versorgt.

Davon sind ca. 30 Gelenkbrüche (im Durchschnitt sind zwei Drittel von ihnen frische Verletzungen und ein Drittel veraltete Brüche).

70% der frischen Gelenkverletzungen sind offene. 95% der geschlossenen frischen Gelenkverletzungen und 100% der offenen versorgen wir operativ. Die Operationsmethode ist in der überwiegenden Mehrheit die Fixation mit Drähten.

Die Reposition mit anatomischer Genauigkeit, fast mikroskopischer Größe ist meist nur mit Freilegung zu erreichen.

Die kleinen Knochen und noch kleineren Bruchstücke sind zur Plattenosteosynthese kaum geeignet.

Auch die Schraubenosteosynthese kann nur bei größeren Bruchstücken angewandt werden, meist bei einem in zwei Teile gebrochenen Gelenkende, wenn sich der Bruch schräg auf die Diaphyse auch ausdehnt.

Im allgemeinen stellt die Stabilisierung mit Drähten den Bruch entsprechend fest. Es ist die fast einzig geeignete, entsprechend feine, schonende Operationsmethode zur Vereinigung dieser kleinen Knochenfragmente.

So kann die bewegungsstabile Synthese kaum durchgeführt werden, die ergänzende, durchschnittlich 4wöchige Ruhigstellung im Gipsverband ist also unabwendbar.

Ergänzt man den Draht mit Zugschlingen, so kann fallweise schon eine Bewegungsstabilität erreicht werden.

Besonders wichtig ist im Interesse der Wiederherstellung der Gelenkstabilität die genaue Reposition der Knochenteilchen, an denen die Seitenbänder oder die palmare Kapsel ansetzen.

In diesem Fall muß auch ein so kleines Stückchen noch angepaßt werden, daß als Teil der Gelenksfläche vernachläßigt werden könnte.

Hier kann auch der Draht noch ein zu dickes, zu grobes Verfahren sein. In diesem Fall kann ein Nähdraht und ein Gig benutzt werden.

Fallweise kann die temporäre Drahtfixation des Gelenkes notwendig werden, wenn so die Neigung zur Subluxation behoben wird und an das Bruchstück mit großer Gelenksfläche, fast an das ganze Fingerglied das kleine Bruchstück, an dem das Band ansetzt, reponiert wird.

Offene Brüche werden im allgemeinen durch ein grobes Trauma verursacht, so gesellen sich dazu häufig auch ausgedehnte Weichteilverletzungen.

Die Freilegung bedeutet aber keine neue Gefahr und die Reposition und Stabilisierung des Bruches dienen gleichzeitig der Infektionsprophylaxe.

Zur Wiederherstellung der Bewegung verletzter Gelenke ist das Schaffen der Gelenkskongruenz die Grundbedingung.

Das Gewinnen jeder geringen, aber schmerzfreien Bewegungsamplitude des stabilen Gelenkes bessert die Greiffähigkeit, Gebrauchsfähigkeit der ganzen Hand.

Ergebnisse der Osteosynthese an Mittelhandknochen und Fingern

J. Rupnik, Budapest

Bei der Knochenbruchbehandlung an der Hand kommt es oft zwecks einer genauen anatomischen Reposition zu einer operativen Versorgung. In diesen Fällen ist es zweckmäßig die innere Stabilisierung der Knochenbrüche durchzuführen, um die bekannten Vorteile der stabilen Osteosynthese, die Möglichkeit der Frühmobilisation auszunützen.

Die mit dem AO Kleinfragment-Instrumentarium durchgeführte Osteosynthese hat sich in den letzten Jahren auch in Ungarn verbreitet. Im folgenden berichten wir über unsere Erfahrungen und illustrieren mit einigen Beispielen unseres Krankengutes.

Wir haben die stabile innere Fixation bei der primären Versorgung der geschlossenen oder offenen Brüche und bei der Korrektur der in Fehlstellung konsolidierten Frakturen an den Mittelhandknochen und den Grundgliedern verwendet.

Die Osteosynthese wird aufgrund der folgenden Indikationen durchgeführt:

1. Spiral- oder Schrägbrüche, wo die Gefahr der Rotationsdislokation bedroht.
2. Gelenknahe bzw. Gelenkfrakturen.
3. Gleichzeitige Begleitverletzungen, z.B. Sehnen- oder Nervenverletzungen.
4. Schlechtes Repositionsergebnis.
5. Fälle, bei denen mit der beruflichen oder sportlichen Tätigkeit auf die Zeit der Frakturheilung vollständig aufzuhören unerwünscht ist.

Metacarpalia

Die Operation kann besonders bei Brüchen der Randstrahlen II und V, bei Mehrfachbrüchen und bei offenen Frakturen, vor allem in Kombination mit Sehnenverletzungen empfohlen werden.

Basisnahe Fraktur des Metacarpale V. Primäre Plattenosteosynthese. Plattenentfernung nach 4 Monaten (Abb. 1a).

Querfraktur der Metacarpalia IV–V. Primäre Osteosynthese mit Verplattung der beiden Mittelhandknochen. Gipsfreie Nachbehandlung. Volle Handfunktion nach 6 Wochen.

22jähriger Autofahrer mit spiraler Gelenkfraktur. Verschraubung. Volle Arbeitsfähigkeit nach 2 Wochen, er fährt seinen Wagen (Abb. 2a).

38jähriger Fabrikarbeiter, gleichzeitige Fraktur des Schenkelhalses und des Metacarpale V. Schenkelhalsnagelung und Verschraubung am Metacarpale. Gehübung mit Krücken nach 2 Wochen (Abb. 2b).

Offene Fraktur des Metacarpale I mit zusätzlicher Verletzung der langen Daumenstrecksehne. Bei der primären Versorgung wurde sowohl die Osteosynthese, Verschraubung und Neutralisationsplatte, als auch die Strecksehnennaht durchgeführt. Gipsschiene für 3 Wochen. Volle Daumenfunktion nach 8 Wochen (Abb. 3a, b).

Proximale Gelenkfraktur des Metacarpale I, die sich im Gipsverband verschoben hat, daneben veraltete Verletzung der Extensor pollicis longus-Sehne. Operative Reposition, Osteosynthese mit Verschraubung, Transposition der Extensor indicis proprius-Sehne. Volle aktive Bewegung im Sattelgelenk und gute Daumenstreckung nach 8 Wochen (Abb. 4a, b).

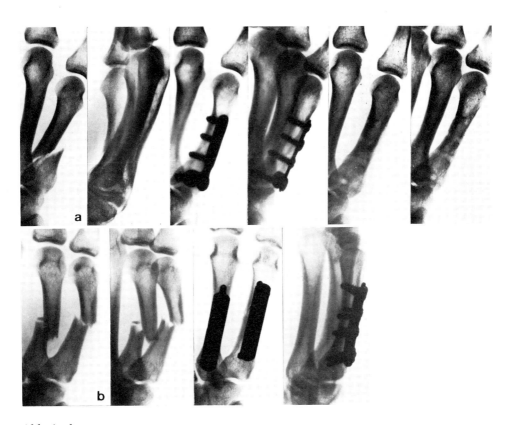

Abb. 1a, b

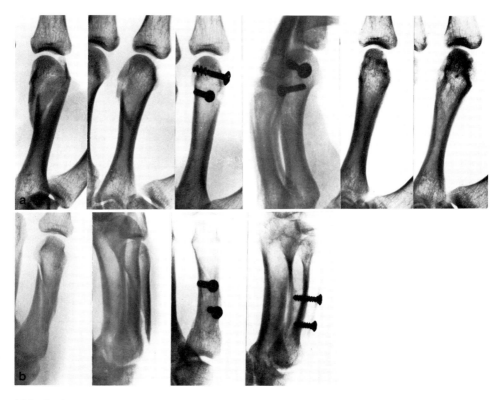

Abb. 2a, b

An den Phalangen ist besonders die Osteosynthese der zu Rotationsfehlern neigenden Frakturen zu empfehlen. Wegen der Implantatsgröße wird die reine Verschraubung der Grundphalangen bevorzugt.

Gelenknahe Fraktur der Mittelfingergrundphalanx. Primäre Verschraubung. Volle Handfunktion nach 3 Wochen (Abb. 5a, b).

Es kommt hier selten zu einer Plattenosteosynthese, denn das relativ große Metallvolumen kann zu mehr oder weniger ausgedehnten Sehnenadhäsionen führen.

Schrägbruch der Kleinfingergrundphalanx. Schrauben- und Plattenosteosynthese. Adhäsion der Strecksehne nach der Operation. Tendolyse bei der Metallentfernung. Gutes funktionelles Endresultat (Abb. 6a, b).

Eine äußere Fixation wurde nur bei den offenen Frakturen bis zur Wundheilung bzw. bei den begleitenden Sehnenverletzungen für 3 Wochen verwendet. Es wurde übrigens mit der funktionellen Nachbehandlung unmittelbar nach der Operation begonnen. Zur Metallentfernung kam es nach 3–6 Monaten.

Wir haben mit der stabilen Osteosynthese der Handknochen günstige Erfahrungen. Es muß aber betont werden, daß sie in der routinemäßigen Versorgung der Handverletzungen die korrekte konservative Behandlung und die Anwendung des Spickdrahtes nicht völlig verdrängen kann.

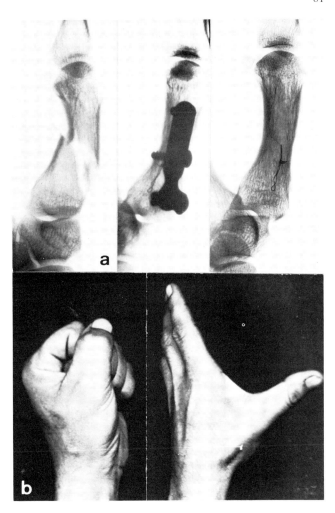

Abb. 3a, b

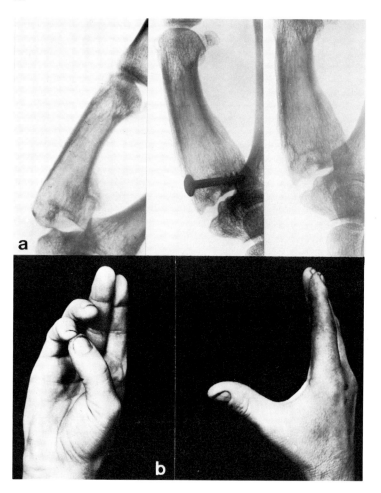

Abb. 4a, b

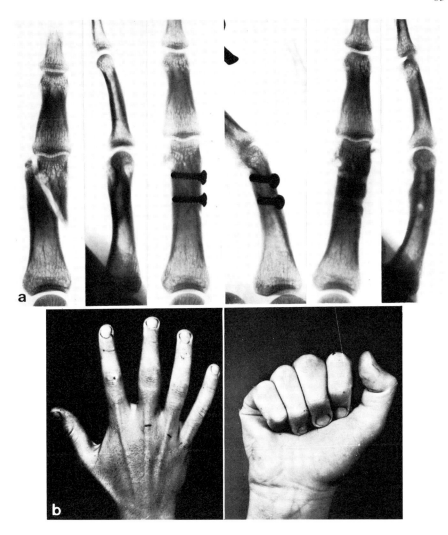

Abb. 5a, b

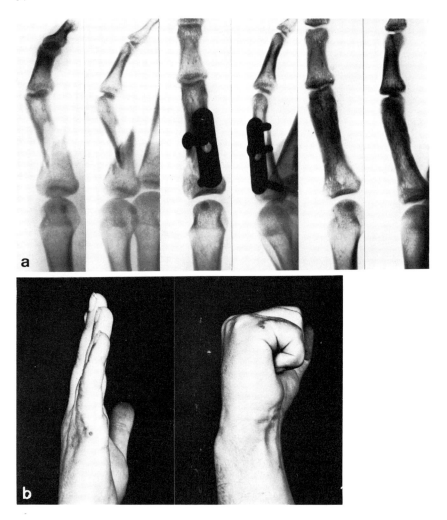

Abb. 6a, b

Bennettsche Verrenkungsbrüche – konservative Behandlung

B. Ziffko und H. Matuschka, Wien

Zur Beurteilung der Leistungsfähigkeit der konservativen Behandlung haben wir von insgesamt 440 im Arbeitsunfallkrankenhaus Wien XII, der Jahre 1956–1976 konservativ behandelten BVBr. ohne Selektion bis 100 Patienten aus diesem Verletzungsgut 2–22 Jahre später nachuntersucht und ausgewertet.

Abbildung 1 zeigt bei der Geschlechtsverteilung ein Überwiegen des männlichen Geschlechtes von 10 : 1, die rechte Seite war häufiger betroffen. Die altersmäßige Verteilung ergab ein Maximum im 3.–5. Lebensjahrzehnt.

Nebenverletzungen an derselben Hand sahen wir 15mal, 8mal als Fraktur des Os trapez., 4mal als Endgliedbrüche und einmal als Grundgliedbruch des Daumens, 2mal waren andere Mittelhandknochen betroffen (Tabelle 1).

Das Verhältnis zwischen AU und OAU betrug etwa 1 : 1.

Als Unfallshergang wurde 11mal ein direktes Trauma angegeben. In den übrigen Fällen war ein indirekter Unfallshergang bei Sturz, Verkehrsunfall und Sport nachweisbar.

Die Röntgenbilder unserer 100 Nachuntersuchten BVBr. lassen – wie Abb. 2 zeigt – unserer Meinung nach typische Bruchformen erkennen.

Zunächst fanden wir 21mal als „Gruppe I" bezeichnet, sogenannte Abrißfrakturen, wie sie bei der Gewalteinwirkung auf den abduzierten Daumen entstehen. Sie zeigen eine mehr oder minder große basale Abrißfraktur, wobei das ulno-palmare Bruchstück durch das derbe palmare ligam. trapezio-metacarpeum in gelenksgerechter Stellung fixiert bleibt, während das große Hauptfragment – durch den Zug der Sehne des M. abduct. poll. long. – nach dorso-radial verschoben wird und so die Subluxation bzw. die Luxation im Sattelgelenk bewirkt.

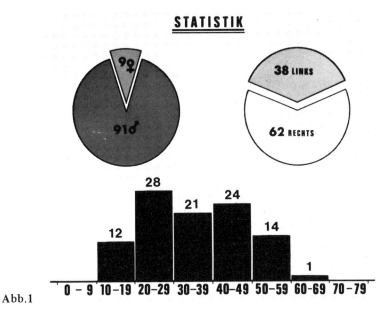

Abb.1

Tabelle 1

NV an derselben Hand	Anzahl	Unfallhergang	Anzahl
Os trapezium	8	Sturz	48
Daumengrundglied	1	Verkehrsunfall	24
Daumenendglied	4	Sport	17
Mittelhandknochen	2	direktes Trauma	11
	15		100
		Arbeitsunfälle	47
		Nichtarbeitsunfälle	53

Befindet sich der Daumen jedoch in adduzierter, opponierter und flektierter Stellung so kommt es durch die Gewalteinwirkung — in Längsrichtung des 1. Mittelhandknochens an der Basis — zum Abscherungsbruch mit großem, ulno-palmaren Fragment, wobei das Os trapezium als Keil wirkt. Durch diesen Stauungsmechanismus entstehen Frakturen mit vertikaler oder schräger Bruchfläche mit Subluxationen oder Luxation, mit oder ohne Stufe zwischen den Hauptfragmenten.

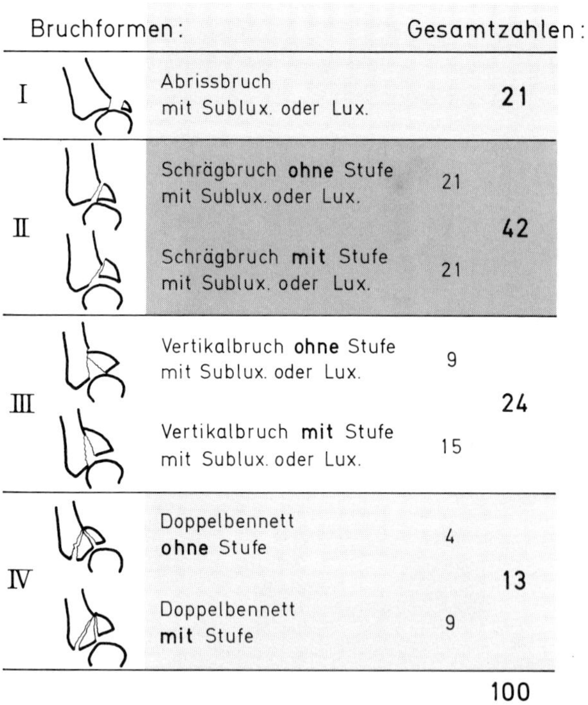

	Bruchformen:		Gesamtzahlen:
I		Abrissbruch mit Sublux. oder Lux.	21
II		Schrägbruch **ohne** Stufe mit Sublux. oder Lux.	21
			42
		Schrägbruch **mit** Stufe mit Sublux. oder Lux.	21
III		Vertikalbruch **ohne** Stufe mit Sublux. oder Lux.	9
			24
		Vertikalbruch **mit** Stufe mit Sublux. oder Lux.	15
IV		Doppelbennett **ohne** Stufe	4
			13
		Doppelbennett **mit** Stufe	9
			100

Abb. 2. Verhältnis des Auftretens von Arthrosen bei den einzelnen Verrenkungsbruchformen (100 Fälle)

In der „Gruppe II" faßten wir jene Verrenkungsbrüche mit schrägen Bruchflächen zusammen und fanden insgesamt 42 Fälle, dabei 21 mit und 21 ohne Stufenbildung zwischen den Hauptbruchstücken.

24 Fälle mit vertikaler Bruchfläche sind in der „Gruppe III" zusammengefaßt, von diesen zeigten 9 keine, 15 deutliche Stufenbildung.

Bei 13 Fällen, als „Gruppe IV" zusammengefaßt, fanden wir neben der typischen Absprengung eines ulno-palmaren Keiles noch eine Schrägfraktur durch die Restbasis, eine Bruchform, die in der Literatur als sogenannter Doppel-Bennett klassifiziert wird.

Das Ziel der konservativen Behandlung besteht in Beseitigung der Subluxation, stufenloser Reposition des Keiles und Retention des eingerichteten Verrenkungsbruches. Die Retention erfolgt im Unterarmgips mit Daumeneinschluß für die Dauer von 6 Wochen, mit wöchentlichen Röntgenkontrollen während der ersten 3 Wochen und Umgipsen nach der 1. Woche. Die konservative Behandlung konnte bis zum 10. Tag nach dem Unfall durchgeführt werden.

Wir sehen die Einrichtungsergebnisse bei den verschiedenen 4 Gruppen des BVBr. Die konservative, in typischer Weise durchgeführte Behandlung war in allen 21 Fällen der „Gruppe I" erfolgreich (Abb. 3).

		Geheilt:		
		ohne Folgen	mit Stufe	mit Stufe und Subluxation
I		21		
II		20		1 nur 4 Wo fixiert
		9	8	4
III		9		
		3	10	2
IV		4		
		3	3	3
Abb. 3		69	21	10

Bei den Schrägbrüchen der „Gruppe II" ohne primärer Stufenbildung war nur ein einziger und zwar vermeidbarer Mißerfolg bei konservativer Behandlung festzustellen. Dieser Mißerfolg war auf eine vorzeitige Gipsabnahme (bereits 4 Wochen nach dem Unfall) zurückzuführen.

Bei den Schrägbrüchen der „Gruppe II" mit primärer Stufenbildung konnte nur *in 9* – von insgesamt 21 Fällen – ein ideales Ergebnis bei konservativer Behandlung erzielt werden.

In *8 Fällen* kam es zur Ausheilung mit Stufenbildung an der distalen Gelenksfläche des 1. Mittelhandknochens und in *4 Fällen* war neben dieser Stufe noch eine Subluxationsstellung nachweisbar.

Bei den *9 Vertikalbrüchen* der „Gruppe III" ohne primäre Stufe kam es zu einer idealen Wiederherstellung. Bei den übrigen *15 Vertikalbrüchen* mit primärer Stufenbildung gelang die Einrichtung auf konservativem Wege nur *3mal*, in *10 Fällen* fanden wir bei der Nachuntersuchung eine deutliche Stufe und *2mal* zusätzlich eine Subluxation.

In der „Gruppe IV" brachte die konservative Behandlung bei den 4 primär stufenlosen Verrenkungsbrüchen ein gutes Ergebnis. Bei jenen mit primärer Stufe nur in *3 Fällen*. In weiteren *3 Fällen* bestand neben der Stufe noch eine Subluxation.

In 82 Fällen wurde bei der Nachuntersuchung nach 2–22 Jahren keinerlei Beschwerden vorgebracht. Zwölf Nachuntersuchte klagten über Beschwerden erst nach längerer und schwerer Belastung. Nur 6 Patienten klagten über dauernd vorhandene Beschwerden. Bei diesen Patienten mit klinisch starken Beschwerden war auch röntgenologisch entweder Stufenbildung oder arthrotische Veränderungen, bzw. beides, gegeben (Tabelle 2).

Freie Beweglichkeit bestand in 84 Fällen, 12mal war eine Behinderung des 1. Strahles – bis zu 1/3 des Bewegungsumfanges – und 4mal bis zum halben Bewegungsumfange – feststellbar.

Keine bis leichtgradigen arthrotischen Veränderungen im Sattelgelenk waren in 86 Fällen gegeben, 8mal fanden wir mittelschwere und 6mal schwerere Arthroseformen.

Ein Berufswechsel war unfallbedingt nicht erfolgt. Rentenleistungen im Zusammenhang mit dieser Verletzungsart erfolgten bei unseren Nachuntersuchten nicht. Arthrodesen waren bei keinem von unseren 100 Nachuntersuchten durchgeführt worden.

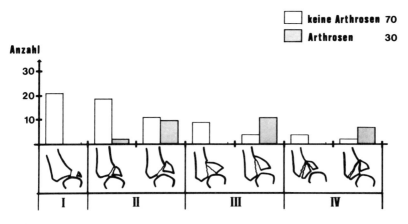

Abb. 4

Tabelle 2. Nachuntersuchung (100 Fälle)

Beschwerden	
keine Beschwerden	82
Beschwerden erst nach längerer Belastung	12
dauernde Beschwerden	6
	100
Beweglichkeit des I. Strahles	
freie Beweglichkeit	84
bis drittelbehindert	12
bis halbbehindert	4
	100
Arthrosegrad	
keine Arthrose	70
leichte Arthrose	16
mittelschwere Arthrose	8
schwere Arthrose	6
	100

Abschließend einige Fälle: Zusammenfassend wäre zu sagen, daß die konservative Behandlung bei den Abrißbrüchen und jenen Fällen der „Gruppe II–IV" ohne primärer Stufenbildung zwischen den Hauptfragmenten gute bis ausgezeichnete röntgenologische und klinische Nachuntersuchungsergebnisse bringt. Unserer Meinung nach ist daher die konservative Behandlung für diese Form der Bennett'schen Verrenkungsbrüche sehr gut geeignet.

Anders ist die Situation bei den 45 BVBr. mit primärer Stufenbildung. Hier gelang die Einrichtung auf konservativem Wege nur 15mal. Bei 30 von 45 Fällen brachte die konservative Behandlung kein ideales Ergebnis.

Auf Grund dieses Resultates muß daher bei der Behandlung jener BVBr. mit primärer Stufenbildung, wenn der konservative Behandlungsversuch nicht gelingt und damit diese Behandlungsart überfordert ist, die operative Behandlung in Erwägung gezogen werden.

36jähriger Maschinist, Sturz auf den rechten Daumen, Vertikalbruch ohne Stufe Gruppe III. Konservative Behandlung, nach 22 Jahren ideales klinisches und röntgenologisches Ergebnis (Abbb. 5).

25jähriger Kraftfahrer vom LKW gerutscht. Konservative Behandlung des Doppel-Bennett-Verrenkungsbruches. Gipsabnahme 6 Wochen nach Unfall. 9 Jahre später klinisch und röntgenologisch ideales Ergebnis (Abb. 6).

32jähriger Autobuslenker über die Stufe gestürzt. Konservative Behandlung des Doppel-Bennett-Verrenkungsbruches. Gipsabnahme 6 Wochen später. 7 Jahre später klinisch und röntgenologisch ideales Ergebnis (Abb. 7).

26jähriger Elektrotechniker, beim Handballspielen mit Gegner zusammengestoßen. Bennettscher Verrenkungsbruch Gruppe III mit Stufe. Konservative Behandlung. 11 Jahre später ideales klinisches und röntgenologisches Nachuntersuchungsergebnis (Abb. 8).

39jähriger Mann beim Handballspiel einen Schlag gegen die rechte Hand bekommen. Bennettscher Verrenkungsbruch Gruppe II mit Stufe. Konservative Behandlung und Ruhig-

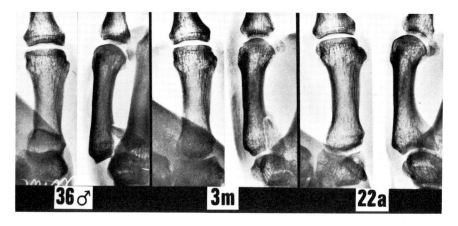

Abb. 5

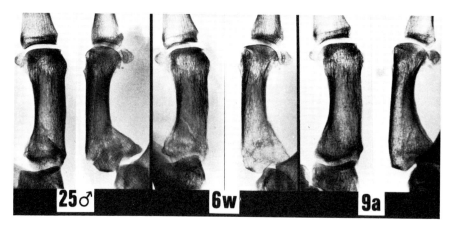

Abb. 6

stellung für 6 Wochen. 14 Jahre später freie Beweglichkeit des 1. Strahles. Röntgenologisch ohne Arthrose geheilt (Abb. 9).

16jähriger Lehrling, Mopedsturz. Bennettscher Verrenkungsbruch mit Stufe und Bruch des Os trapezium. Konservative Behandlung. 11 Jahre später freie Beweglichkeit, keine arthrotischen Veränderungen (Abb. 10).

25jähriger Programmierer beim Fußballspielen gestürzt, typischer Abrißbruch der Gruppe I mit Bruch des Os trapezium. Konservative Behandlung. Ideales Nachuntersuchungsergebnis 3 Jahre später (Abb. 11).

32jähriger Eisenbahner bei Verschubarbeiten mit Daumen gegen die Kuppel gefallen. Typischer Abrißbruch der Gruppe I. Konservative Behandlung, 19 Jahre später gutes klinisches und röntgenologisches Ergebnis (Abb. 12).

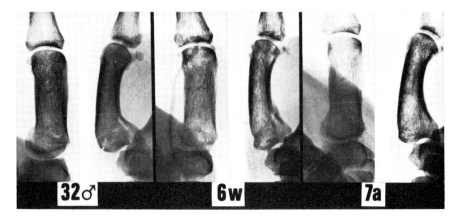

Abb. 7

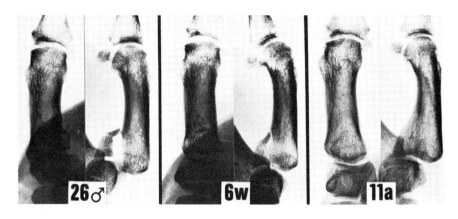

Abb. 8

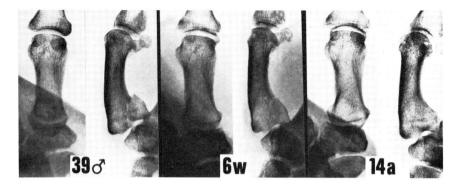

Abb. 9

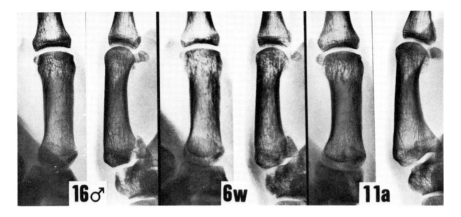

Abb. 10

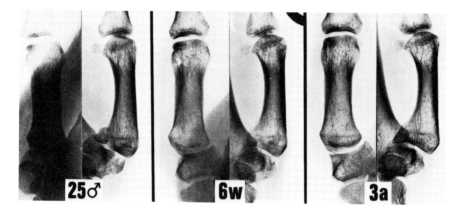

Abb. 11

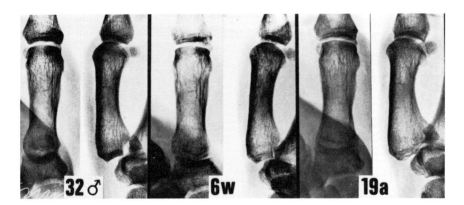

Abb. 12

Bennettsche Verrenkungsbrüche — operative Therapie

J. Poigenfürst, Wien

Wie Herr Zifko bereits ausgeführt hat, können die meisten Bennettschen Verrenkungsbrüche bei entsprechender Gipstechnik und regelmäßiger Überwachung sehr erfolgreich konservativ behandelt werden. Ausnahmen scheinen vorwiegend jene Brüche zu bilden, bei denen die Abduktion nicht ausreicht, sondern die Retention unter Längszug erfolgen müßte. Daneben hat die operative Behandlung nur dann eine Chance, wenn sie Spätfolgen und die äußere Fixation vermeiden kann, wenn sie also Stufen beseitigt, Reluxationen verhindert und übungsstabil ist. Sie werden sehen, daß das nicht immer gelingt. Wir haben an unserer Klinik das Schema von Zifko etwa vereinfacht und unser Material nach drei Verletzungstypen eingeteilt:

1. Den klassischen Abrißbruch mit kleinem ulnarem Fragment,
2. die drehbruchartige Fraktur mit größerem ulnarem Keil und
3. den Stauchungsbruch mit Zertrümmerung der proximalen Gelenksfläche des 1. Mittelhandknochens.

Man kann dabei die Erfahrung machen, daß die begleitende Luxation um so größer ist, je kleiner das ulnare Bruchstück ist. Der Grund liegt scheinbar nicht so sehr in den Haltebändern des Sattelgelenkes als in der Funktion der ersten Interosseus, der eine langstreckige sehnige Ursprungszone am ersten Mittelhandknochen hat und eine massive Verschiebung der beiden Bruchstücke gegeneinander verhindert. Bei großen Fragmenten kommt es auch manchmal zu einer Einstauchung.

Die Art des angewendeten Osteosyntheseverfahrens muß sich im wesentlichen nach der Größe des ulnaren Fragmentes richten. Zur Verfügung stehen folgende Methoden: der percutan eingeführte transarticuläre Bohrdraht nach Wagner, die direkte Bohrdrahtosteosynthese im Sinne von Moberg oder die Verschraubung. Die ersten beiden Methoden bedürfen der zusätzlichen äußeren Fixation in Form des Gipsverbandes. Die übungsstabile Schraubenosteosynthese kann auf dieses Hilfsmittel verzichten, ist aber manchmal durch die Kleinheit des Fragmentes erschwert und der Versuch endet dann mit einer „irreparablen Fraktur". Für diese Fälle eignet sich die percutane transarticuläre Bohrdrahtfixation sehr gut. Dabei kann fallweise eine Distraktion des Sattelgelenkes auftreten (Abb. 1), die jedoch im Gipsverband wieder verschwindet.

Mit der direkten Bohrdrahtosteosynthese des sogenannten ulnaren Hakens, haben wir geringere und auch üblere Erfahrung, weil wir sie vorwiegend bei Trümmerbrüchen eingesetzt haben und bei einem Fragment von ausreichender Größe lieber eine Zugschraube verwenden (Abb. 2).

Wir haben in den vergangenen 5 Jahren 20 Benettsche Verrenkungsbrüche operiert. Tabelle 1 zeigt, daß Reluxationen nur bei den verschraubten Brüchen verhindert wurden. Die Reluxation nach transarticulärer Bohrdrahtfixation kann durch eine Pseudarthrose zwischen Hauptfragment und ulnarem Bruchstück entstehen. In diesen Fällen wäre die Verschraubung günstiger gewesen (Abb. 3). Die Fixation mittels gekreuzter Bohrdrähte, eventuell kombiniert mit einem transarticulären Draht, ergibt nach der Meinung des Autors für das Ausmaß der notwendigen Freilegung zu wenig Stabilität und ist daher infektionsge-

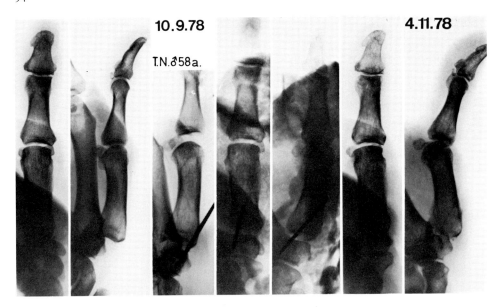

Abb. 1. Bennettscher Verrenkungsbruch bei einem 58 Jahre alten Mann mit kleinem ulnarem Fragment. Am Unfalltag Reposition und percutane transarticuläre Bohrdrahtfixation. Die unmittelbar nachher bestehende Diastase verschwindet im Gipsverband wieder. Das kleine Fragment hat sich stufenlos angelegt

fährdet. Nach Entfernung des transarticulären Bohrdrahtes besteht die Gefahr der Ausheilung mit neuerlicher Stufenbildung, Subluxation und daher einem schlechten Ergebnis.

Unsere Erfahrungen legen folgendes Vorgehen nahe: Bei kleinem ulnarem Fragment transarticuläre Bohrdrahtfixation und äußere Ruhigstellung mit Gipsverband durch 6 Wochen. Wann immer das ulnare Fragment groß genug ist, sollte eine stabile Osteosynthese im Sinne einer Zugschraube eventuell mit einem zusätzlichen Bohrdraht angestrebt werden. Es zeigt sich, daß bei stabiler Fixation auch kleinere Stufen innerhalb der Gelenksfläche die Funktion nicht beeinträchtigen. Wenn bei mehreren Bruchstücken die Wahrscheinlichkeit einer stabilen Osteosynthese gering ist, sollte man sich auf konservative Maßnahmen beschränken. Diese Indikationsstellung dürfte einen vernünftigen Weg zwischen operativer und konservativer Therapie darstellen.

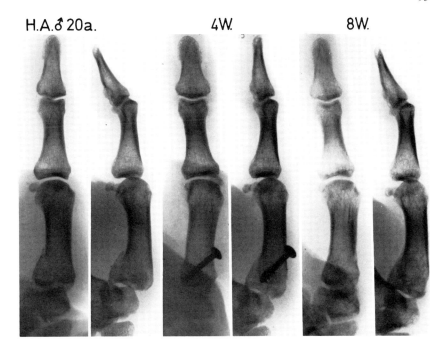

Abb. 2. Bennettscher Verrenkungsbruch mit großem ulnarem Fragment bei einem 20 Jahre alten Mann. Blutige Reposition und Stabilisierung mit einer Kleinfragmentspongiosaschraube. Ausheilung ohne Stufe und ohne neuerliche Subluxation

Tabelle 1. I. Universitätsklinik für Unfallchirurgie, Wien. 20 operierte Bennettsche Verrenkungsbrüche

Behandlungsart	Insgesamt	Davon teilweise Reluxation
Transarticulärer Bohrdraht	12	3
Gekreuzte Bohrdrähte	4	1 (Arthrodese)
Verschraubung	4	0

N.J. ♂ 67a.

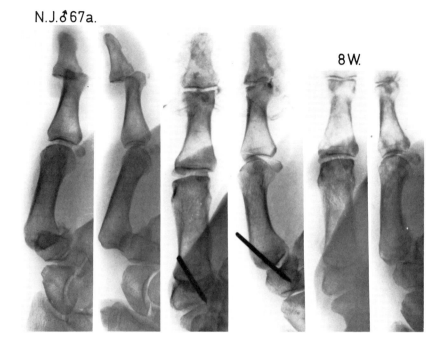

Abb. 3. Bennettscher Verrenkungsbruch mit Luxation des Endgelenkes bei einem 67 Jahre alten Mann. Percutane transarticuläre Bohrdrahtfixation. Durch eine Pseudarthrose zwischen dem 1. Mittelhandknochen und dem ulnarem Fragment ist es nach Drahtentfernung zu einer Reluxation gekommen

Intraarticuläre Brüche an der Basis des I. Mittelhandknochens (ohne Bennett)

G. Fritz, Graz

Im Jahre 1910 publizierte Prof. Silvio Rolando [1] eine Serie von 12 Brüchen des 1. MHK im Zeitraum eines Jahres in der chirurgischen Ambulanz des ospedale civile von Genua zur Behandlung kamen. Dabei fanden sich 5 Verrenkungsbrüche an der Basis, entsprechend der von Bennett 1887 in Dublin vorgestellten Form, 2 Schaftbrüche, 1 Infraktion, 1 Bruch an der Basis sowie 3 intraarticuläre Brüche von der Y-Form. Die beiden Skizzen aus der Originalarbeit zeigen den auf dem Kopf stehenden 1. MHK mit dem palmaren und dorsalen Gelenksfortsatz sowie die von Rolando [3] erstmals beschriebene Y-Bruchform mit dem diaphysären Hauptfragment und einem dorsalen und palmaren Basisfragment (Abb. 1).

Bereits Prof. Rolando weist auf die Problematik dieser Gelenksfrakturen hin und fordert nach der röntgenologischen Diagnose die exakte Reposition durch maximale Abduktion und Extension des Daumens mit Ruhigstellung im Gipsverband für 3 Wochen. Besteht zusätzlich eine Tendenz zur Subluxation des diaphysären Fragmentes nach dorsal, wird der Daumen extendiert und die Fraktur 4 Wochen im Gips ruhiggestellt.

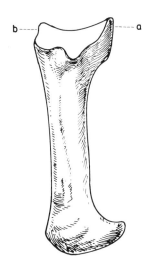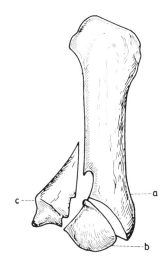

Abb. 1

1927 veröffentlichte Winterstein [4] eine statistische Auswertung von 200 Brüchen des Os metacarpale I und traf folgende Einteilung:

Frakturen nach Bennett   29%
Basale, intraarticuläre T- und Y-Brüche nach Rolando   7%
Basale Schräg- und Querbrüche   35,5%

Rest verteilt sich auf Schaft, Capitulum und Sesambeinbrüche.

In Anlehnung an dieses Schema werden folgende Frakturformen behandelt:

1. Y-Bruch nach Rolando
2. T-Fraktur (senkrecht zur Daumennagelebene)
3. Trümmerbruch an der Basis (Abb. 2).

Die Charakteristik dieser Brüche besteht

a) in der Stufenbildung an der basalen Gelenksfläche des I. MHK
b) in der volaren Knicktendenz des Schaftes.

Bei der Auswertung unseres Krankengutes der Jahre 1972–76 fanden sich bei 170 Basisfrakturen des I. MHK

12 Patienten mit Y-Bruch
 2 Patienten mit der T-Form
 6 Patienten mit Trümmerbrüchen.

Ätiologisch steht das indirekte Trauma durch Sturz auf den Daumen im Vordergrund, besonders auffallend der Anteil von Moped- und Fahrradstürzen (8mal). Der Altersgipfel liegt im 4. Dezennium, betroffen waren 18 Männer und 2 Frauen. Die Diagnose wird röntgenologisch gestellt, wobei die Beachtung der Daumennagelebene zur Beurteilung der volaren Abknickung wichtig ist. Bei der klinischen Untersuchung sollten gleichzeitig entstandene Bandverletzungen im Bereiche des Daumengrund- und Endgelenks nicht übersehen werden, worauf Günther [1] besonders hingewiesen hat.

Die Behandlung geschlossener, intraarticulärer Brüche erfolgt primär konservativ: Einrichtung in LA und Ruhigstellung im Unterarmgipsverband mit Einschluß des Daumens

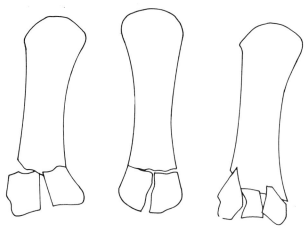

intraarticulär   Abb. 2

für 4 Wochen. 12 Patienten wurden mit einem guten, funktionellen Ergebnis so behandelt. Gelingt die Reposition und kann die Stellung im Gips nicht gehalten werden, ist der Versuch einer percutanen Kirschnerdraht-Transfixation unter Bildwandlerkontrolle indiziert (Tabelle 1).

Kann mit dem konservativen Vorgehen die Stufe im Gelenk sowie der volare Knick nicht behoben werden, dann muß die Fraktur offen reponiert und stabilisiert werden (Tabelle 2). Die Anwendung des Kleinstfragmentinstrumentariums der AO erlaubt die sofortige funktionelle Nachbehandlung, wenn Übungsstabilität der Fraktur erreicht wird. Dieses Ideal muß jedoch nicht das primäre Ziel des operativen Eingriffes sein, da bei exakt verheilten Frakturen trotz Gipsruhigstellung von 4–6 Wochen keine funktionellen Einbußen gefunden werden.

Als Hautincision bevorzugen wir den umgekehrten Hockeystockschnitt, der einen guten Zugang radial-volar gestattet und die Strukturen an der Streckseite des I. MHK schont (Abb. 3).

Trotz röntgenologischer Inkongruenz des Daumensattelgelenkes in 5 nachuntersuchten Fällen, klagte nur ein Patient über anhaltende Schmerzen, sodaß die Arthrodese dem Pa-

Tabelle 1. Behandlung – konservativ

Geschlossene Reposition
UA-Gips + DE   perc. Transfixation
(Bildwandler)

Tabelle 2. Behandlung – operativ

Offene Reposition
Transfixation mit Bohrdrähten
Verschraubung (+ Zuggurtung)
Verschraubung + Mini-Platte

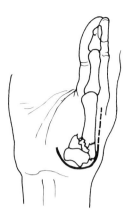 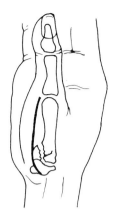 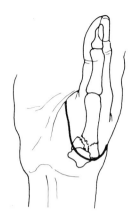

Abb. 3. a Radio-palmarer Zugang nach Gedda-Moberg mit Verlängerung nach distal-ulnar; b radio-dorsaler Zugang; c umgekehrter Hockeystockschnitt

tienten vorgeschlagen wurde. Diese Diskrepanz wurde auch von Stotz bei der Kontrolle von 60 operierten Fällen beobachtet (Pfeiffer [3]). Das Ausmaß der subjektiv angeführten Beschwerden konnte durch die Messung der Kraft des Spitzgriffes objektiviert werden. Die durchschnittliche Arbeitsunfähigkeit betrug bei den konservativ behandelten Fällen 7, 5 Wochen, bei den operierten 9, 3. Ausgenommen wurde eine Patientin, die postoperativ eine Sudecksche Dystrophie entwickelte und 25 Wochen im Krankenstand war.

Zusammenfassend kann gesagt werden, daß geschlossene intraartikuläre Brüche an der Basis des I. MHK primär konservativ behandelt werden können. Gelingt die Wiederherstellung der Gelenkskongruenz jedoch nicht geschlossen, dann muß offen reponiert und stabilisiert werden. Das Mini-Instrumentarium der AO hat die technischen Möglichkeiten der Wiederherstellung von Form und Funktion bereichert, die Kirschnerdraht-Transfixation sollte aber nicht als obsolet in Vergessenheit geraten.

Literatur

1. Günther, H.: Kombinationsverletzung des Daumenstrahles. Handchirurgie 2, 40–41 (1970)
2. Pfeiffer, K.M.: Fortschritte in der Osteosynthese von Handfrakturen. Handchirurgie 8, 17–22 (1976)
3. Rolando, S.: Fracture de la base du premier metacarpien. La Presse medicale 18, 303–304 (1910)
4. Winterstein, O.: Die Frakturformen des Os metacarpale I. Schweizerische medizinische Wochenschrift 57, 193–198 (1927)

Operative Behandlung der Bennett-Brüche

Lj. Filipovic, M. Hlavka und B. Hranilovic, Zagreb

Einleitung

Der Luxationsgelenkbruch der Basis des I. Metacarpalknochens, bekannt in der Literatur unter dem Ausdruck Bennett-Bruch, kommt immer öfters vor, dankend der Vergrößerung der Faustverletzungen durch Beruf und Sport.

Die Problematik der optimalen Behandlung dieser Brüche ist immer aktuell. Es gibt keine Schablonentherapie und sie hängt von einer ganzen Reihe von Elementen ab, sei es subjektiver oder objektiver Natur, und eben deswegen gibt es verschiedene Meinungen über die konservative und operative Behandlung. Das Grundziel der Behandlung stellt die Korrektur der Luxation sowie die anatomische Reposition und Retention des Fragmentes bis zur Heilung des Bruches dar. Leider ist es oft sehr schwer diesen Forderungen auf eine konservative Weise nachzukommen und heute gibt es immer mehr Fachleute, die operative Behandlung befürworten. Auf diese Weise aber werden manchmal die gewünschten Ergebnisse nicht erreicht, worüber eine große Anzahl von operativen Methoden indirekt spricht. In der breiten Spanne der Adaptationsosteosynthesen bis zu den A.O. Methoden, die von einer Gruppe Schweizer Autoren (ASIF) 1963 vorgeschlagen wurden. Sehr oft hat das genannte Operationsschema neben beschränkten operativen Indikationen seinen vollen Wert bei solchen Brüchen bewiesen (Tabelle 1).

Diskussion

Im Unfallkrankenhaus in Zagreb wurden in den letzten 7 Jahren (1970–1977) 21 Bennett-Brüche operativ behandelt (Tabelle 2).

Bei unserer Arbeit haben wir gleichmäßig die Adaptationsmethoden sowie die A.O.-Methoden der internen Fixierung benutzt. Wir haben blutlos operiert und bei zwei ge-

Tabelle 1

Verletzter	Chirurg-Krankenhaus	Bruchtyp
a) psychischer Zustand b) allgemeiner Zustand c) örtlicher Zustand	a) Technik b) Ausrüstung	a) Fragmentgröße b) Fragmentform

Tabelle 2. Bennett-Bruch

A.O. Schraube	9
Kirschner-Draht	4
Spickdraht-Fixierung	8
Insgesamt	21

nannten operativen Behandlungen haben wir den Radiodorsalschnitt gebraucht, weil er uns einen besseren Zutritt und eine kleinere Möglichkeit der Verletzung von übrigen anatomischen Strukturen ermöglicht hat.

Adaptationsmethoden, wie z.B. die klassische nach Johnson und Iselin, werden immer weniger gebraucht und wir müssen uns oft der Spickdrahtmethode bedienen, weil es schwieriger ist, mehrere Fragmente in einer guten Lage ohne Blutreposition und Fixierung mit Kirschnerdraht zu halten. Die Haupteigenschaft dieser Methode ist die Einfachheit und manchmal die Möglichkeit der Percutanausführung. Die schlechten Seiten sind aber die Unbeständigkeit und zusätzliche Außenimmobilisierung mit Dauer von mindestens drei Wochen (Abb. 1).

Die Alenthesen haben wir bei der Adaptationsosteosynthese im Durchschnitt innerhalb von drei Monaten nach der Operation beseitigen können und zwar nach der völlig durchgeführten physikalischen Therapie.

Die moderne operative Behandlung stellt die A.O.-Methode dar und die Erfahrungen der anderen Autoren, wie z.B. Wilhelm (1976), Pannike (1972), Heim und Pfeiffer (1972) haben uns als Wegzeichen bei unserer Arbeit gedient (Abb. 2).

Unsere mit dieser Methode operierten Fälle haben ausgezeichnete Resultate erzielt und nach der Operation konnte man gleich die Außenimmobilisierung beseitigen. Dies hat ein früheres Bewegen des Daumens und Anwendung der angemessenen physikalischen Therapie ermöglicht. Die Alenthese haben wir in der Zeit von sechs bis neun Monaten beseitigt, nachdem alle operierten Fälle den Rehabilitierungsprozeß beendet haben und in ihrem ehemaligen Beruf weiter arbeiten. Bei der Bewertung unserer operativen Ergebnisse haben wir uns dreier Parameter bedient:

1. RTG – Heilung des Bruchs;
2. Trofik und Sensibilität;
3. Funktion und grobe Kraft der Faust.

Wir möchten anfügen, daß der Zeitpunkt der Operation ein zusätzlich wichtiger Faktor ist, denn die rechtzeitig operierten Fälle haben eine bessere Prognose als alte operativ be-

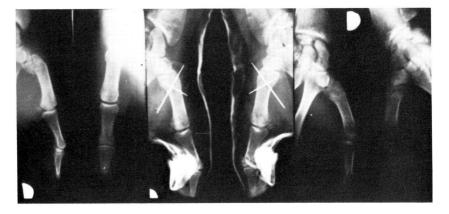

Abb. 1

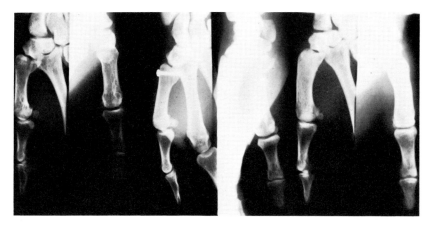

Abb. 2

handelte Fälle, bei denen man den Bruch übersehen hat. Nach der Analyse der operierten Fälle hatten wir bei 80% der Fälle eine volle Funktion ohne neurocirkulatorische Ausfälle und ästhetische Narbe. Bei 18% Fällen haben wir ein sehr gutes Ergebnis erreicht (mit einem kleineren Funktionsmangel). Nur 2% schlechte Ergebnisse beziehen sich auf jene komminutiven „Ruinen" der Base I des Metacarpalknochens, wo wir gezwungen waren, eine der Adaptationsmethoden zu gebrauchen, wo später Schwierigkeiten zurückgeblieben sind, im Sinne einer stärkeren Beschränkung der Opposition und Abduktion des Daumens und die Entwicklung der posttraumatischen Arthrose des Sattelgelenks.

Komplikationen in Form der Eiterung, neurocirkulären Ausfällen und des Sudeck-Syndroms haben wir in unserem Material nicht gehabt.

Abschluß

Obwohl der Bennet-Bruch eine selten vorkommende Verletzung ist, ist die Problematik der optimalen Behandlung immer aktuell. Der Grundgedanke bei der Behandlung dieses ausgesprochen unstabilen Bruchs ist die Korrektur der Luxation und anatomische Reduktion und Fragmentretention.

In der Praxis kann man dies nur durch die Operation erreichen und nur eine kleine Anzahl von diesen Brüchen kann auf konservative Weise erfolgversprechend behandelt werden. Die Zeit der Verletzung, Größe und Art des Fragmentes entscheiden über den Typ der operativen Indikationen, weiterhin stellen gute Technik und atraumatische Arbeit das nächste Glied in der Kette guter postoperativer Ergebnisse dar.

Literatur

1. Bennett, E.H.: On fracture of the metacrapal bone of the Thumb. Brit. med. Journal *11*, 12 (1886)

2. Buck-Gramcko, D.: Die primäre Versorgung von Handverletzungen. Chirurg *39,* 389 (1968)
3. Bunnell, S.: Surgery of the hand. Philadelphia: 1956
4. Desruelle, J.M.: Les fractures de la base du premier metacrapien. Lille: Faculte mixte de Medecine et de Pharmacie 1958
5. Flatt, A.E.: The care of Minor Hand injuries (1963)
6. Gedda, K.O., Moberg, E.: Open reduction and osteosynthesis of socalled Bennett's fracture in the carpometacarpal joint of the Thumb. Acta orthop. Scand. *22,* 249 (1953)
7. Hauer, G., Feldmeier, Ch., Wilhelm, K.: Die AO-Osteosynthese von Metacarpal-Frakturen. Aktuelle chir. *10,* 73–80 (1975)
8. Heim, U., Pfeiffer, K.M.: Periphere Osteosynthese. Berlin, Heidelberg, New York: Springer 1972
9. Kleinschmidt, W., Wilhelm, A.: Zur Behandlung der interartikulären Frakturen an der Hand. Chirurg *38,* 314 (1967)
10. Pannike, A.: Osteosynthese in der Handchirurgie. Berlin, Heidelberg, New York: Springer 1972
11. Titze, A.: Indikationen und Grenzen der konservativen Knochenbruchbehandlung im Bereich der Hand. Zbl. Chir. *97,* 1723 (1972)
12. Wilhelm, K.: Die stabile Osteosynthese bei Frakturen des Handskeletts. Arch. Orthop. Unfall-Chir. *70,* 275 (1971)
13. Wilhelm, K.: Die stabile Osteosynthese (AO) bei offenen Handskelettfrakturen. Arch. orthp. Unfall-Chir. *71,* 6 (1971)

Vergleich der konservativ und operativ versorgten Benettschen Frakturen

J. Bauer, J. Andrăsina, J. Leško und O. Tomás, Košice

Die Bennettschen Frakturen gehören zu jenen, die nach keinem einheitlichen Therapieschema versorgt werden. Leider endet ein nicht exakt bedachtes Vorgehen mit einer Einbüßung der Funktionsfähigkeit des Daumens und damit auch der Hand.

Die Frequenz dieser Unfälle hat in den letzten Jahren eine steigende Tendenz. Die Behandlungsergebnisse resultieren aus zögerndem Vorgehen auf nichtspezialisierten Arbeitsplätzen. Hier wird hauptsächlich konservativ, doch nach nicht festgesetzten Kriterien für konservative und/oder operative Versorgung vorgegangen. Diese Situation zwang uns das Endergebnis der Versorgung der Bennettschen Frakturen, die in den letzten 20 Jahren bei uns versorgt wurden, zu analysieren.

Wir können und wollen hier nicht Allgemeines über die Bennettsche Fraktur erwägen. Schließlich wurden alle Aspekte schon von Vorrednern gründlich besprochen. Doch jedenfalls lassen wir uns bei der Entscheidung über das Therapievorgehen durch einige objektive Realitäten beeinflußen. Maßgebend sind:

1. der Schweregrad der Grundverletzung,
2. das Vorhandensein gleichzeitiger Verletzungen (anderer) lebenswichtiger Organe,

3. das Alter des Probanden, seine somatischen und psychologischen Voraussetzungen für die funktionelle Restitution (nicht nur hinsichtlich des Alters, sondern auch der Beschaffenheit des osteoarticulären Apparates, der Sehnen und Weichteile).

Bei der Auswertung der Therapieverfahren verfolgten wir, wie das anatomische, so auch das funktionelle Endergebnis, bei gleichzeitiger Auswertung der Behandlungsdauer und der Arbeitsunfähigkeitszeit.

Wir entscheiden uns für operatives Vorgehen in geeigneten Fällen aus diesen Gründen:
1. schnelle und exakte anatomische Korrektur der Artikulationsverhältnisse,
2. kurze Immobilisationszeit (Ausschaltung negativer funktioneller Beeinträchtigung der Immobilisation),
3. Vermeidung (oder Verringerung) sekundärer Veränderungen und Synechien im articulocapsulären Bereiche,
4. Prävention displastischer Veränderungen des Gelenkes, sowie Förderung der biologischen Resistenz des Gelenkgewebes (d.h. Ausschaltung der negativen Restitutionsfaktoren, die sich auf Knochen und Knorpelgewebe einwirken und die Qualität der Therapie beeinflussen und sekundäre degenerative Veränderungen verursachen).

Gute Behandlungsergebnisse der Bennettschen Fraktur können nur durch gründlich erwogenes Behandlungsverfahren, durch richtige Entscheidung für konservatives oder operatives Vorgehen erzielt werden.

Eine späte chirurgische Intervention ist durch viele Schwierigkeiten belastet. Es sind dies lokale dystrophische Veränderungen, unscharfe Grenzen im osteochondritischen Bereich, Gewebeproliferation und Bindegewebesynechien zwischen Knorpel und Umgebung, sowie Eburnifikation der Spongiosa. In den Weichteilen findet man chronisch-entzündliche, sowie degenerative Veränderungen. Selbstverständlich verschlechtern sie die Prognose. Und nun zu unserem zwanzigjährigen Material.

Tabelle 1. Abteilung für Unfallchirurgie des Fakultätskrankenhauses Košice, CSSR

Gesamtzahl			
Männer	41 (93)	Frauen	3 (7)
Alter	7–76 J.		∅ = 34,6 J.
Ungelungene Reposition		5	
Behandlung	konservativ	33	75
	operativ	11	25
Komplikationen		1 x (Suppuratio)	

Tabelle 2

Kombinierte Verletzungen		7	(16)
Craniocerebrale		3	
Fractura pelvis		1	
Nervenläsion		1	
Thoracoabdomen		2	
Invetierte Brüche		3	
Fractura bilat.		1	
Ursachen:	Kriminell	2	
	Sport	6	
	Hobby	3	
	Arbeitsplatz	14	
	Verkehr	9	
	Andere	10	

Tabelle 3

	Ergebnisse	Gut		Genügend		Nicht kontr.	
11	Operativ	7	(64)	2	(18)	2	(18)
33	Konserv.	23	(76)	5	(16,5)	5	(16,5)
Behandlungsdauer		0	5 Wochen				
Arbeitsunfähigkeit		0	6 Wochen				

Zur Behandlung von basisnahen Frakturen des I. Mittelhandknochens — Technik, Spätergebnisse

J. Heiss und G.W. Prokscha, München

Brüche der Basis des 1. Mittelhandknochens sind selten. Wir unterscheiden:

1. den Basisbruch ohne Gelenkbeteiligung mit und ohne Verschiebung und
2. Frakturen mit Gelenkbeteiligung, die als Bennettsche und Rolando-Fraktur typisiert werden.

Im Krankengut der Chirurgischen Klinik und Poliklinik rechts der Isar der Technischen Universität München der Jahre 1974 und 1975 fanden wir 45 Bbasisbrüche des 1. Mittelhandknochens. 27 Frakturen waren ohne Gelenksbeteiligung, 18 mit und 9 ohne Verschiebung. 18 Frakturen der Basis ossis metacarpalis I wiesen Gelenksbeteiligungen auf, 15 waren dem Typ Bennet, 3 dem Typ Rolando zuzuordnen. Die männlichen Patienten überwogen gegenüber den weiblichen im Verhältnis 4 : 1. Die Verletzung fanden wir rechts zweimal so häufig wie links. Das Durchschnittsalter lag bei 31, 5 Jahren.

Bei der Behandlung kamen sowohl konservative als auch operative Verfahren zur Anwendung. In Brüchen ohne Gelenksbeteiligung sahen wir eine Indikation zur konservativen Therapie. Unverschobene oder unwesentlich dislozierte Frakturen wurden 4–6 Wochen in einem Unterarmgips mit Daumeneinschluß ruhig gestellt. Brüche mit einem Achsenknick von mehr als 10° wurden unter Zug mit Hilfe eines sog. „Mädchenfängers" reponiert. Das Repositionsmanöver erfolgte in Leitungsanästhesie und unter Bildwandlerkontrolle.

Zeigten sich bei den regelmäßig durchgeführten Röntgenkontrollen Fehlstellungen mit einer Achsenabweichung von mehr als 10°, erfolgte nochmalige Reposition. Um diese Frakturen sicher zu stabilisieren, nahmen wir bei dem größten Teil dann eine percutane Bohrdrahtfixation mit temporärer Arthrodese des Sattelgelenkes vor.

In Brüchen mit Gelenksbeteiligung, den typischen Bennettschen- und Rolando-Frakturen sahen wir dagegen eine Indikation zum operativen Vorgehen. Die Operation wurde innerhalb der ersten 6 bis 8 Std nach dem Unfall angestrebt oder nach Abschwellung durchgeführt. Allgemeinbetäubung oder Arm-Plexus-Blockade verwandten wir zur Schmerzausschaltung. Es erfolgte im allgemeinen stationäre Behandlung.

In wenigen Fällen konnte bei Bennettschen Frakturen durch geschlossene Reposition und percutane Bohrdrahtfixation ein zufriedenstellendes Ergebnis erzielt werden. Meist war die offene Reposition mit Blutleere nötig. Der Zugang zum Sattelgelenk erfolgte von radio-volar nach Gedda-Moberg.

Bei Vorliegen von kleineren Fragmenten und schalenförmigen Corticalisabsprengungen gaben wir der Bohrdrahtfixation den Vorzug. Die Bohrdrähte wurden 4–6 Wochen belassen, außerdem erfolgte während dieser Zeit eine Ruhigstellung im Gips oder Kunststoffverband.

Lagen größere Fragmente vor, war die Verschraubung Methode der Wahl, gelegentlich wurde eine Osteosynthese mit T-Plättchen durchgeführt.

Wir verwenden bei Bennettschen Frakturen zur Kompressionsosteosynthese 4 mm Spongiosa- oder 2, 7 und 2 mm Corticalis-Schrauben (Abb. 1). Letztere haben sich wegen ihres kleineren Durchmessers angeboten. Vor dem Plazieren der Schrauben erwies sich das temporäre Einbringen von Bohrdrähten zum Stellen der Fraktur als günstig. In einigen Fällen haben wir wegen kleiner Fragmente oder schalenförmigen Corticalisaussprengungen diese Bohrdrähte belassen oder die Schraubenosteosynthese mit Bohrdrahtfixation kombiniert. Durch Verschrauben und Verplattung sowie durch Bohrdrahtfixation konnten wir achsen- und gelenksgerechte, meist anatomische Reposition erzielen. Die Verschraubung oder Verplattung erbrachte Übungsstabilität. Die krankengymnastische Übungsbehandlung setzte in diesen Fällen nach Abschwellung der Weichteile ein und war im Vergleich zur Nachbehandlung, die bei der Bohrdrahtfixation oder konservativer Behandlung nötig war, wesentlich kürzer.

In der übungsstabilen Osteosynthese sehen wir die beste Methode der Stabilisation derartiger Frakturen. Allerdings möchten wir darauf hinweisen, daß dieser Behandlung bei einer ausgedehnten Zertrümmerung der Basis mit kleinen Fragmenten Grenzen gesetzt sind. Beharren auf einer Osteosynthese mit Schrauben oder wie in unserem Beispiel einem T-Plättchen und verspäteter Methodenwechsel lassen ein schlechtes Spätergebnis erwarten (Abb. 2).

Komplikative Verläufe waren jedoch bei operativer und konservativer Behandlung gleichermaßen selten. So kam es nur in einem Fall nach percutaner Bohrdrahtfixation zur Weichteilinfektion. Nach Entfernen der Drähte und Ruhigstellung im Gips heilte diese Fraktur mit zufriedenstellendem Ergebnis aus.

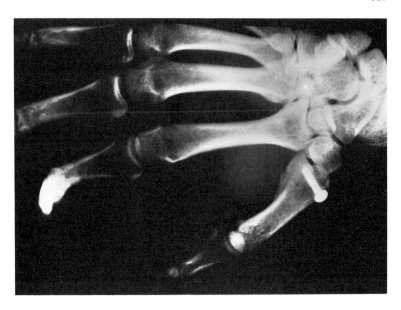

Abb. 1. Osteosynthese einer Bennettschen Fraktur mit einer Corticalis-Schraube 6 Monate nach der Operation

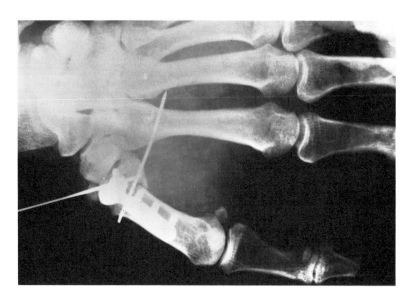

Abb. 2. Mißlungener Versuch der Stabilisierung einer Rolando-Trümmer-Fraktur mit einem T-Plättchen, intraoperatives Röntgenbild. Die Bohrdrähte wurden zur temporären Stabilisierung eingebracht

Die funktionellen Ergebnisse bei Metallentfernung bzw. am Ende der Behandlung waren gut. Bei konservativer Behandlung und Bohrdrahtfixation wurde lediglich eine endgradige, durch Immobilisation bedingte Bewegungseinschränkung beobachtet.

Die Wertigkeit der Behandlung von basisnahen Brüchen des Os metacarpale I ist aber umfassender anhand ihrer Spätergebnisse zu ermitteln. Wir haben daher mindestens 2, 5 Jahre nach der Erstbehandlung 19 Patienten, 10 operativ und 9 konservativ versorgte, nachuntersucht.

Nach der Erhebung subjektiver Angaben wurde die Beweglichkeit der Hand- und Fingergelenke, insbesondere natürlich des Daumensattelgelenkes, geprüft. Ebenso untersuchten wir die Sensibilität und die Durchblutung der verletzten Hand und werteten die Röntgenkontrollen aus. Die Ergebnisse haben wir in den Tabelle 1 und 2 zusammengefaßt. Etwa ein Drittel der konservativ behandelten Patienten hatten ihren „Daumenbruch" fast vergessen und konnten sich erst nach einem Telefonat mit uns daran erinnern. Zwei Patienten hatten trotz eines Achsenknicks bzw. einer mit arthrotischen Veränderungen im Sattelgelenk kombinierten Fehlstellung keine oder nur geringe Beschwerden.

Ähnlich günstig waren die Spätergebnisse bei den ungünstigen Bruchformen vom Typ Bennett und Rolando, die durch Osteosynthese versorgt waren.

Zusammenfassend können wir feststellen, daß die Ergebnisse und Spätergebnisse unsere bisherige Indikation und Behandlungsmethode bestätigen, das heißt, das operative Vorgehen bei Frakturen mit Gelenksbeteiligung und die konservative Behandlung in der Mehrzahl der übrigen Fälle.

Tabelle 1. Nachuntersuchungsergebnisse von Basisbrüchen des 1. Mittelhandknochens und konservative Behandlung, n = 9; (Chirurgische Klinik und Poliklinik Rechts der Isar der Technischen Universität München)

Subjektive Befunde		Objektive Befunde	
Schmerzfrei	7	Freie Beweglichkeit	7
Geringer Bewegungsschmerz	1	Endgradige Bewegungseinschränkung	2
Selten Ruheschmerz bei		*Röntgenbefunde*	
Wetterumschlag	1	Achsenfehlstellung $> 10°$	2
		Arthrotische Veränderung	1

Tabelle 2. Nachuntersuchungsergebnisse von Basisbrüchen des 1. Mittelhandknochens mit Gelenksbeteiligung, n = 10; (Chirurgische Klinik und Poliklinik Rechts der Isar der Technischen Universität München)

Subjektive Befunde		Objektive Befunde	
Schmerzfrei	8	Freie Beweglichkeit	6
Geringe temporäre Beschwerden		Endgradige Bewegungseinschränkung	3
(Wetterumschlag)	1	Erhebliche schmerzhafte Bewegungs-	
Starke Schmerzen	1	einschränkung	1
		Röntgenbefunde	
		Gelenksstufe	1
		Arthrotische Veränderungen	1

Diskussion der Vorträge von U. Heim bis J. Heiss, S. 65-108

(Leitung O. Russe und E. Trojan, Wien)

GOTH, Freiburg: Ich möchte zu Vortrag 16 (F. Russe) den Vortragenden fragen, ob bei der hier gezeigten Defektfraktur im Endgelenkbereich von Langfingern unbedingt eine autologe Knochentransplantation erforderlich ist. Wir führen in solchen Fällen die Fingerverkürzung und Arthrodese durch und haben da sehr gute Ergebnisse.

TH. TILING, Göttingen: Ich muß ergänzend dazu sagen, daß dieser Patient noch eine Beugesehnendefektverletzung am Zeigefinger hatte und es uns daher wichtig erschien, auch am Mittelfinger die Länge zu erhalten, da das Ergebnis des Zeigefingers nicht voraussehbar war und eventuell ein nicht beweglicher Zeigefinger und ein gekürzter Mittelfinger daraus hätte resultieren können.

A. TITZE, Graz: Meine Anfrage richtet sich auch an Herrn Tiling. Ich sehe schon ein, daß sie den Finger in der richtigen Länge herstellen wollten, noch dazu wenn zwei Finger verletzt werden. Was mich aber etwas irritiert hat war, daß sie das Wadenbein verpflanzt haben. In so einem Fall verwenden wir einen Span aus dem Beckenkamm, bestenfalls einen corticospongiösen, aber meist nur einen spongiösen, ein freies Spongiosatransplantat.

TH. TILING, Göttingen: Dazu muß ich sagen, daß sie einen anderen Fall meinen. In diesem Fall ist es ein Spongiosatransplantat gewesen. Sie meinen den Defekt an der Mittelhand. Hier haben wir aus folgendem Grund die Fibula genommen: es hatte sich um einen Defekt der Beugesehne und Strecksehne gehandelt und wir hatten befürchtet, daß es nach einer sehr schweren Weichteilverletzung bei der Transplantation zur Verwachsung der Streck- und Beugesehne kommen würde und das doch relativ gute funktionelle Ergebnis und das Einheilen des Transplantates hat eigentlich diesen Fibulaspan doch im nachhinein gerechtfertigt, wenn man so will. Wir wollten die glatte Oberfläche der Fibula wegen der Transplantation der Sehnen haben.

M. WAGNER, Wien: Ich möchte gerne die Möglichkeit des Kleinfragmentinstrumentariums unterstreichen und einen Fall dazu zeigen. Es handelt sich um einen nicht frischen, vier Wochen alten Verrenkungsbruch, das Datum müßte 1977 heißen. Erst in dieser Art konnte das Gelenk rekonstruiert werden. Es wurde eine temporäre Bohrdrahtarthrodese durchgeführt, die 5 Wochen belassen wurde. Die Abschlußbilder zeigen eine geringe Verschmälerung des Gelenksspaltes und eine gewisse Verbreiterung der Basis. Die Funktion ist aber sehr gut, abgesehen von einem minimalen Streckausfall im Mittelgelenk ist der Patient vor allem auch schmerzfrei.

O. RUSSE, Wien: Ein schöner Ausgang bei diesem etwas schwierigen Fall, wie er sonst oft nur durch Arthrodese versorgt werden kann Sonstige Fragen?

MICHALJEVIC, Überlingen: Dem Diskussionsbeitrag von Prof. Lorenz über die Zugbehandlung bei Mittelhandknochenbrüchen und phalangealen Brüchen möchte ich vollkommen zustimmen. Es erhebt sich jedoch die Frage, ob bei Bennettschen Frakturen nicht doch zusätzlich ein Zugverband mit Tennisschläger erlaubt wäre.

J. BÖHLER, Wien: Ich nehme an, daß ich angesprochen wurde. Ich glaube, alle Vorträge haben wohl gezeigt, daß man ohne Extension auskommt und daß man mit den diversen Transfixationen und inneren Fixationen das Auslangen findet, wenn man nicht konservativ behandelt.

H. KROTSCHECK, Kalwang: Nachdem ich angesprochen wurde: ich habe gesagt, nur wenn eine Fraktur der Mittelhand oder der Finger nicht konservativ reponierbar sein sollte, reponieren wird offen. Das gilt natürlich auch für den Bennett. Nur ist das extrem selten und da möchte ich besonders auf die Art der Reposition hinweisen. Der Zug ist schlecht. Das ist zwar früher einmal so gemacht worden, doch ist der Zug zur Reposition der Bennettschen Verrenkungsfraktur völlig unbrauchbar. Der erste Mittelhandknochen muß extrem abduziert und das Grundgelenk gebeugt werden. In dieser Stellung wird der Gipsverband angelegt. Durch das Gewicht des Gipsverbandes erfolgt praktisch eine Dauerreposition. Die dorsale Kapsel ist entspannt, heilt entspannt. Selbst wenn eine Stufe übrig bleiben sollte, aber keine Subluxation auftritt, ist das funktionelle Ergebnis ausgezeichnet. Interessanterweise hat kein einziger der hundert von Zifko Nachuntersuchten eine Rente bekommen. Die Arthrosen nach dem Bennettschen Verrenkungsbruch sind ja wesentlich seltener als die idiopathischen Arthrosen im Sattelgelenk.

E. TROJAN, Wien: Dazu möchte ich aber bemerken, die Zahlen von Zifko haben doch ganz klar gezeigt, daß gerade bei den Verrenkungsbrüchen mit Stufenbildung die konservative Behandlung in der Mehrzahl der Fälle keine befriedigendes Resultat gebracht hat. Ich habe also auch einmal vor etlichen Jahren eine Serie von Bennettschen Frakturen nachuntersucht und ich kam eigentlich zu demselben Ergebnis und wir sind deshalb bei diesen Fällen eher primär operativ eingestellt.

H. KROTSCHEK, Kalwang: Was die sonstigen Ergebnisse an sich nicht bestätigt haben. Die Ergebnisse waren ziemlich gleich, aber es kommt eben auf die Reposition und die Art des Verbandes an. Ich habe es ja selbst noch so gelernt, als ich in der Webergasse eintrat, daß man einen Zug auf den Daumen, bei gestrecktem Daumengrundgelenk und praktisch nicht im Sattelgelenk abduziertem ersten Strahl ausübt und dann einen Gipsverband anlegt. Das scheint mir eben sehr wesentlich, denn wie die geringste Subluxation auftritt, gibt es Beschwerden.

V. VECSEI, Wien: Ich hätte gerne nachgefragt, ob jemand hier im Saal mit der französischen Behandlungsmethode, nämlich der Transfixation des ersten Mittelhandknochens in den zweiten, größere Erfahrung besitzt. Ich könnte mir gut vorstellen, daß man bei einigen Rolando-Frakturen, bei denen man nicht mehr direkt an das Gelenk heran kann, mit der Methode eventuell etwas ausrichten könnte. Wie sind die Ergebnisse? Ein Beispiel ist ja gebracht worden, diesbezüglich.

P. RECHT, Paris: Wir verwenden diese Methode immer noch und haben sehr gute Resultate. Es kommt darauf an, ob das Fragment sehr groß ist oder nicht. Wenn es zu groß ist, ist das Resultat nicht gut. Bessere Resultate haben wir, wenn das Fragment kleiner ist.

P. STANKOVIC, Göttingen: Zum Vortrag 16 (F. Russe), und zwar zur Technik dieser Fibulatransplantation: erstens möchte ich sagen, daß wir nicht die volle Fibulacircumferenz genommen haben, sondern nur die halbe Circumferenz und zweitens ein technischer Hinweis: es ist außerordentlich wichtig, dieses Fibulatransplantat in Form eines Zapfens zu nehmen, der sich in das proximale und distale Fragment sehr gut verankern läßt und wodurch die Kontaktfläche zwischen dem Transplantat und dem Transplantatbett wesentlich größer wird.

G. KORISEK, Kalwang: Ich möchte noch einmal darauf hinweisen, wie wichtig die Art der Ruhigstellung bei den intraarticulären Frakturen des ersten Mittelhandknochens ist. Herr Fritz hat es bei seinem ersten Röntgenbeispiel ja wunderschön gezeigt: in der Röntgenkontrolle nach einer Woche bei der Rolando-Fraktur eine Stufe. Man hat deutlich gesehen, daß der Daumen eben nicht abduziert war. So kann man natürlich nicht lege artis ruhigstellen.

O. RUSSE, Wien: Der erste Mittelhandknochen muß abduziert sein, das ist klar. Ich darf damit die Diskussion beenden und darauf hinweisen, daß um 14.00 Uhr in diesem Saal heute die Mitgliederversammlung stattfindet.

C. Verrenkungen und Bandrisse

Verrenkungen und Verrenkungsbrüche der Carpo-metacarpalgelenke II–V

D. Fink und Gasperschitz, Salzburg

„Die Luxationen der Metacarpalknochen in den C.M.-Gelenken erfolgen meist auf die Dorsalseite des Carpus, können vollständig und unvollständig sein, an einem oder mehreren Metacarpalknochen gleichzeitig vorkommen und lassen sich ohne Schwierigkeiten durch Zug an den betreffenden Fingern, kombiniert mit einem Drucke auf die Basis des luxierten Metacarpalknochens, reponieren. Sie sind sehr selten." Schon 1892 steht es so in einer Enzyklopädie der Gesamten Heilkunde zu lesen.

Auch wir haben in den Unfallkrankenhäusern Wien XII, Graz und Salzburg, der I. Univ.-Klinik für Unfallchirurgie in Wien, sowie der Unfallabteilung Wels über einen Zeitraum von 10 Jahren insgesamt nur 51 Fälle mit dieser Verletzung gefunden. 35 konnten klinisch und röntgenologisch nachuntersucht werden.

Die Verletzungsursachen sind vielgestaltig. Vom Motorradsturz über Explosionen und direkte Quetschverletzungen reicht die Palette. In jedem Fall aber handelt es sich um ein schweres Handgelenkstrauma, so daß die Geschlechtsverteilung mit Überwiegen der männlichen Patienten mit 80% verständlich ist. Die Luxationen überwiegen gegenüber den Luxationsfrakturen mit 77%. 18% waren offene Verletzungen. Die Verrenkungen und Verrenkungsbrüche der CM IV und V fanden wir anatomisch erklärbar – signifikant häufiger als die der Gelenke II und III. Die Patienten kamen in der Regel mit frischen Verletzungen. Als Behandlung wurde einmal nur blutig reponiert, 11mal zusammen mit Stiftfixation. Percutane Stifte und Reposition wurden in 5 Fällen verwendet. Nur reponiert und gipsfixiert wurde bei 18 Patienten. Die Ruhigstellung erfolgte immer mit Gips über durchschnittlich 5 Wochen. Die Dauer der Behandlung und der Arbeitsunfähigkeit sind durch die Begleitverletzungen mitbestimmt und daher für die zu untersuchende Läsion nicht relevant. Wir haben unsere Fälle im Schnitt 5,5 Jahre nach dem Unfall nachuntersucht.

Ergebnisse

Trotz der in einem Drittel der Fälle röntgenologisch gefundenen Verschiebung über halbe Schaftbreite fanden wir bei fast allen nur geringe Einschränkungen der Hand- und Fingerbeweglichkeit. Die Beschwerden, die wir in 65% des gesamten Materials und in 95% der Fälle mit röntgenologischer Verschiebung fanden und hauptsächlich als Schwellneigung, Belastungsschmerzhaftigkeit und Kraftverminderung angegeben werden, decken sich dann aber sehr wohl mit dem röntgenologischen Ergebnis. Man sieht also eine Parallelität der exakten anatomischen Wiederherstellung mit der Beschwerdefreiheit. Die in 12% notwendigen Dauerrenten bis 25% waren meist wegen der Begleitverletzungen notwendig. Beispiele, s. Abb. 1–3.

Die Amphiarthrosen der C.M.-Gelenke II–V sind Gelenke mit nur geringem Bewegungsumfang. Nur der V. Mittelhandknochen hat durch seine sattelförmige Gelenksfläche die Möglichkeit sich in geringem Umfang dem Daumen gegenüber zu stellen.

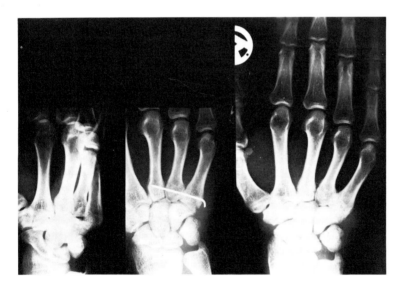

Abb. 1. Fahrradsturz mit geschlossener Luxation der artic. carp. C.M. V, den Zustand nach blutiger Reposition und Stiftfixation sowie die anatomische Wiederherstellung mit Beschwerdefreiheit

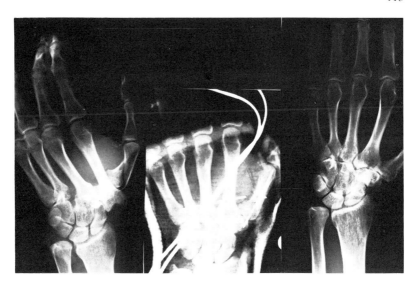

Abb. 2. Der Haken einer Sämaschine führt zu einer offenen Luxation der artic. C.M. II und III sowie offenen Luxationen des I. MHK. Blutige Reposition, Fixation mit Stiften. Das Ausheilungsergebnis zeigt normale Anatomie mit Beschwerdefreiheit

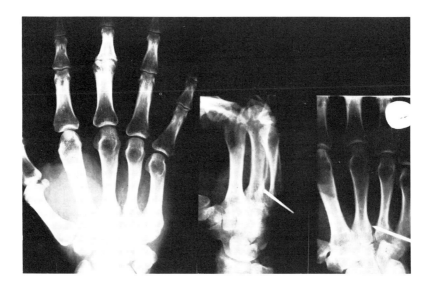

Abb. 3. Verkehrsunfall mit unter anderem geschlossener Luxation der artic. C.M. V, die auswärts ohne Reposition percutan mit Stift fixiert wurde. Später Weiterbehandlung bei uns, wo lediglich der Stift entfernt wurde. Das Gelenk ist subluxiert. Es bestehen stärkere Beschwerden

Die Straffheit dieser Gelenke wird durch beuge- und streckseitige Bänder zwischen der distalen Reihe der Handwurzelknochen und den entsprechenden Metacarpalia sowie durch intermetacarpale Bänder an den Basen der Mittelhandknochen und zusätzlich durch die sehr feste Kapsel gewährleistet. Diese schickt zudem noch faltenartige Verstärkungen zwischen die kleinen Gelenksflächen an der Seite der Basen der Mittelhandknochen. Weitere Stabilisierung erfolgt durch starke Beuge- und Streckmuskeln. Die Gelenksflächen selbst sind alle annähernd plan und von fast gleicher Größe.

Die Stabilisierung nach Verrenkungen ist also in keinem Falle durch die evtl. mögliche Reposition gegeben, da meist fast alle stabilisierenden Strukturen verletzt sind. Nur unter sicherer Vermeidung eingeschlagener Bandteile und der exakten Reposition, die am besten unter Sicht erfolgen sollte, sowie unter Retention mit Bohrdrähten und zusätzlicher Gipsfixation können sekundär Luxationen vermieden werden.

Zusammenfassend kann gesagt werden, daß also alle Verletzungen der C.M.-Gelenke II–V reponiert und mit Stiften und Gips fixiert werden sollten. Läßt sich die Verrenkung nicht eindeutig beheben, kenntlich durch das Klaviertastenzeichen an der Basis des jeweiligen MHK muß blutig reponiert werden, wobei eingeschlagene Bänder und Muskeln entfernt werden. Anschließend temporäre Stifttransfixation der Gelenke und Ruhigstellung im Gipsverband über 5 Wochen. Nur durch die Wiederherstellung der Anatomie der Gelenkskette können dauernde Beschwerden vermieden werden.

Zur Erleichterung der Diagnostik und der Kontrolle der Behandlung sollten Handgelenksröntgenaufnahmen immer in 4 Ebenen angefertigt werden.

Bandrisse und Verrenkungen der Grundgelenke

E. Scharizer, Mannheim

Von allen Grundgelenken der Hand ist das des Daumens sowohl bei Bandverletzungen als auch bei Luxationen am häufigsten betroffen.

Der erste Handstrahl muß, um seiner Funktion als Greifzange für die dreigliedrigen Finger gerecht zu werden, einige wichtige Voraussetzungen erfüllen. Dazu zählt auch die schmerzfreie Stabilität seines Grundgelenkes. Nach jeder möglichen Schädigung des Bandapparates des MP-Gelenkes durch Sturz auf den Daumen (z.B. beim Skilauf) oder Schlag auf seine Streckseite darf deshalb die Prüfung der Festigkeit dieses Kapselbandapparates nicht unterlassen werden.

Der wichtigste Teil des Kapselbandapparates ist das ulnare Seitenband. Es besteht aus zwei Teilen. Einer davon setzt an der Grundgliedbasis des Daumens an, der andere strahlt in die Fibrocartilago palmaris ein. Das ulnare Seitenband wird zum Teil bedeckt durch eine Ausstrahlung der Sehne des M. adductor pollicis.

Schon 1885 hat Duchenne [5] auf die Bedeutung der Intrinsic-Muskeln, besonders des M. adductor pollicis, für die Streckung des Daumenendgliedes hingewiesen. Die flächenhafte, nach zentral bogenförmig begrenzte Sehnenplatte des Adductor pollicis strahlt in die Sehne des M. extensor pollicis longus ein und bedeckt teilweise das ulnare Seitenband des Daumens. Dies ist auch im Schnittbild aus dem Atlas von Landsmeer deutlich zu erkennen.

Die häufigste und wichtigste Verletzung des Daumengrundgelenkes ist die *Ruptur des ulnaren Seitenbandes*. Die normale Röntgenaufnahme ist unauffällig. Erst die nach klinischer Untersuchung angefertigte „gehaltene" Röntgenaufnahme dokumentiert die Bandzerreißung. Weit überwiegend reißt das ulnare Seitenband distal an der Basis des Grundgliedes (90% nach Weber [22]) ab. Bei der Abknickung des Daumens nach radial gleitet die Sehnenplatte des M. adductor pollicis nach peripher, und um ihren proximalen bogenförmigen Rand kann das distale Ende des ulnaren Seitenbandes nach subcutan herausgedrückt werden. Es kommt zur Interposition der Adductorsehnenplatte zwischen ulnarem Collateralband und seiner Abrißstelle an der Grundgliedbasis. Dies wurde bereits von Stener [21] in 25 von 39 Fällen, also bei mehr als der Häfte beschrieben. Da bei der reinen ulnaren Bandruptur ohne Knochenausriß diese Interposition klinisch nicht erfaßt werden kann, halten wir es wie J. Böhler [3] für angezeigt, jede schwere, durch gehaltene Röntgenaufnahme und Aufklappbarkeit nachgewiesene ulnare Bandzerreißung am Daumengrundgelenk zu operieren und das Band zu reinserieren. Eine konservative Behandlung wäre nur bei gutem Kontakt der Rißstellen vertretbar. Doch kann auch die noch so exakte Modellierung eines Gipsverbandes die Subluxation des Grundgliedes des Daumens nach radial nicht verhindern, wodurch selbst bei eventuell fehlender Interposition der Adductorsehnenplatte das ulnare Seitenband nicht in normaler Länge heilen kann. Unstabilität des Daumengrundgelenkes ist zwangsläufig die Folge.

In 45% (nach Weber [22]) reißt das ulnare Seitenband mit einer kleineren Knochenschale von der Grundgliedbasis ab. Weber wies daraufhin, daß das Ligamentum collaterale ulnare des Daumengrundgelenkes an einer periostlosen Stelle direkt im Knochen selbst verankert ist. Er hat bei seinen Leichenversuchen festgestellt, daß sich viele kleine knöcherne distale Ausriße der Diagnostik entziehen. Diese Knochenschale kann gut und ohne Diastase anliegen. Dann halten wir bei fehlender Aufklappbarkeit des Grundgelenkes in der gezeigten Technik der gehaltenen Röntgenaufnahme ausnahmsweise die konservative Behandlung für ausreichend. Die Knochenlamelle kann aber auch verdreht sein, so daß die knorpelbedeckte Gelenkfläche gegen die knöcherne Abrißstelle gewendet ist. Eine knöcherne Heilung kann nicht eintreten. Die exakte Reposition mit Beseitigung der Verdrehung ist notwendig und kann nur operativ erfolgen. In wenigen Fällen sieht man schon im normalen Röntgenbild, daß ein knöcherner Ausriß keinen Kontakt mit der Grundgliedbasis hat, sondern weit von dieser verlagert ist. Dies ist dann ein präoperativer Beweis für die Interposition der Adductorsehnenplatte und somit eine absolute Operationsindikation.

Das distal abgerissene Seitenband kann auch in das Grundgelenk des Daumens hineingeschlagen sein, so daß eine Subluxation besteht. Liegt gleichzeitig ein knöcherner Ausriß vor, dann kann das Röntgenbild diese Interposition zeigen.

Selten ist der Abriß des ulnaren Seitenbandes proximal am Köpfchen des 1. Mittelhandknochens. Ich habe diese Verletzung bisher nur mit knöchernem Ausriß gesehen. Die Knochenschale kann, wie dies beim distalen Ausriß möglich ist, verdreht sein, woraus sich die Indikation zur Operation ableitet. Diese Knochenschale kann aber auch, ebenso wie ein distaler Abriß, am Seitenband hängend, in das Grundgelenk interponiert sein, woraus eine Subluxation des Grundgliedes entsteht. Der knöcherne Abriß könnte mit einem Sesambein verwechselt werden, doch deckt die gehaltene Röntgenaufnahme die Seitenbandzerreißung sicher auf. Daß dieser Befund eine Operation erzwingt, braucht nicht besonders betont zu werden.

Die Überlegenheit der operativen Behandlung gegenüber den konservativen bei den ulnaren Bandrupturen wurde von zahlreichen Autoren unterstrichen ([2, 7, 11, 12, 13, 17, 18, 20, 21, 23, 23] und Walcher und Reill).

Die Kombinationsverletzung ulnare Seitenruptur am Daumengrundgelenk und Bennettscher Verrenkungsbruch der Basis des 1. Mittelhandknochens wurde von Günther [6] beschrieben.

Bei Kindern kommen ebenfalls Zerreißungen des ulnaren Seitenbandes vor. Doch muß man hier an die Möglichkeit einer Epiphysenlösung denken, die erst in der gehaltenen Aufnahme erkennbar werden kann.

Wird, gleichgültig aus welchem Grund, nach einem Riß des ulnaren Seitenbandes des Daumengrundgelenkes keine schmerzfreie Stabilität erzielt, dann bleibt ein unstabiler Wackeldaumen zurück, der die Gesamtfunktion der Hand wesentlich beeinträchtigt. Wie wichtig ein stabiles Daumengrundgelenk ist, zeigt sicht deutlich, wenn man die Beanspruchung der Teile des Kapselbandapparates beim festen Griff nach großen und kleinen Gegenständen analysiert. Beim Umgreifen z.B. einer Flasche wird das ulnare Seitenband belastet. Ein fester Halt ist durch einen Wackeldaumen unmöglich geworden. Hingegen wird beim Griff nach einem kleinen Gegenstand mehr der palmare Kapselbandanteil belastet.

Diese Überlegung leitet über zu der *Verletzung des palmaren Kapselbandapparates* des Daumengrundgelenkes. Sie kann an zwei Stellen erfolgen: entweder am distalen Ansatz der Fibrocartilago palmaris an der Grundgliedbasis oder in der zentral davon gelegenen dünnen Pars flaccida. Der Ort der Ruptur kann aus der Lage der Sesambein abgelesen werden. Ist die Pars flaccida zerrissen, dann bleibt der Abstand Grundgliedbasis-Sesambein in der in Überstreckung gehaltenen Röntgenaufnahme normal. Beim gedeckten Abriß der Fibrocartilago von der Grundgliedbasis (den ich noch nie gesehen habe) müßte diese Distanz größer sein als in der normalen Röntgenaufnahme. Die offene Durchtrennung der Fibrocartilago z. B. bei Sägeverletzungen tritt gegenüber der Beugesehnen- und Fingernervenverletzung in den Hintergrund. Bei der Überstreckungsverletzung muß man daran denken, daß es die angeborene Hyperextension des Grundgelenkes gibt.

Die alleinige Sprengung der Pars flaccida haben wir seit 1962 nicht mehr operiert, sondern nur 4–5 Wochen im Gipsverband ruhiggestellt. Die Rißstelle wird von Thenarmuskulatur überbrückt, die eine eventuell geringe narbige Veränderung kompensieren kann. Eine Untersuchung von Zrubecky und Scharizer [18, 24] 1962 zeigte keinen wesentlichen Vorteil der operativen gegenüber der konservativen Behandlung: von 46 konservativ behandelten und 70 operierten Zerreißungen der Pars flaccida waren bei der Nachuntersuchung 6–24 Monate nach dem Unfall je 2 Daumengrundgelenke nicht stabil geworden. Auch Moberg tritt für die konservative Behandlung ein. Anders wie Curtis [4] und Schile [19] hingegen raten zur operativen Reinsertion. Die Kombination einer Zerreißung des ulnaren Seitenbandes und einer Sprengung der Fibrocartilago palmaris ist wegen der Gefahr der Unstabilität eine Indikation zur Operation.

Die *Zerreißung des radialen Seitenbandes* ist sehr selten. Das Verhältnis von 1 : 10 im Vergleich zu den ulnaren Rupturen, wie Stener es angab, konnten wir nicht bestätigen. Obwohl das radiale Seitenband für die schmerzfreie Stabilität des Daumengrundgelenkes nicht so wichtig ist wie das ulnare, pflegen wir doch auch diese Zerreißungen zu operieren. Mit dem Seitenband sind die Ansätze der Thenarmuskulatur von der Grundgliedbasis abgelöst. Gleichgültig, ob es sich um die Hand eines Schwerarbeiters oder eine zarte Frauenhand handelt, die sichere Wiederherstellung der seitlichen Stabilität des Daumengrundgelenkes ist für alle wichtig. Auch die Ruptur des radialen Seitenbandes kann mit einer palmaren Überstreckungsverletzung kombiniert sein.

Bei der *frischen Verrenkung des Daumengrundgelenkes* zerreißt immer die Pars flaccida der palmaren Faserknorpelplatte, die Seitenbänder können intakt bleiben. Eine Art Knopflochmechanismus kann die Reposition erschweren: das Köpfchen des 1. Mittelhandknochens tritt nach volar zwischen die Thenarmuskulatur heraus, wobei auch der M. flexor pollicis brevis zerreißen kann. Die Faserknorpelplatte und Periostlappen werden zwischen Metacarpaleköpfchen und Grundgliedbasis interponiert, sie stellen ein Repositionshindernis dar. Röntgenologisch wird dieses Bild oft als Interposition des Sesambeins interpretiert. Gelingt es nicht mühelos durch Überstreckung und Verschiebung des Daumens nach distal zu reponieren, bleibt also nach dem Repositionsversuch eine Diastase zwischen den Gelenkenden oder passen diese nicht formgerecht zueinander, dann muß die Indikation zur Operation gestellt werden. Von radial oder auch von dorsal wird freigelegt und die Faserknorpelplatte ohne oder manchmal erst nach ihrer Spaltung über das Köpfchen des 1. Mittelhandknochens gezogen.

Nun zu den *Grundgelenken der dreigliedrigen Finger*. Die Zerreißung eines Seitenbandes findet man fast nur ulnar am Zeigefingergrundgelenk und radial am Kleinfingergrundgelenk, wenn diese Finger irgendwo hängenbleiben und gewaltsam abduziert werden. Lokaler Druckschmerz, Dehnungsschmerz, abnorme Abspreizbarkeit und die gehaltene Röntgenaufnahme führen zur Diagnose. Wir bevorzugen die konservative Behandlung. Auch die Zerreißung der palmaren Pars flaccida mit nachfolgender pathologischer Überstreckbarkeit behandeln wir konservativ. Die Operation halten wir nur dann für zwingend notwendig, wenn ein knöcherner Bandausriß vorliegt, der verdreht ist, oder wenn bei größerem Fragment eine Stufe im Grundgelenk besteht.

Für die Luxation im Metacarpophalangealgelenk der dreigliedrigen Fingern, die sich in der Häufigkeit zu der Daumengrundgelenksverrenkung wie 1 : 10 verhält, gilt sinngemäß das für den Daumen gesagte. Sie tritt am häufigsten am Zeigefinger, dann am Kleinfinger und Mittelfinger auf. Da die Verrenkung fast immer nach dorsal erfolgt, muß der palmare Kapselbandapparat zerreißen. Das Metacarpaleköpfchen kann wie durch ein Knopfloch nach volar vorspringen und von Gebilden der Hohlhand umrahmt sein (Kaplan, Baldwin [1, 8]). Am Zeigefingergelenk liegt radial das Gefäßnervenbündel, ulnar die Beugesehne, peripher die Fibrocartilago und zentral die Pars transversa der Hohlhandaponeurose. Die Faserknorpelplatte kann in das Gelenk interponiert sein, so daß sie ein Repositionshindernis darstellt. Dann zeigt das Röntgenbild nach dem Einrichtungsversuch keine Kongruenz der Gelenkflächen. Diese Subluxation kann gelegentlich sehr diskret und schwierig zu diagnostizieren sein. Kjellstrup [9] stellte aus 10 Jahren 13 solcher Interpositionen zusammen, davon 6 am Daumen, 2 am Zeigefingergrundgelenk und 5 an dem des Kleinfingers. Die Interposition kann nur operativ beseitigt werden, entweder von einem technisch etwas schwierigeren dorsalen oder von einem leichteren, aber wegen der Gefahr von Nebenverletzungen riskanteren palmaren Zugang aus. Da sowohl in der Faserknorpelplatte des Zeigefingergrundgelenkes wie auch des Kleinfingergrundgelenkes Sesambeine eingelagert sein können, wird immer wieder angenommen, diesen würden das Repositionshindernis darstellen (Nutter [15]).

Ich fasse kurz zusammen: bei jeder traumatischen Schädigung eines Grundgelenkes und negativem Röntgenbefund muß nach einer Kapselbandzerreißung gesucht werden. Am Daumengrundgelenk ist die Operation bei der ulnaren und der selteneren radialen Seitenbandruptur zur Wiederherstellung der Stabilität des 1. Strahles in jedem Alter und jedem Beruf angezeigt. Die Überstreckungsverletzung kann konservativ behandelt werden. Knöcherne Bandausrisse müssen daraufhin geprüft werden, ob nicht eine Verdrehung oder Stufenbildung vorliegt. Die Diagnose einer Grundgelenksluxation ist in der Regel einfach. Doch erfordert diese Interpretation des Röntgenbildes nach dem Einrichtungsmanöver große Sorgfalt, um keine oft diskrete Subluxation als Zeichen einer Interposition von Kapselanteilen zu übersehen.

Literatur

1. Baldwin, J.W., Miller, D.L., Lockhart, K.D., Evans, E.B.: Metacarpophalangeal joint dislocations of the fingers. J. Bone Jt. Surg. *49-A*, 1587–1590 (1967)
2. Bäuerle, E., Reill, P.: Die Problematik der ulnaren Seitenbandläsion am Daumengrundgelenk. Arch. orthop. Unfall-Chir. *94*, 115–123 (1976)
3. Böhler, J.: Die Eingriffe an Knochen und Gelenken. In: Allgemeine und spezielle chirurgische Operationslehre, Bd. X, Teil III: Die Operationen an der Hand. Wachsmuth, W., Wilhelm, A. (Hrsg.). Berlin, Heidelberg, New York: Springer 1972
4. Curtis, R.M.: Joints of the hand. In: Hand Surgery. Flynn, J.E. (Ed.). Baltimore: The Williams and Wilkins Company 1966
5. Duchenne, G.B.: Physiologie der Bewegungen. Cassel, Berlin: Verlag Theodor Fischer 1885
6. Günther, H.: Kombinationsverletzungen des Daumenstrahles. Handchirugie *2*, 40–41 (1970)
7. Jäger, M., Walcher, K.: Zur Naht und Plastik des ulnaren Seitenbandes am Daumengrundgelenk. Mschr. Unfallheilk. *75*, 66–73 (1972)
8. Kaplan, E.B.: Dorsal dislocation of the metacarpophalangeal joint of the index finger. J. Bone Jt. Surg. *39-A*, 1081–1086 (1957)
9. Kjellstrup, Y.: Locked dislocation of the metacarpophalangeal joint. J. Hand Surg. *2*, 488 (1977)
10. Landsmeer, J.M.F.: Atlas of Anatomy of the Hand. Edinburgh, London, New York: Churchill Livingstone 1976
11. Mittelbach, H.R.: Die verletzte Hand. Frankfurt/Main: J.A. Barth 1972
12. Moberg, E.: Fractures and ligamentous injuries of the thumb and fingers. Surg. clin. N. Amer. *40*, 297–309 (1960)
13. Moberg, E., Stener, R.: Injuries of the ligaments of the thumb and fingers. Acta chir. scand. *106*, 166–186 (1953)
14. Nigst, H.: Frische Verletzungen der Fingergelenke und ihre Spätfolgen. Handchirurgie *10*, 47–53 (1978)
15. Nutter, P.D.: Interposition of sesamoids in metacarpophalangeal dislocations. J. Bone Jt. Surg. *22*, 730–737 (1940)
16. Pernkopf, E.: Topographischer Atlas des Menschen. Band I, 2. Hälfte. Berlin, Wien: Verlag Urban und Schwarzenberg 1943
17. Scharizer, E.: Die frischen geschlossenen Bandzerreißungen des Daumengrundgelenkes. Chir. Praxis *6*, 205–215 (1962)
18. Scharizer, E.: Zur Stabilität des Daumengrundgelenkes. Mschr. Unfallheilk. *67*, 121–130 (1964)
19. Schiele, E.: Zur Stabilität des Daumengrundgelenkes. Mschr. Unfallheilk. *70*, 389–392 (1967)
20. Schink, W.: Handchirurgischer Ratgeber. Berlin, Göttingen, Heidelberg: Springer 1960
21. Stener, B.: Displacement of the ruptured ulnar collateral ligament of the metacarpophalangeal joint of the thumb. J. Bone Jt. Surg. *44-B*, 896 (1962)

22. Weber, U.: Die knöcherne ulnare Bandverletzung des Daumengrundgelenkes. Arch. Orthop. Unfall-Chir. 88, 27–35 (1977)
23. Wosnik, H.: Die geschlossenen Bandverletzungen des Daumengrundgelenkes. H. Unfallheilk. 56, 45–47 (1957)
24. Zrubecky, G., Scharizer, E.: Bandverletzungen der Finger. Z. Orthop. 96, 46–70 (1962)

Die Behandlung des instabilen Daumengrundgelenkes

R. Reschauer, M. Mähring und H. Koter, Graz

Volare, ulnare und radiale Kapselbandverletzungen führen zu einer Instabilität im Daumengrundgelenk. Die ulnare Seitenbandläsion ist davon klinisch am bedeutungsvollsten. Grundsätzlich ist zwischen der einfachen Überdehnung, eventuell kombiniert mit Einriß und der Ruptur, welche als Bandzerreißung bzw. ligamentärer oder knöcherner Bandausriß auftritt, zu unterscheiden.

Die Symptomatik der frischen Verletzung ist gekennzeichnet durch schmerzhafte Schwellung und Instabilität. Durch vergleichend gehaltene Röntgenaufnahmen nach Schmerzausschaltung der verletzten Seite durch Lokalanästhesie, ist infolge vermehrter Aufklappbarkeit bei Bandriß eine Differentialdiagnose zwischen Zerrung und Ruptur möglich. Wegen der therapeutischen Konsequenz ist diese Unterscheidung von eminenter Bedeutung. Im Übersichtsröntgen findet sich bei Interposition zusätzlich eine irreponible Luxationsstellung oder eventuell eine Knochenabsprengung am Bandansatz.

Die Verletzung entsteht durch forcierte Radialabduction, neben dem Riß des ulnaren Seitenbandes kommt es zu einer Luxation der Adductoraponeurose über das Köpfchen des Metacarpale I nach distal. Das proximale freie Seitenband gerät über den Rand der Aponeurose nach außen und kommt dann subcutan zu liegen. Dadurch wird nach der Reposition ein Kontakt der Rißenden und damit eine Ausheilung verhindert. Bei proximalem Abriß kann das Seitenband durch die Aponeurose in den Gelenkspalt gedrängt werden, wodurch wie beim Einschlagen der Aponeurose ins Gelenk eine Reposition verhindert wird. Genügt bei der Überdehnung die einfache Gipsruhigstellung für 4 Wochen, so muß die Ruptur auf Grund der soeben dargelegten Faktoren operativ versorgt werden. Die Darstellung der Läsion erfolgt von einem ulnar streckseitig gelegenen, leicht nach ulnar ausgebogenen Längsschnitt, wobei auf die Endverzweigung des Ramus superficialis des Nervus radialis bei der Präparation zu achten ist. Nach Durchtrennung der Aponeurose läßt sich die Ruptur darstellen.

Die Bandzerreißung wird direkt genäht, der Bandabriß mit oder ohne Knochenfragment wird transossär durch Ausziehdraht versorgt. Kommt es zum Abriß größerer Knochenfragmente so werden diese verspickt, in allen Fällen ist eine postoperative Gipsruhigstellung von 4–6 Wochen anzuschließen. Die Wiedererlangung der Stabilität des Daumengrundgelenkes ist in ihrer Bedeutung über die Beweglichkeit zu setzen. Veraltete Bandverletzungen führen zum sogenannten Wackeldaumen und werden deshalb durch Bandplastik oder

Arthrodese versorgt. Instabilität und Gefahr der nachfolgenden Arthrose bilden in diesem Fall die Indikation zum operativen Eingriff.

Bei Kombinationsverletzung ist immer auf eine Mitbeteiligung des Daumengrundgelenkes zu achten.

Wir haben einen Überblick über 33 Bandverletzungen des Daumengrundgelenkes die sich wie folgt aufschlüsseln: 9mal fand sich lediglich eine Überdehnung, eine frische Ruptur fand sich 17mal, 4mal handelte es sich um eine rein ligamentäre Läsion, 9mal bestand zusätzlich eine knöcherner Abriß und 3mal war die Aponeurose miteingerissen. Eine Ruptur des radialen Seitenbandes fand sich lediglich einmal. In 7 Fällen wurde bei veralteter Verletzung ein bandplastischer Ersatz nach Strandell durchgeführt.

Die Nachuntersuchung ergab folgendes Ergebnis: Es wurden 21 Patienten kontrolliert, dabei fand sich nach Überdehnung 5mal ein gutes und 2mal ein schlechtes Resultat, wobei 2 Patienten nicht kontrolliert werden konnten. Bei der Ruptur war das Ergebnis 11mal gut, 2mal schlecht, wobei 4 Patienten nicht zur Nachuntersuchung erschienen sind. Sämtliche Fälle mit Rupturen wurden operativ versorgt. Die ligamentäre Verletzung ergab 2mal ein gutes und 1mal ein schlechtes Resultat, ein Patient wurde nicht kontrolliert. Bei knöchernem Ausriß war das Ergebnis 7mal gut bei Fehlen von 2 Patienten. Bei zusätzlichem Einriß der Aponeurose war das Ergebnis 2mal gut, 1mal schlecht. Der Patient mit der radialen Bandläsion erschient nicht zur Nachkontrolle. Vier Bandplastiken führten zu einem guten Resultat, 1mal war das Ergebnis schlecht, 2 Patienten konnten nicht kontrolliert werden.

Zusammenfassend möchten wir festhalten, daß nach vergleichend gehaltener Aufnahme in Lokalanästhesie bei der Überdehnung und beim knöchernen Bandausriß des ulnaren Collateralbandes ohne Dislokation die Gipsruhigstellung bei der Ruptur und dem knöchernen Bandausriß mit Dislokation die operative Versorgung mit anschließender Gipsruhigstellung für 4–6 Wochen durchgeführt werden sollte. Läsionen des volaren Bandapparates hingegen werden mit Erfolg konservativ behandelt. Bei der seltenen radialen Seitenbandruptur ist wie bei der Läsion des ulnaren Collateralbandes eine operative Versorgung indiziert.

Zur Verletzung des radialen und ulnaren Daumengrundgelenk-Seitenbandes

H. Vagacs, K. Springer, S. Etzler und M. Kacprzak, Amstetten

Ungünstige Erfahrungen mit der konservativen Behandlung von Zerreißungen der Strukturen des ulnaren und radialen Bandapparates im Daumengrundgelenk veranlaßten uns, der operativen Therapie mehr Augenmerk zuzuwenden. Denn wir konnten bei einer Gruppe nachuntersuchter, konservativ behandelter Bandverletzungen in mehr als der Hälfte der Fälle deutliche Bandlockerung mit Beschwerden feststellen.

Die Stabilität des Daumengrundgelenks ist für Präzisions- und Kraftgriff und damit für die Hand als Greiforgan nur bei festem Gegenhalt gewährleistet.

Deshalb wurden wegen schmerzhafter Kraftminderung bei röntgenologisch durch gehaltene Aufnahmen gesicherter Aufklappbarkeit von mehr als $20°$ bzw. 3 mm gegenüber der unverletzten Seite in den Jahren 1973 bis 1977 222 Patienten operiert.

206 konnten nachuntersucht werden, davon 154 klinisch und zum Teil röntgenologisch, 52 antworteten schriftlich. Naturgemäß waren Verletzungen des ulnaren Seitenbandes häufiger mit 171 gegenüber 21 radialen Bandverletzungen; ein Verhältnis von 8 : 1. Bemerkenswert erscheint, daß in 14 Fällen radiales und ulnares Seitenband gleichzeitig operiert werden mußte. Nichtarbeitsunfälle kamen doppelt so häufig zur Behandlung wie Arbeitsunfälle. Bei den Freizeitverletzungen wurden nahezu ebenso viele Sportunfälle operativ versorgt wie Arbeitsunfälle, mit dem bekannten Schidaumen in 38 Fällen, in weitem Abstand gefolgt von Fußball in 8 Fällen, dann über Handball, Turnen, Volleyball bis zum Kegelschieben.

Die Operation wurde in mehr als der Hälfte der Fälle am selben Tag durchgeführt, 71mal nach Abklingen der stärksten Schwellung bzw. wegen verspäteten Kommens infolge anhaltender Beschwerden am 4. bis 14. Tag.

Wir operieren grundsätzlich in Blutleere und Allgemeinanästhesie, zuletzt auch in Lokal- bzw. i.v. Regional- oder Plexusanästhesie bei einer durchschnittlichen Operationsdauer von 20–30 min. Besonderes Augenmerk wird auf die anatomische Wiederherstellung *aller* Gebilde gelegt, das heißt Rekonstruktion der Gelenkkapsel, des Bandapparates bis zur volaren Rekonstruktion der Gelenkkapsel, des Bandapparates bis zur volaren Platte und Streckaponeurose, wobei häufig erst danach eine intraoperative Stabilität erzielt wird. Überraschend oft findet man Interponate durch eingeschlagene Bandanteile auch bei inkompletten Rupturen bzw. ein Umschlagen von Bandenden, so daß bei konservativer Behandlung kein Substrat für die bindegewebige Ausheilung zur Verfügung stünde.

In 193 Fällen genügt die Naht mit langfristig resorbierbarem Faden, 10mal wurde eine knöcherne Lamelle mit transossärer Drahtausziehnaht, 3mal mit Kirschnerdrähten fixiert. Der stationäre Aufenthalt betrug ca. 2 Tage, die weitere Ruhigstellung im Daumeneinschlußgips 4–5 Wochen. Durchschnittlich 6–7 Wochen nach der Operation konnte die Arbeit wieder aufgenommen werden.

Vier Patienten klagten bei der Nachuntersuchung über Paraesthesien, wovon bei zweien erfolgreich eine Adhaesiolyse durchgeführt werden konnte. Acht Patienten fiel eine anhaltende Kraftminderung bei schwerer Arbeit auf. Eine Bandlockerung von 2–4 mm wurde 2mal gefunden. Die schwerste Komplikation war ein Infekt, der mit Versteifung im Grundgelenk endete. 150 der 154 klinisch untersuchten Fälle heilten ohne Komplikationen bandfest ab.

Die übersehene Läsion des ulnaren Seitenbandes des Daumengrundgelenkes

M. Strickner, M. Augeneder und W. Sebek, Wien

Einleitung

Stumpfe Verletzungen der Fingergelenke werden häufig bagatellisiert, so wie Routineröntgenaufnahmen kein ossäres Trauma zeigen. Die Diagnosen Kontusion und Distorsion werden oft großzügig und zum Teil leichtfertig gestellt und eine Pseudotherapie durchgeführt. Zrubecky [15] zitiert Brandt, wenn er sagt, daß es keine einfache Distorsion eines Fingergelenkes gibt. Das heißt, daß Brandverletzungen an Fingern viel häufiger sind, als sie tatsächlich diagnostiziert werden.

Untersuchungsmethoden und Krankengut

Durch eine Nachuntersuchung von geschlossenen Daumengrundgelenksverletzungen, die in den Jahren 1973–1977 an der II. Univ. Klinik für Unfallchirurgie in Wien an- und/oder weiterbehandelt wurden, wollten wir feststellen, wie oft eine Läsion des ulnaren Collateralbandes als Kontusion oder Distorsion diagnostiziert wurde, und daher nicht entsprechend versorgt wurde.

Von 487 einberufenen Patienten erschienen 166 (34%) zur Nachuntersuchung, davon 88 Männer und 78 Frauen. Das Durchschnittsalter betrug 28, 5 Jahre, der rechte Daumen war 99, der linke 67 mal betroffen.

Die Patienten wurden zunächst nach subjektiven Beschwerden gefragt (Tabelle 1) sodann führten wir eine klinische Untersuchung durch (Tabelle 2). Bei Bedarf wurden Röntgenaufnahmen gemacht, um das Ausmaß der ulnaren Instabilität bzw. der volaren Subluxation zu objektivieren. Ebenso wurden Art und Dauer der Behandlung, sowie die Dauer der verletzungsbedingten Behinderung erhoben.

Ergebnisse

Bei den 166 nachuntersuchten Patienten kam es in ca. 77% zu einer Restitutio ad integrum, respektive einer praktisch völligen Beschwerdefreiheit mit Ausnahme einer geringen Wetterfühligkeit (Tabelle 1). In 12% der Fälle wurden mäßige subjektive Beschwerden angegeben, wobei jedoch klinisch keine Instabilität nachweisbar war (Tabelle 2). Nicht ganz 11% bzw. 18 Patienten zeigten jedoch das Syndrom des „schmerzhaften Wackeldaumens" [1]. Extremfälle davon boten sogar das Bild der Bandcallusbildung [12]. Diesen Patienten mußte eine operative Korrektur empfohlen werden [5, 6, 13], weil bei diesen sicherlich primär eine Ruptur des ulnaren Collateralbandes oder eine Verletzung des volaren Bandapparates des Daumengrundgelenkes übersehen oder nicht richtig beurteilt worden war.

Die durchschnittliche Behandlungsdauer betrug 4, 5 Wochen, der Behinderungszeitraum lag zwischen 14 Tagen und 3 Monaten.

Tabelle 1. Subjektive Beschwerden, N = 166

1. Spontanschmerz	5,5 %
2. Schmerzen bei Belastung	18 %
3. Druckschmerz	16,5 %
4. Wetterfühligkeit	12,7 %
5. Rezidiv. Gelenksergüsse	10,9 %
6. Handgriffe des tgl. Lebens (z.B. Glashalten, Lenkrad halten, Flasche entkorken, Schreiben)	9 %
7. Begleiterkrankungen (z.B. Polyarthritis)	0

Tabelle 2. Klinische Untersuchung, N = 166

1. Bewegungseinschränkung:	Streckung	0
	Beugung	3,6 %
	Spitzgriff	0
	Daumeneinschlag	16,3 %
2. Instabilität:	Ulnar	5,5 %
	Radial	1,8 %
	Sublux. nach volar	1,8 %
3. Grobe Kraft	Herabgesetzt	12,7 %

Diskussion

Unserer Meinung nach, wobei wir mit der Literatur konform gehen [7, 9, 13, 15], werden schlechte Heilungsergebnisse durch mangelnde Sorgfalt beim Erheben der Unfallanamnese, wobei gerade diese oft pathognomonisch ist [14], durch zu wenig exakt-klinische Untersuchung und sodann durch nicht ausreichende Röntgendiagnostik verursacht. Es ist daher zu fordern (Tabelle 3), daß

1. die Unfallanamnese exakt erhoben wird,
2. daß eine genaue klinische Untersuchung durchgeführt und durch Röntgenaufnahmen im a.p. und seitlichen Strahlengang ergänzt wird,
3. daß bei fraglicher klinischer Instabilität ohne verifiziertem knöchernem Bandausriß in adäquater Schmerzausschaltung gehaltene Aufnahmen in radialer Abduktion mit Vergleichsaufnahmen der gesunden Seite und eine gehaltene Aufnahme mit Überstreckung im Daumengrundgelenk gemacht werden.

Ist einmal die richtige Diagnose gestellt, müßte dann eine sachgemäße konservative oder operative Therapie [2, 3, 4, 8, 10, 11], die individuell von Fall zu Fall zu diskutieren ist, gute Heilungsergebnisse bringen.

Zusammenfassung

In der vorliegenden Arbeit wird über eine Nachuntersuchung von 166 Patienten berichtet, die unter der Diagnose Contusio oder Distorsion des Daumengrundgelenkes behandelt wurden. 18 Patienten davon zeigten das Vollbild einer übersehenen ulnaren Seitenbandruptur. Möglichkeiten – in Bezug auf Diagnostik – zum Vermeiden von Dauerschäden werden aufgezeigt.

Tabelle 3. Postulat

1. Exakte Unfallanamnese
2. Klinische Untersuchung mit Röntgenbildern in anterior-postioren und seitlichen Strahlengang
3. Bei fraglicher klinischer Instabilität ohne verifiziertem knöchernen Bandausriß: (in adäquater Schmerzausschaltung):
Gehaltene Aufnahme in radialer Abduktion mit Vergleich der gesunden Seite
Gehaltene Aufnahme in Überstreckung

Literatur

1. Bäuerle, E., Reill, P.: Die Problematik der ulnaren Seitenbandlaesion am Daumengrundgelenk. Arch. orthop. Unfall Chir. *84,* 115–123 (1976)
2. Fritz, G., Mähring, M., Scholz, R.: Die Bandverletzungen am Daumengrundgelenk. M. Schrift f. Unfallheilk. *78,* 263 (1975)
3. Frykman, G., Johansson, O.: Surgical repair of ruptures of the ulnar collateral ligament of the metacarpophalangeal joint of the thumb. Acta chir. scand. *112,* 58 (1956)
4. Jäger, M., Walcher, K.: Zur Naht und Plastik des ulnaren Seitenbandes am Daumengrundgelenk. Mschr. Unfallheilk. *75,* 66–73 (1972)
5. Moberg, E., Stener, B.: Injuries of the ligament of the thumb and fingers. Acta chir. scand. *106,* 166 (1953)
6. Moberg, E.: Fractures and ligamental injuries of the thumb and fingers. Surg. Chir. N. Amer. *40,* 297 (1960)
7. Nevasiser, R.J., Wilson, J.N., Lievano, A.: Ruptur of the ulnar collateral ligament of the thumb (game keepers thumb). J. Bone Jt. Surg. *53 A,* 1357 (1971)
8. Pitzler, K.: Die operative Behandlung der Ruptur des ulnaren Seitenbandes am Daumengrundgelenk. Zbl. Chir. *92,* 2935 (1967)
9. Scharizer, E.: Die frischen geschlossenen Bandverletzungen des Daumengrundgelenkes. Chir. Praxis *6,* 205–215 (1962)
10. Scharizer, E.: Spätergebnisse von über 300 geschlossenen Bandverletzungen des Daumens. Hefte Unfallheilk. *78,* 88 (1964a)
11. Smith, R.J.: Post-Traumatic Instability of the Metacarpophalangeal Joint of the thumb. J. Bone Jt. Surg. *59 A,* 1, 14–21 (1977)
12. Strandell, G.: Total rupture of the ulnar collateral ligament of the metacarpophalangeal joint of the thumb. Acta chir. scand. *118,* 72–80 (1959)
13. Stener, B.: Displacement of the Ruptured Ulnar Collateral Ligament of the Metacarpophalangeal joint of the thumb. A Clinical and Anatomical Study
14. Weller, S.: Die Distorsion im Daumengrundgelenk als Skitrauma. Dtsch. med. Wschr. *86,* 521 (1961)
15. Zrubecky, G., Scharizer, E.: Bandverletzungen der Finger. Z. Orthop. *96,* 46–70 (1962)

Ergebnisse der operativen Therapie der ulnaren Bandverletzungen am Daumengrundgelenk

V. Vecsei, Wien

Vergegenwärtigt man sich die anatomischen Gegebenheiten an der Ulnarseite des Daumengrundgelenkes, so kann festgestellt werden, daß aufgrund der zu erwartenden Interposition der Aponeurose des Musculus adductor pollicis bei Rupturen und knöchernen Ausrißfrakturen mit Dislokation oder Verwerfung des Fragmentes die operative Reinsertion oder Reposition und Fixation die kausale Therapie darstellt.

Krankengut

An der I. Universitätsklinik für Unfallchirurgie, Wien, wurden im Zeitraum 1972 bis 1977 60 Patienten wegen einer frischen Verletzung des ulnaren Seitenbandes am Daumengrundgelenk operativ versorgt. Das Durchschnittsalter betrug 32, 9 Jahre (jüngster Patient war 14, der älteste 84 Jahre). 33 Patienten waren weiblichen, 27 Patienten männlichen Geschlechtes. In 30 Fällen war die Verletzung rechts in in 30 Fällen links lokalisiert. Die Diagnosen sind in der Tabelle 1 aufgeschlüsselt.

Folgende Therapieverfahren wurden angewandt (Tabelle 2):

Zeitpunkt der Operation (Tabelle 3):

Der durchschnittliche stationäre Aufenthalt aller Patienten betrug 2 Tage: Die kürzeste Aufenthaltsdauer war 0 Tage, die längste 20 Tage, hierbei wurden alle Verletzungskombinationen berücksichtigt, auch dann wenn Patienten aus anderer Ursache und wegen anderen Verletzungen länger stationär betreut werden mußten. Betrachtet man die isolierten Bandverletzungen, so resultiert eine Aufenthaltsdauer im Durchschnitt unter einem Tag, wobei der längste Aufenthalt 2 Tage betrug.

Folgende Komplikationen haben wir beobachtet (Tabelle 4):

Tabelle 1. Ulnare Seitenbandverletzung am Daumengrundgelenk

Diagnosen	
Rupturen am Grundglied	37
Rupturen intermediär	6
Rupturen partiell distal und proximal	1
Knöcherner Ausriß am Grundglied	14
Knöcherner Ausriß partiell distal und proximal	2
	60

Tabelle 2. Ulnare Seitenbandverletzung am Daumengrundgelenk

Operative Therapie	
Ausziehdraht	45
Naht	7
Bohrdraht	5
Schraube	3
Plastik (veraltet)	3
	63

0 Gipsfixation 5 1/2 Wo. (2 Wo.–6 Wo.)

Tabelle 3. Ulnare Seitenbandverletzungen
am Daumengrundgelenk

Zeitpunkt der Operation	
Unfalltag	14
1 d.n.U.	16
2 d.n.U.	6
3 d.n.U.	6
4 d.n.U.	3
5 d.n.U.	3
6 d.n.U.	4
7 d.n.U.	1
8–14 d.n.U.	4
Später	3
	60

Tabelle 4. Komplikationen

Vorzeitiger Riß des Ausziehdrahtes		2
Hypästhesie	ulnar	2
	radial	1

Nachuntersuchung

45 Patienten konnten 6 Monate bis 5 Jahre nach ihrer Verletzung klinisch und röntgenologisch nachuntersucht werden. Bei 15 Patienten mußten die Befunde, die anläßlich der Abschlußkontrolluntersuchung erhoben worden sind, berücksichtigt werden. Das Ergebnis ist in Tabelle 5 aufgeschlüsselt.

Der Auswertung wurden folgende Beurteilungskriterien zugrunde gelegt (Tabelle 6):

Neben der klinischen Bandfestigkeit wurde mit einem Vigourimeter die aufwendbare Maximalkraft beim Fingerspitzgriff geprüft. Eine Kraftreduktion die über 10% der gesunden Seite hinausgehend gewesen wäre, konnte nicht festgestellt werden.

Zusammenfassung

Inkomplette Zerreißungen und knöcherne Bandausrisse ohne Verwerfung und Dislokation können mit ausgezeichnetem Erfolg konservativ behandelt werden. Hingegen müssen Rupturen und knöcherne Ausrißfrakturen mit Dislokation und Verwerfung um ein optimales Ergebnis erzielen zu können, operativ versorgt werden. Aufgrund unserer Untersuchung handelt es sich in der überwiegenden Anzahl dieser Verletzungen um Rupturen des ulnaren Collateralbandes an seinem distalen Ansatz am Daumengrundglied.

In der überwiegenden Mehrzahl der Fälle kann durch die Reinsertion mit einem Ausziehdraht und Ruhigstellung mit Unterarmgipsverband mit Daumeneinschluß für 6 Wochen ein hervorragendes Ergebnis erzielt werden.

Tabelle 5. I. Univ. Klinik für Unfallchir. Wien. Ulnare
Seitenbandverletzungen am Daumengrundgelenk

Operative Therapie
n = 60

Ergebnis:
Gut: 50
Mässig: 6
Schlecht: 4

Tabelle 6

Ergebnis

Gut: Daumengrundgelenk bandfest, Fingerspitzgriff re. ≅ li., normale Funktion, beschwerdefrei
Mässig: Endlagige Bewegungsbehinderung im Daumengrundgelenk (Beugung!), Fingerspitzgriff re. ≅ li.
Schlecht: Bewegungseinschränkung im Daumengrundgelenk, Fingerspitzgriff < Sensibilitätsstörung

Bei knöchernen Ausrißfrakturen kann je nach Größe des Fragmentes auch eine Osteosynthese mit einem Bohrdraht oder mit einer Schraube angewandt werden. Die Fixationszeiten können dann auf 4 Wochen ohne Bedenken reduziert werden. Häufig sind jedoch diese Fragmente so klein, daß auch hier eine Reinsertion mit einem Ausziehdraht, der jeweils wie üblich im Zusammenhang mit der Gipsabnahme entfernt werden kann, angewendet werden muß.

Operierte Bandrupturen des ulnaren Daumenseitenbandes

P. Böhnel und H. Frick, Feldkirch

Einleitung

Die Ruptur des ulnaren Collateralbandes des Daumengrundgelenkes wird nicht zu Unrecht „Skidaumen" genannt. Von 61 frische derartigen Verletzungen, die in den Jahren 1974–1977 an unserer Abteilung behandelt wurden, waren 56% Folge eines Skisturzes. Die übrigen Verletzungsursachen verteilen sich auf: 15% einfacher Sturz, 10% Ballspiel, je 7% Arbeits- und Verkehrsunfälle und 5% Bergunfälle. Das Durchschnittsalter liegt bei 27 1/2 Jahren. Die Diagnose wurde immer klinisch gestellt und durch gehaltene Röntgenaufnahmen bestätigt.

War, bei entsprechendem klinischem Befund, an den primären Röntgenbildern ein knöcherner Bandausriß erkennbar, so wurde auf die gehaltenen Röntgenaufnahmen verzichtet.

Dabei möchten wir auf ein kleines Detail aufmerksam machen, das wir zweimal beobachteten:

Normalerweise wird das ulnare Sesambein bei der haltenen Aufnahme in Abduktion nach distal gezogen. Unterbleibt diese Distalverlagerung, dann ist dies ein guter Hinweis dafür, daß die palmare Faserplatte gerissen ist und dementsprechend behandelt werden muß.

Die Verletzungsart verteilt sich auf 60% distale Bandrisse, 27% knöcherne Bandausrisse an der Basis der Grundphalange, 6% proximale Bandausrisse und 7% knöcherne Bandausrisse proximal.

An Begleitverletzungen fanden wir 2 Abrisse der Adductorsehne, eine Fraktur des ulnaren Sesambeines und eine Zerrung des 2. Fingernervens.

Behandlung

Knöcherne Bandausrisse und ansatznahe Bandrupturen wurden mit einem Lengemannausziehdraht fixiert, die übrigen Bandrupturen wurden mit resorbierbarem Nahtmaterial genäht. Intraoperativ wurde immer der palmare Gelenksanteil inspiziert. Zumeist setzte sich die Bandruptur mehr oder weniger weit in die pars flaccida fort. War die palmare Faserplatte betroffen, so erfolgte auch hier die Fixation mit einem Lengemannausziehdraht.

Die Ruhigstellung im Gipsverband betrug in der Regel 6 Wochen, nur knöcherne Ausrisse mit einem größeren Fragment wurden für 4 Wochen ruhiggestellt. Eine physiotherapeutische Nachbehandlung erfolgte nicht.

Nachuntersuchung

Von den 61 Verletzten untersuchten wir 41 Daumen von 40 Verletzten nach folgenden Parametern:

1. Beweglichkeit des IP- und MCP-Gelenkes;
2. Abduktion des MCP-Gelenkes in Streckstellung und 30° Beugung;
3. Abstand der Daumenkuppe zum ulnaren Handrand;
4. Ferner wurde beobachtet, ob eine Drehfehlstellung besteht;
5. Test mit der Federwaage, um die Adduktionskraft des Daumens zu messen.

Ergebnisse

Eine vermehrte Abduzierbarkeit von 20° und mehr, verbunden mit Kraftlosigkeit und Schmerzen, also den typischen Wackeldaumen, fanden wir in 3 Fällen, davon wurden 2 auswärts nachbehandelt. Die Gipsfixation mit 4 Wochen war sicher zu kurz. In einem dritten Fall wurde intraoperativ ein kleines Knochenfragment entfernt.

In je 20% der Fälle konnte eine verminderte oder eine vermehrte Abduzierbarkeit gegenüber der unverletzten Seite festgestellt werden, wobei in etwa der Häfte ein deutlicher Unterschied in der Abduzierbarkeit zwischen 0° und 30° Beugestellung bestand.

40% zeigten ein Beugedefizit von 5° bis 20° im Grundgelenk, wobei auf Grund der Messungen des Abstandes zwischen Daumenkuppe und ulnaren Handrand gesagt werden kann, daß ein Beugedefizit im MCP-Gelenk bis 20° vom Sattelgelenk in den meisten Fällen ausgeglichen wird.

Eine Überstreckbarkeit gegenüber der unverletzten Seite fanden wir nicht, jedoch zeigte sich in einem Fall, daß eine angeborene Überstreckbarkeit aufgehoben war.

In 45% der Fälle sahen wir eine zum Teil erhebliche Bewegungseinschränkung im IP-Gelenk, wofür wir ebenso wenig eine Erklärung haben, wie für die deutliche Drehfehlstellung des Daumens in 20% der Fälle.

Sieben Patienten klagten über Schmerzen bei Belastung, wobei, ausgenommen die 3 Wackeldaumen, bei den übrigen 4 Patienten keine Erklärung gefunden werden konnte. Eine Kraftverminderung war bei diesen 4 Patienten nicht feststellbar. Wetterfühligkeit gaben 5 Patienten an, wobei auffallend war, daß der Unfall nie länger als 2 Jahre zurücklag.

Zusätzlich konnten wir noch 8 Patienten telefonisch befragen. Sie sahen alle keine Notwendigkeit, unserer Einladung zu folgen, da sie keinerlei Beschwerden hätten.

Diskussion

Zusammenfassend kann man sagen, daß eine vierwöchige postoperative Fixation sicher nicht ausreichend ist und ein noch so kleines Knochenfragment nicht entfernt werden sollte. Bedenkt man jedoch, daß in unserer Nachuntersuchung nur bei 8% eine absolute restitutio ad integrum erreicht wurde, was funktionell von untergeordneter Bedeutung sein mag, und bedenkt man ferner, daß bei 10% der Verletzten Beschwerden auftraten, für die keine Erklärung gefunden werden konnte, so ist dies für uns Anlaß genug, unsere Therapie kritisch zu überdenken.

Verrenkungen und Bandrisse der proximalen Interphalangealgelenke

T. Gaudernak, H. Naglik, W. Seligo und E. Kober, Wien

Bandverletzungen der PIP-Gelenke sind außerordentlich häufige Verletzungen. Im Lorenz-Böhler-Krankenhaus versorgen wir jährlich ca. 700–800. 150 PIP-Verletzungen des Jahres 1977 haben wir ca. ein Jahr nach dem Unfall zur Nachuntersuchung vorgeladen; 40 Patienten sind gekommen und konnten untersucht werden. Es waren 28 Männer und 12 Frauen mit einem Durchschnittsalter von 35 Jahren, die jüngste Patientin war 13, der älteste Patient 75 Jahre alt. Am häufigsten waren der 3. und 4. Finger verletzt, nämlich 27mal.

Die Verletzungsursache war in erster Linie ein Sturz oder ein Schlag auf die ausgestreckten Finger oder Verletzungen beim Ballspiel; dreimal ein Verdrehen der Finger mit einer Bohrmaschine, einmal eine Kreissägeverletzung.

Die typischen Verletzungsfolgen erklären sich durch die besondere Anatomie des PIP-Gelenkes.

Das Mittelgelenk der Langfinger (PIP-Gelenk) ist durch einen komplexen Bandapparat gegen Überstreckung und Aufklappbarkeit gesichert. Zwei kräftige Collateralbänder, die von proximal dorsal nach distal palmar ziehen, sowie eine palmare Faserknorpelplatte, die ca. 1 : 1,5 cm groß ist, sichern das Gelenk. Diese Lamina fibrocartilago palmaris, volar plate oder volar ligament schützt das PIP-Gelenk vor Überstreckung. In den dicken kräftigen Teil dieser Lamina fibrocartilago palmaris (L.F.P.) strahlen die ligamenta collaterali accessoria ein.

Nach Untersuchungen von Kuczynski [1] sind die Seitenbänder in 15–20° Flexion am stärksten gespannt. Eine Ruhigstellung soll daher in 15–20° Beugestellung erfolgen.

Bei passiver Überstreckung des PIP-Gelenkes muß es zu einem Einreißen der L.F.P. oder der Ligg. accessoria kommen. Nach Moller [2], der 139 Verletzungen der L.F.P. genau analysiert hat, sind 43% der Läsionen proximal und einseitig. Unter zweiwöchiger Ruhigstellung im Fingergips heilen sie problemlos aus. Nur 17% der L.F.P. Ausrisse sind knöchern.

Der Verdacht auf eine *Verletzung der L.F.P.* ergibt sich schon aus der Anamnese (Überstreckungsverletzung), eine besondere Bedeutung fällt der klinischen Untersuchung zu.

Das Gelenk ist in seinen Bewegungen schmerzhaft eingeschränkt. Es bestehen deutliche Schmerzen bei Hyperextension, bei Beugung verschwindet dieser Schmerz und kommt bei maximaler Flexion wieder. Ist das Gelenk passiv überstreckbar, so ist die L.F.P. vollständig zerrissen (Abb. 1).

Durch vorsichtige Palpation gelingt es, laut Moller die Rupturstelle genau zu lokalisieren.

Bei unseren Nachuntersuchungsfällen waren 18 Patienten mit einer Überstreckungsverletzung und einer alleinigen Ruptur der L.F.P. Die Verletzung lag immer im distalen Anteil. Bei 2 Patienten mit ganz kleinen Knochenausrissen ohne Diastase wurde ein Fingergips für 2 Wochen angelegt. Sie waren bei der Nachuntersuchung vollständig beschwerdefrei.

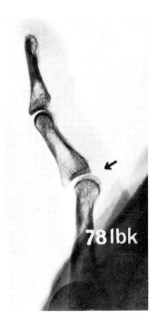

Abb. 1. 55jährige Frau, Überstreckung des Mittelfinger PIP beim Ballspiel. Klinisch: Typische Überstreckungsinstabilität, Seitenbänder fest, Druckschmerz in Höhe des Gelenkspaltes beugeseitig; Diagnose: Ruptur der lamina fibrocartilago palmaris im distalen Anteil. Therapie: 4–5 Wochen Fingergipshülse in 15–20° Beugestellung des PIP Gelenkes. Nach 1 Jahr beschwerdefrei

16 mit größerem knöchernem Ausriß wurden 3–4 Wochen im Fingergips fixiert. Neun dieser Ausrisse sind tadellos eingeheilt. Diese Patienten sind vollständig beschwerdefrei. Bei 6 Patienten heilten die knöchernen Ausrisse mit kleiner Diastase oder gekipptem Fragment, 3 dieser Patienten haben Beschwerden in Form von Schwellneigung und fallweisen Schmerzen. Ein Patient hat eine Überstreckbarkeit von 10°.

Bei knöchernen Ausrissen mit Fragmentdiastase erscheint deshalb eine Reinsertion der fibrocartilago zweckmäßig. (Das Operationsfoto zeigt eine Diastase von ca. 1 cm); die Reinsertion kann am einfachsten durch einen mittseitlichen Zugang und Fixation der Faserknorpelplatte mit einer Lengemann-Ausziehdrahtnaht an der Basis des Mittelgliedes durchgeführt werden (Abb. 2a, b).

Wird das gestreckte PIP-Gelenk gegen Ad- oder Abduktion beansprucht, so kann es zu einer *Ruptur der Collateralbänder* kommen. Wie wir aus der Anatomie auf Grund der engen Beziehung der L.F.P. und der Collateralbänder gesehen haben, muß es bei einer kompletten Ruptur der Collateralbänder auch zu einem Einreißen der Ligg. accessoria oder der L.F.P. kommen. Am häufigsten ist das radiale Seitenband verletzt.

Redler und Williams [4], die 14 Seitenbandrupturen operiert haben, fanden immer Ausrisse im proximalen Anteil. In 50% sei das Band in das Gelenk eingeschlagen gewesen. Andere wiederum haben nie eine Interposition in das Gelenk gesehen (Nigst [3]).

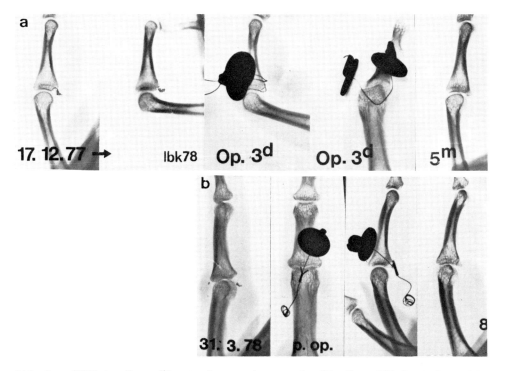

Abb. 2. a 22jährige Frau, Überstreckungsverletzung des Ringfinger-PIP durch Sturz. Klinisch: Überstreckungsinstabilität, Röntgen: knöcherner Ausriß der Lamina fibrocartilago palmaris mit gekipptem Fragment; Operation: Fixation der L.F.P. mit U-Draht-Naht, Fingergipshülse für 4 Wochen; nach 5 Monaten stabiles, schmerzfreies Gelenk, Beweglichkeit frei, (Fragment nachgezeichnet), **b** Die Fixation der ausgerissenen L.F.P. ist auch mit einer Lengemannausziehdrahtnaht möglich

Die Diagnose einer Seitenbandruptur des PIP-Gelenkes ergibt sich meist schon aus der einseitigen Schwellung und der lokalen Druckempfindlichkeit, die entsprechend dem häufigsten Verletzungsort proximal der Rolle des Grundgliedes liegt. Das verletzte Band ist stark druckempfindlich, bei kompletter Ruptur ist das Gelenk aufklappbar, ein nur teilweise gerissenes Band hält das Gelenk stabil. Im Zweifel sind gehaltene Röntgenaufnahmen mit Vergleich durchzuführen.

Nur 5 unserer nachuntersuchten Patienten hatten eine Ruptur des Seitenbandes ohne Luxation. Zwei Patienten wurden nur 2–3 Wochen mit Fingergips fixiert und hatten bei der Nachuntersuchung zeitweise Schmerzen, eine Schwellneigung über dem verletzten Band und eine Instabilität von 10°, bei beiden Patienten war der Unfall durch Verdrehen mit einer Bohrmaschine entstanden.

Zwei Patienten mit Aufklappbarkeit von 20° und 50° wurden 6 Wochen mit Fingergips behandelt und sind vollständig beschwerdefrei (Abb. 3). Bei einem Patienten wurde das Band genäht — es war in der Mitte zerrissen — ebenso der Tractus intermedius. Er ist beschwerdefrei.

Ein Patient mit einem Seitenbanddefekt durch Kreissägenverletzung hat ein völlig instabiles Zeigefingermittelgelenk, mit dem er aber sehr zufrieden ist.

Kombinierte Verletzungsmechanismen, die das gebeugte Gelenk treffen, führen zur *Luxation im PIP-Gelenk*.

Am häufigsten ist die Verrenkung des Mittelgliedes nach dorso ulnar; es muß dabei zu einer Zerreißung der L.F.P. kommen. Meist ist zusätzlich das radiale Seitenband ausgerissen, nur bei der reinen dorsalen Luxation können die Seitenbänder intakt sein (Abb. 4).

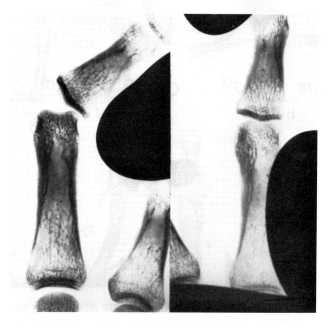

Abb. 3. 25jähriger Mann, Zerreißung des radialen Seitenbandes am PIP des Ringfingers durch Sturz. Klinisch und gehaltenes Röntgen: vollständige Zerreißung des radialen Seitenbandes; Behandlung: konservativ, Fixation 6 Wochen im Fingergips; 15 Monate nach dem Unfall stabiles, schmerzfreies und frei bewegliches Gelenk. (rechts Bild)

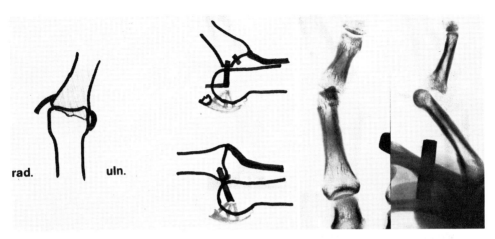

Abb. 4. Die häufigste Luxationsform des PIP Gelenkes ist die Verrenkung des Mittelgliedes nach dorsal und ulnar. Das radiale Seitenband ist dabei zerrissen, die L.F.P. kann knöchern oder im knorpeligen Anteil gerissen sein. Bei der rein dorsalen Luxation sind die Seitenbänder intakt. Bei den volaren Luxationen ist meist das ulnare Seitenband, immer die L.F.P. und der Tractus intermedius zerrissen

Manchmal haben die Patienten die Luxation bereits selbst behoben, sonst erfolgt sie durch einfachen Längszug und gelingt fast immer.

Nach der Reposition ist die Festigkeit der Seitenbänder und der L.F.P. sowie die Streckung und Beugung zu prüfen, da auch eine Verletzung des Tractus intermedius vorliegen kann. In ganz seltenen Fällen ist eine proximal ausgerissene L.F.P. in das Gelenk eingeschlagen — es besteht dann eine Blockade der Beugung.

Unter 12 Luxationen nach dorsal waren fünf nach dorsoulnar mit Ruptur des radialen Seitenbandes, 5mal war die L.F.P. knöchern ausgerissen, 7mal im knorpeligen Anteil.

Die Behandlung ist üblicherweise konservativ im Fingergipsverband. Fixationsdauer 4–6 Wochen. Ganz besonders wichtig erscheint bei diesen Verletzungen, daß das Mittelgelenk nicht mehr als 15–20° gebeugt wird.

Zwei Patienten wurden wegen knöchern ausgerissener L.F.P. und Diastase der Fragmente operiert.

Nach einem Jahr ist die Hälfte der Patienten schmerz- und beschwerdefrei, 6 geben fallweise Schwellung, Schmerzen und Wetterfühligkeit an. Vier von diesen Patienten haben keine einwandfreie knöcherne Heilung der ausgerissenen L.F.P. (Abb. 5).

Zwei konservativ behandelte und die 2 operierten Patienten haben eine Einschränkung der Streckung von 20°.

Die *volare Luxation* des Mittelgliedes im PIP-Gelenk ist durch die Kombination Seitenbandruptur, Zerreißung der L.F.P. und des Tractus intermedius eine ganz schwere Verletzung.

Bei 3 Patienten war die Luxation nach volar. Zweimal wurde gleich operiert, da es nach der Reposition immer wieder zur beugeseitigen Verrenkung kam. Bei der Operation konnte eine teilweise Interposition der ausgerissenen L.F.P. gefunden werden, sowie eine Ruptur des Tractus intermedius. Eine Patientin wurde konservativ behandelt und mit ca. 40° gebeugtem Mittelgelenk für 4 Wochen ruhiggestellt; nach Gipsabnahme entwickelte sich

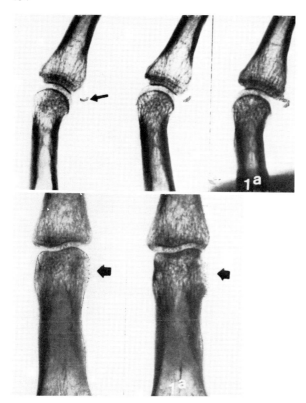

Abb. 5. 36jähriger Mann, Überstreckungsverletzung des Kleinfingermittelgelenkes durch Sturz. Klinisch: Lockerung des radialen Seitenbandes, Überstreckungsinstabilität. Röntgen: knöcherner Ausriß der Lamina fibrocartilago palmaris (←), „Unruhe" am radialen Seitenbandursprung (←); Behandlung: konservativ mit 4 Wochen Fingergips; Nach 1 Jahr Beweglichkeit S 0-20-80, stabiles Gelenk, Schmerzen und Schwellung radial; Im Röntgen: Diastase der ausgerissenen L.F.P., „Sehnencallus" am radialen Bandursprung

dann eine typische Knopflochdeformität und Beugekontraktur, die sekundär operiert werden mußte.

Wenn das Gelenk aber in ca. 15° Beugestellung fixiert wird, kann auch eine Tractus intermedius-ruptur ausheilen.

Zusammenfassung

Bandverletzungen der PIP-Gelenke sind sehr häufige Verletzungen. Die Diagnose erfolgt aus dem Verletzungsmechanismus und durch die klinische Untersuchung. Für die korrekte Behandlung ist ein exakt eingestelltes Röntgen notwendig.

Am häufigsten sind Verletzungen der Lamina fibrocartilago palmaris. Einseitige proximale Läsionen (Diagnose durch einseitig proximal lokalisierten Druckschmerz am Grundgliedköpfchen) bedürfen nur einer 2wöchigen Fixierung mit einer Fingergipshülse. Die

Rupturen im distalen Anteil ohne ausgerissenes Knochenstück und die knöchernen Ausrisse ohne Diastase, wie sie isoliert oder nach Fingerluxationen vorkommen, sollen fünf Wochen im Fingergipsverband ruhiggestellt werden.

Einfache Seitenbandzerrungen werden 2–3 Wochen, Seitenbandrupturen 5–6 Wochen im Fingergipsverband ruhiggestellt. Die Diagnose erfolgt durch die klinische Untersuchung und gehaltene Röntgenaufnahmen. Wurde operiert, dann erfolgt die Fixation für 4 Wochen.

Die Operation scheint uns empfehlenswert für alle Ausrißfrakturen der L.F.P. mit mehr als 2 mm klaffendem Bruchspalt, denn vier Fünftel der Patienten mit Beschwerden haben eine Fragmentdiastase (Abb. 5).

Bei den volaren Luxationen sind Interpositionen häufig und dann die Operation nicht zu umgehen.

Ansonst kann auch diese Verletzung konservativ mit fünf Wochen Fingergips in 10–15° Beugestellung des PIP-Gelenkes behandelt werden.

Literatur

1. Kuczynski, K.: The Proximal Interphalangeal Joint Anatomy and Causes of Stiffness in the Fingers. J. Bone and Joint Surg. *50B*, 656–663 (1968)
2. Moller, J.T.: Lesions of the Volar Fibrocartilago in Finger Joints. Acta orthop. scand. *45*, 673–682 (1974)
3. Nigst, H.: Frische Verletzungen der Fingergelenke und ihre Spätfolgen. Entstehung, Erkennung, Behandlung. II. Basler Handchirurgische Arbeitstagung 1977, S. 51. Handchirurgie *10*, 47–53 (1978)
4. Redler, R., Williams, J.T.: Rupture of a Collateral Ligament of the Proximal Interphalangeal Joint of the Fingers. J. Bone and Joint Surg. *49A*, 322–326 (1967)

Verrenkungen und Verrenkungsbrüche der distalen Interphalangealgelenke

J. Poigenfürst, Wien

Die Verrenkungen und Verrenkungsbrüche der Fingerendgelenke sind so sehr mit den Sehnenverletzungen verknüpft, daß diese Beziehung besprochen werden muß. Eine Übersicht über 124 reine Endgelenksluxationen bei Erwachsenen zeigt, daß die randständigen Finger bevorzugt werden. Die Luxation erfolgt bei ihnen *vorwiegend* nach dorsal und bei den dreigliedrigen Fingern *ausschließlich* nach dorsal. Keine dieser 124 Luxationen zeigte ein Repositionshindernis. Nach der Reposition sind die Fingerendgelenke erfahrungsgemäß wieder stabil, auch wenn man annehmen muß, daß zumindest ein Seitenband verletzt ist. Auch gleichzeitige Sehnenabrisse führen zunächst nur zu einer Defizitstellung mit einem entsprechenden Funktionsausfall, jedoch zunächst zu keiner Luxation. Der Grund dafür liegt in der allseitigen Verspannung der Endglieder durch die Seitenbänder, die Streck- und Beugesehne und vor allem durch das Landsmeersche „retinacular ligament".

Unstabilität und Repositionshindernisse sind erst bei Auftreten von Randfrakturen zu erwarten (Abb. 1), bei denen dann auch fallweise die Beugesehne interponiert sein kann. In diesen Fällen ergibt sich dann die Notwendigkeit zur blutigen Reposition und Osteosynthese. Diese Randfrakturen können sowohl die Seitenbandansätze betreffen, als auch die Ansätze der Strecksehne oder Beugesehne. Die Subluxation oder Luxation erfolgt dann jeweils in der entgegengesetzten Richtung. L. Böhler hat für die Verletzungen an der Streckseite eine Unterscheidung nach der Tiefe des Fragmentes, bezogen auf den Rollendurchmesser, getroffen. Wenn mehr als ein Drittel der Gelenksfläche ausgebrochen ist, besteht die Gefahr der Subluxation, wenn man das Gelenk im Sinne der Reposition überstreckt. Stack hat diesen Unterschied nach dem Entstehungsmechanismus geklärt. Er unterscheidet den echten Mallet-Finger als Abrißbruch vom Baseball-Finger, der durch Längsstauchung entsteht. Als Beweis für diesen Entstehungsmechanismus findet man manchmal auch ein Imprimat im Rest der Gelenksfläche. Wesentlich erscheint uns dabei nicht nur die Tiefe, sondern auch die Breite des Fragmentes zu sein. Erst dann, wenn nicht nur die vereinigten lateralen Bänder aus dem Endglied ausgerissen sind, sondern auch die Verankerung der Landsmeerschen Bänder mitausbricht, ergibt sich die Subluxationstendenz sowohl bei Überstreckung als auch bei Beugung des Endgelenkes. Eine sehr seltene Kombinationsverletzung stellt die Abscherungsfraktur am Endglied und am Mittelglied dar, die einen Beweis für die Entstehung des Baseball-Fingers darstellen dürfte (Abb. 2). Diese Verletzung zeigt auch ein sehr wichtiges Kriterium für das wirkliche Ausmaß der Verletzung. Während die Stellung des Endgliedes innerhalb der Bereiche 90–45° bzw. 45–0° variabel ist, zeigt die

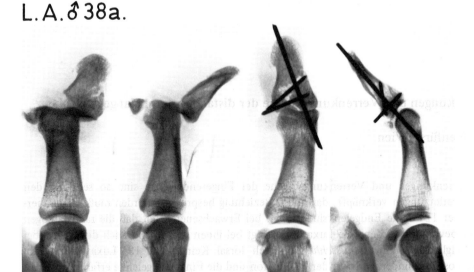

Abb. 1. Verrenkungsbruch des Daumengrundgelenkes bei einem 38 Jahre alten Mann mit Ausriß des ulnaren Seitenbandansatzes und Interposition der Beugesehne. Versorgung mit Bohrdrahtosteosynthese

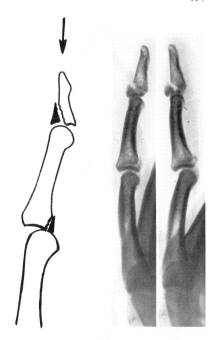

Abb. 2. Entstehungsmechanismus und Röntgenbild einer Kombinationsverletzung von Abscherungsbruch an der Streckseite des Endgelenkes und an der Beugeseite des Mittelgelenkes mit Schwanenhalsdeformität

angedeutete Schwanenhalsdeformität, daß der Streckapparat seine Spannung gänzlich verloren hat und nur mehr auf das Mittelglied wirkt.

Diesem Umstand soll auch die Behandlung Rechnung tragen. Nach Durchtrennung der Strecksehne an einem Leichenfinger in Höhe des Endgelenkes kann man durch Überstreckung des Endgliedes lediglich die Diastase ausgleichen. Wird das Mittelgelenk gleichzeitig gebeugt, überlappen sich die beiden Sehnenstümpfe um etwa 1 1/2 mm. Es scheint also nicht so sehr auf die Überstreckung des Endgelenkes als auf die Beugung des Mittelgelenkes anzukommen. Abbildung 3 zeigt 2 knöcherne Strecksehnenausrisse ähnlichen Ausmaßes. Beim 1. Fall ist das Fragment ohne Überstreckung gut angelegt, weil das Mittelgelenk gebeugt ist. Im unteren Fall, einem Internisten der mit gebeugtem Finger nicht percutieren hätte können, wurde der Gipsverband in Streckstellung des Mittelgelenkes angelegt. Die Diastase besteht unverändert (Abb. 3).

Wenn die konservative Behandlung diese Gesichtspunkte berücksichtigt und der Gipsverband regelmäßig überwacht wird, ergibt sie ausgezeichnete Resultate. Bei eindeutiger Luxationsneigung bevorzugen wir jedoch die Osteosynthese, entweder mit Bohrdrähten oder Minischrauben (Abb. 4). Wesentlich erscheint dabei die Dimensionierung des Osteosynthesematerials. Manchmal ist es weiser, sich mit einer kleinen Inkongruenz zufriedenzugeben, als durch eine zu massive Montage das Gelenk zu gefährden.

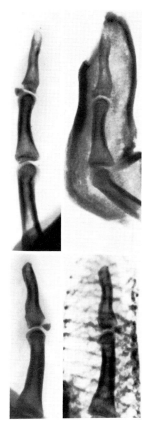

Abb. 3. Röntgenbilder von 2 knöchernen Strecksehnenausrissen ähnlichen Ausmaßes bei 2 verschiedenen Patienten. Im oberen Fall wurde das Mittelgelenk in gebeugter Stellung ruhiggestellt. Obwohl das Endgelenk nicht überstreckt ist, ist das Fragment gut angelegt. Im unteren Fall wurde das Mittelgelenk in Streckstellung ruhiggestellt. Die bestehende Diastase am Endgelenk ist unverändert geblieben

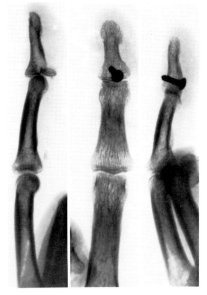

Abb. 4. Fixation eines knöchernen Beugesehnenausrisses mit einer Kleinstfragmentschraube. Die Beugesehne war mit einem kleinen Bruchstück in Höhe des Mittelgelenkes gelegen

Zur Behandlung des subcutanen Strecksehnenausrisses

L.J. Lugger, Innsbruck

Der subcutane Riß der Strecksehne an der Basis einer Fingerendphalange ist eine Verletzung des Arbeitsalltags, gleich wie der Freizeit (Tabelle 1).

Wird ein Fingerendglied, das aktiv gestreckt gehalten wird, zusätzlich passiv plötzlich und übermächtig gebeugt — etwa beim kraftvollen Glattstreichen eines Leintuches — oder wirkt ein direktes Trauma auf den Ansatz der Streckaponeurose ein — etwa eine Klemmverletzung — kann die Strecksehne über dem Endglied oder etwas distal wie proximal davon im Bereich ihrer zartesten Struktur zerschleißen, oder mit einem kleinen schalenförmigen Fragment, auch mit einem größeren gelenksbeteiligten Knochenstück aus ihrer Verankerung herausgerissen werden. Abzugrenzen sind hier schon aufgrund der therapeutischen Konsequenz Verrenkungsbruchformen in den Fingerendgelenken, denen ein Hyperextensionstrauma zugrunde liegt.

Zur Klinik und Versorgung

Das Fingerendglied hängt durch den Tonus der intakten langen Beugesehne in einem sehr unterschiedlichen Winkel, meist zwischen 20° und 70° schlaff herab, läßt sich passiv voll strecken, ist streckseitig berührungsschmerzhaft, bei dislozierten Ausrissen auch äußerlich verformt. Diese Fehlstellung hat der Verletzung im anglikanischen Schrifttum die Bezeichnung Dropped- oder Mallet Finger gebracht; hinsichtlich ihrer Genese ist sie auch als Baseball- oder Cricket Finger bekannt. Im älteren deutschen Schrifttum wird der knöcherne Ausriß als Buschsche Fraktur bezeichnet.

Nicht nur von weiblichen Patienten wird das Herabhängen eines Fingerendgliedes als wesentliche kosmetische Beeinträchtigung, die funktionelle Behinderung jedoch als „Bagatellverletzung" empfunden. Es wird so die Wiederherstellung des äußeren Erscheinungsbildes meist als wichtiger angesehen als volle Streckung oder wiederum Überstreckkung zu erreichen. Bei intakten seitlichen Zügeln oder nur geringer Mitverletzung der Synovia, mit einem Streckverlust von 15° ist auch ohne Behandlung volle funktionelle

Tabelle 1. Unfallursachen von 247 subcutanen Strecksehnenausrissen am Fingerendglied

Sturz	61
Anstoßen, Hängenbleiben	47
direkter Schlag, Klemmen	30
Haus- und Gartenarbeit	22
Bettenmachen	26
Anziehen	10
Sport: Fußball, Basketball	25
Turnen	9
Schwimmen, Skifahren	5
Sonstige	12

wie kosmetische Wiederherstellung zu erwarten und sicher keine manuelle Beeinträchtigung in Durchschnittsberufen zu befürchten [6, 7].

Ein Großteil der Verletzten bringt so der Versorgung seiner als leicht empfundenen Gesundheitsstörung nur einer einfachen, für ihn verständlichen Versorgungsmethode Verständnis entgegen. Aufwendige Verbandanordnungen, größere Gipsverbände, aber auch kleine operative Korrektureingriffe werden oft als „overtreatment" empfunden, abgelehnt oder selbst unterbrochen und somit die Komplikationsrate der gewählten Verfahren eigenmächtig beträchtlich erhöht; finden sich doch bereits bei einem einfachen Schienenverfahren etwa 1/3 nicht mehr zu den empfohlenen Nachkontrollen ein.

Des weiteren steigt der Therapieerfolg nicht mit der Aufwendigkeit der Verbandanordnung. War es seit den Untersuchungen von Schloffer und Bunnell üblich das Mittelgelenk mit 60 bis 70° Beugung, das Endgelenk in leichter Überstreckung zu fixieren [2, 13] haben Untersuchungen von Landsmeer und Kaplan [5, 8] dazu geführt, daß die Ruhigstellung des Endgelenkes in physiologischer Ruhigstellung, eventuell sogar in leichter Beugung erfolgen sollte, so werden jüngst auch Verbandanordnungen, die nur mehr das Endgelenk in Streckstellung festhalten, bei konservativem Vorgehen, als völlig ausreichend erachtet [6, 15].

Wir haben diese Grundeinstellung der Verletzten in unsere therapeutischen Überlegungen stark eingebaut und unter Kenntnis der Vielzahl konservativer Verfahren [9], wie auch im Wissen über den gelegentlichen Vorteil operativen Vorgehens eine volare Fingerschiene nach Hohmann weiterentwickelt und mit ihr nun bereits seit langem wesentlich bessere Ergebnisse erzielt, als mit den früher angewandten Fingergipsen.

Die Innsbrucker Plastikfingerschiene (Abb. 1)

Aus Plexidur-Kunststoff, der sich zwischen 120 und 140° gut formen läßt und schnell wieder abkühlt, individuell angelegt reicht die Innsbrucker Schiene von der Fingerkuppe bis an die Mitte des Fingergrundgliedes, läßt also das Grundgelenk bewegungsfrei. Der Druck an der Fingerkuppe ist so genau zu dosieren und die gewünschte Streckstellung oder leichte Überstreckung im Endgelenk exakt einzustellen. Die Schiene ist beugeseitig angelegt, dort perforiert, läßt also die Haut atmen, sie wird seitlich von 2 nach dorsal geführten abgerundeten und weichen Bügeln gehalten, von denen der distale etwas proximal der Verletzungsstelle angebracht ist und so keinen direkten Druck auf das Endgelenk ausübt. Das Material ist voll hautverträglich, wir sahen nie Reizerscheinungen, es ist vor allem aber durchsichtig und es können etwaige schwellungsbedingte Druckstellen jederzeit beurteilt werden. Die Schiene ist wasserbeständig, der Finger kann mit der Schiene trockengeföhnt werden. Sitzt sie zu straff oder locker wird sie abgenommen, unter kurzer Hitze in ihrer Form korrigiert und sofort wiederum angelegt. Anhaltend angenehmer und reizloser Sitz ist wesentlich, damit der Patient nicht der Verführung unterliegt die Schiene selbst, wenigstens gelegentlich, zu entfernen. Wir empfehlen die Schiene Tag und Nacht 6 Wochen zu tragen, nach Abnahme und Übungsbeginn 2 weitere Wochen sie nachts anzulegen bzw. bei schwererer verletzungsgefährdeter Arbeit noch gelegentlich zu benützen.

Die Plastikfingerschiene wird an der Innsbrucker Klinik nun seit über 14 Jahren routinemäßig zur Versorgung des tendinösen wie knöchernen Strecksehnenausrisses verwendet. Nur in ausgewählten Fällen, meist berufsbedingt und mit dem Wunsch verbunden absolute kraftvolle Streckung wieder zu erlangen und dabei auch eine mögliche endlagige Bewegungs-

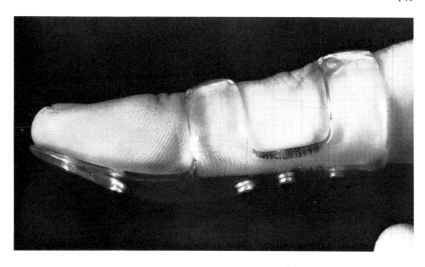

Abb. 1. Plexidur-Plastikschiene, individuell angepaßt, hitzeformbar, durchsichtig und atemaktiv zur Versorgung des subcutanen Strecksehnenausrisses

behinderung in Kauf nehmen zu wollen, wie bei großen mindestens 1/3 der Gelenksfläche mitfassenden knöchernen Ausrissen, versorgen wir operativ durch Ausziehdrahtnaht und temporäre Stiftarthrodese.

Aus dem Krankengut

In einem geschlechtlich annähernd gleich verteilten Kontingent subcutaner Strecksehnenausrisse überwiegen männliche Patienten in den ersten Lebensjahrzehnten, weibliche Patienten ab dem 50. Lebensjahr (Abb. 2). Auch Kinder sind betroffen; 3 Patienten waren erst 10 Jahre alt.

Dreiviertel der Verletzten kamen innerhalb der ersten 2 Tage nach dem Unfall, weitere 15% innerhalb der ersten Woche und 10% verspätet zur Versorgung. Wir haben unser konservatives Verfahren im Gegensatz zu manchen Autoren [1, 4] auch bei 3 und 4 Wochen veralteten Rissen in 2 Ausnahmefällen bis zu 6 Wochen zurückliegend, nicht jedoch hier bei alten knöchernen Ausrissen, zum Teil mit erstaunlichem Erfolg angewandt. Sekundär wurden bei Versagen der Methode nur 3 Patienten nachoperiert.

Aus den Ergebnissen

Ein Kontingent von 140 subcutanen Strecksehnenausrissen wurde in einem Zeitraum von 4 Monaten bis 6 Jahren nachuntersucht. 65,7% zeigten volle Streckung und Bewegungsfreiheit, wobei in vielen Fällen der verletzte Finger nicht genannt werden konnte. 22,2% boten einwandfreie Funktion bei geringem 5 bis 10° herabhängendem Endglied und voller Beschwerdefreiheit; 12,1% jener Patienten, die ihre Schiene weisungsgemäß 6 Wochen getragen

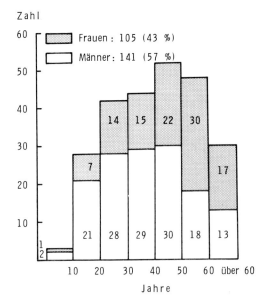

Abb. 2. Altersverteilung von 247 subcutanen Strecksehnenausrissen am Fingerendglied (Univ.-Klinik f. Unfallchirurgie, Innsbruck; Vorstand: Prof. Dr. O. Russe)

haben, zeigten ein Streckdefizit von über 10°, in seltenen Fällen mit Beschwerden verbunden. Die Erfolgsquote betrug somit 88% (Tabelle 2).

Bei den knöchernen Strecksehnenausrissen, die zum Teil lippenförmig aus der Gelenksfläche mit einem anhaftenden Knorpelstück, das im Röntgenbild nicht sichtbar ist, abgehoben bleiben und sich konservativ oftmals nicht ausreichend reponieren lassen verblieb nun in einem Drittel der Fälle eine Streckbehinderung von 10–20°, zum Teil mit typischem, störendem spornförmigen Einheilen des knöchernen Ausrisses (Tabelle 3).

Diese Erfahrung steht etwas im Gegensatz zu Berichten [3, 12], die dem knöchernen Ausriß eine bessere Prognose zusprechen, entspricht jedoch dem allgemeinen Trend, daß bei knöchernen Ausrissen vermehrt operativ vorgegangen werden sollte.

Tabelle 2. Behandlungsergebnis von 140 subcutanen Strecksehnenausrissen, mit individuell angepaßter Innsbrucker Plastik-Schiene versorgt

Volle Streckung und Bewegungsfreiheit	92	65,7%
Streckdefizit bis 10° und volle Beschwerdefreiheit	31	22,2%
Streckdefizit über 10°	17	12,1%

Tabelle 3. Behandlungsergebnis von 26 „knöchernen" subcutanen Strecksehnenausrissen, mit individuell angepaßter Innsbrucker Plastik-Schiene versorgt

Volle Streckung und Bewegungsfreiheit	10	65,7%
Streckdefizit bis 10° und volle Beschwerdefreiheit	7	26,9%
Streckdefizit über 10°, oder Beschwerden	9	34,6%

Wir glauben so, daß nach nun bereits vieljähriger Anwendung unserer Schiene sie außer bei primär großen, konservativ nicht ausreichend zu reponierenden knöchernen Ausrissen zufriedenstellende Ergebnisse bringt, den gewohnten Arbeits- und Lebensrhythmus des Verletzten kaum stört, als Behandlungsmethode „angenommen" wird und daß eine intensivere Beratung über die Vorteile der Schiene, insbesondere hinsichtlich Änderung bei schmerzhaftem oder belästigenden Sitz wie Bruch die Ergebnisse noch verbessert werden können und sind der Meinung, daß bei frischen Verletzungen, 1–2 Wochen veralteten Strecksehnenausrissen an den Langfingern, mit Vorbehalt auch am Daumen, wir eine Methode zur Verfügung haben, die zusätzlich risikoarm ist und daß so operative Verfahren nur ausgewählten Fällen vorbehalten bleiben sollen.

Literatur

1. Böhler, L.: Die Technik der Knochenbruchbehandlung, Bd I., Wien: W. Maudrich 1951
2. Bunnell, St.: Surgery of the Hand. Philadelphia-London: Lippincott 1945
3. O'Donoghue, D.H.: Treatment of the Injuries to Athletes. 3rd ed. Philadelphia, London, Toronto: W.B. Saunders 1976
4. Ender, J., Krotschek, H., Simon-Weidner, R.: Die Chirurgie der Handverletzungen. Wien: Springer 1956
5. Kaplan, E.B.: Functional and Surgical Anatomie of the Hand. Philadelphia: Lippincott 1953
6. Kilgoree: The Hand. Philadelphia: Lea & Febiger 1977
7. Krösl, W.: Zit. nach Ender
8. Landsmeer, J.M.F.: Anat. Rec. *104*, 31 (1949)
9. Lugger, L.J.: Die konservative Behandlung des subcutanen Strecksehnenausrisses am Fingerendglied mit einer Plastikschiene. Mschr. Unfallheilk. 75, 74 (1972)
10. Pratt, D.R., Bunnell, S., Howard, D.: Amer. J. Surg. *93*, 57 (1957)
11. Rehn, J.: Unfallverletzungen bei Kindern. Berlin, Heidelberg, New York: Springer 1974
12. Salter, R.B.: Textbook of Disorders and Injuries of the Muskuloskeletal System. Baltimore: The Williams & Wilkins Company 1970
13. Schloffer, H.: Zbl. Chir. *57*, 1053 (1930)
14. The Surgical Staff, the Hospital for Sick Children, Toronto, Canada: Care for the Injured Child. Baltimore: The Williams & Wilkins Company 1975
15. Williams, J.G.P., Sperryn, P.N.: Sport Medicine, 2nd ed. Baltimore: The Williams & Wilkins Company 1976

Knöcherne Strecksehnenausrisse an den Endgliedern der Finger

H. Arzinger-Jonasch, Leipzig

Der knöcherne Ausriß der Strecksehne von der Basis des Fingerendgliedes als eine der möglichen Formen von Strecksehnenausrissen steht seiner Häufigkeit nach an 2. Stelle. Knothe u. Mitarb. weisen ihn in rund 12% nach, in unserem Krankengut beträgt er 18%.

In Entstehung und Diagnostik können gegenüber den Ausrissen im sehnigen Anteil keine Besonderheiten gefunden werden: Bagatelltraumen verursachen sie, Fehlstellung des Fingers im Endgelenk und Streckunfähigkeit charakterisieren den klinischen Befund.

Röntgenologisch zeigt das sagittale Bild einen meist dreieckförmigen, unterschiedlich großen Ausriß aus der Basis der Endphalanx unter Beteiligung der Gelenkfläche bis zu einem Drittel derselben. Eine Subluxationsstellung im Endgelenk ist dabei nicht vorhanden.

Differentialdiagnostisch sind von den knöchernen Strecksehnenausrissen der Endphalanx die sogenannten Hyperextensionsbrüche des Fingerendgliedes abzugrenzen. Sie stellen sich röntgenologisch ebenfalls als knöcherne Abbrüche der Basis dar, sind jedoch größer, betragen über ein Drittel bis zur Hälfte der Gelenkfläche und gehen daher meist mit einer Subluxationsstellung des Endgliedes nach volar einher. Die klinische Symptomatik gleicht im übrigen der des Strecksehnenausrisses. Erwähnenswert ist der unterschiedliche Unfallmechanismus. Hyperextensionsbrüche sind selten, in unserem Material betrugen sie nur 2%. Ihre Behandlung weicht von der der knöchernen Strecksehnenruptur ab und soll gesondert dargestellt werden.

Das Behandlungsziel der knöchernen Strecksehnenausrisse besteht darin, einmal den Ansatz der Strecksehne, damit ihre ursprüngliche Länge, zum anderen die Gelenkkontinuität für die Wiederherstellung der vollen Funktion zu rekonstruieren und das Repositionsergebnis einer kontinuierlichen Retention für die Dauer von 4 Wochen in Entlastungsstellung der Strecksehne zuzuführen.

1. Der frische knöcherne Strecksehnenausriß

Die geschlossene Reposition des knöchernen Abrisses gelingt bei bekannter Beugung im Mittel- und Grundgelenk, sowie in Überstreckung im Endgelenk meist, wenn die Verletzung innerhalb von 48 Std zur Behandlung gelangt. Schwierigkeiten treten auf bei einer Torsion des abgerissenen knöchernen Fragmentes.

Die Retention kann a) konservativ mit einer Fingergipshülse, bzw., mit einer Plastikfingerhülse erreicht werden, wobei das Endgelenk in Überstreckung, das Mittelgelenk in Beugung von 70–80° fixiert sein soll. Entsprechende fortdauernde Überwachungen klinisch und röntgenologisch achten auf Durchblutung und Erhaltung des Repositionsergebnisses. b) Operative Möglichkeiten der Retention bestehen in der intramedullären Bohrdrahtschienung nach Pratt bzw. durch die Anwendung gekreuzter Kirschnerdrähte. Bohrdrahtinfektion, Bohrdrahtbruch, sowie die Verletzung der Gelenkflächen stellen ernste Komplikationen dieser Retentionsform dar.

Indikation zu operativem Vorgehen. Bei frischen Verletzungen besteht a) bei offenen Abrissen und b) bei Repositions- und/oder Retentionsunmöglichkeit des abgerissenen Knochenanteiles, Indikation zur Operation. Das operative Vorgehen ist dabei nicht einfach, da das Fragment meist sehr klein ist. Schrauben und Bohrdrähte können die Gefahr der Zerstörung desselben durch das Osteosynthesematerial bedeuten. Für eine Retention bewährt sich sehr gut die Verwendung einer Lengemann-Drahtnaht. Operationstechnisch soll daran erinnert werden, die quere Schnittführung des L-förmigen Zuganges zur Vermeidung von Durchblutungsstörungen des Nagelbettes proximal der Endgelenkbeugefalte zu legen. Für die Anlegung des Bohrkanals eignet sich eine lang angeschliffene Kanüle oft besser als ein Bohrdraht oder Bohrer. Die Ruhigstellung der in dieser Weise operativ versorgten knöchernen Strecksehnenausrisse wird durch die oben angeführten konservativen Maßnahmen für die Dauer von 4 Wochen durchgeführt. Die operativen Verfahren der temporären Retention durch Bohrdraht bergen zu den bereits genannten Gefahren die Zerreißung der Lengemann-Naht in sich.

2. Veraltete knöcherne Strecksehnenausrisse

Patienten, welche später als 48 Std nach dem Unfall in Behandlung gelangen, müssen bei der knöchernen Form als veraltet angesehen werden, da nach diesem Zeitpunkt im Frakturspalt liegende Blutgerinnsel eine exakte konservative Reposition verhindern können. Es kommt dann zu einer Spaltheilung mit einer relativ zu langen Strecksehne und funktionell einem Streckdefizit. Bei Patienten in arbeitsfähigem Alter und das volle Fingerspiel erfordernder beruflicher Tätigkeit rechtfertigen nach diesem Zeitpunkt ein operatives Vorgehen. Bei allen anderen Patienten ist ein konservativer Behandlungsversuch angezeigt in Erwartung der genannten Funktionsbehinderung.

3. Hyperextensionsbrüche

Die konservative Behandlung dieser Verletzung weicht von den knöchernen Strecksehnenausrissen ab. Die Reposition und Retention muß entgegen dem Vorgehen bei diesen in einer Streckstellung von 180° bzw. bei einer leichten Beugung im Endgelenk von 10° erfolgen. Überstreckt man im Endgelenk, wie dies bei den knöchernen Strecksehnenausrissen erforderlich ist, so kommt es zur Verstärkung der Subluxation des Endgliedes zur Volarseite. Im Falle der Operationsindikation bewährt sich auch hier die Lengemann-Drahtnaht mit anschließender Ruhigstellung im Gips- oder Plastikschienenverband für 4 Wochen.

Nach diesen Grundsätzen behandeln wir an der traumatologischen Abteilung der Chirurgischen Universitätsklinik Leipzig die knöchernen Strecksehnenverletzungen und Hyperextensionsverletzungen.

Nachuntersuchungen an 120 Patienten mit diesen Verletzungen über einen Zeitraum von 15 Jahren zeigten, daß diejenigen Fälle die besten funktionellen Ergebnisse aufweisen konnten, welche a) innerhalb von 48 Std nach dem Unfall zur Behandlung gelangten und b) bei welchen auf konservativem Wege Reposition und Retention erfolgreich durchgeführt werden konnten.

Veraltet in Behandlung gekommene Abrisse ergaben im Mittel ein Streckdefizit von 30°. Alle operativ versorgten Patienten besaßen bei der Nachuntersuchung ein bis 15 Jahre nach dem Unfall — abgesehen von einer Infektionsquote von 2% — ein um durchschnittlich 20°

vermindertes Ausmaß der Funktion im Endgelenk. Es war mein Anliegen, auf die guten Ergebnisse konservativer Behandlung des frischen knöchernen Strecksehnenausrisses hinzuweisen, die Indikation zu operativer Therapie aufzuzeigen und an die therapeutischen Besonderheiten des Hyperextensionsbruches des Endgliedes zu erinnern.

Die Versorgung von Sehnenausrissen am Endglied

M. Mähring und H. Koter, Graz

Owohl bei Sehnenabrissen vom Fingerendglied ein charakteristischer Funktionsausfall resultiert, bereitet die Diagnose dieser Verletzung bisweilen Schwierigkeiten und der Patient wird zunächst unter der vagen Sammeldiagnose einer „Contusio digiti" entlassen.

Sind Sehnen knöchern ausgerissen, hat der Patient Glück gehabt, da das röntgenologisch sichtbare Knochenfragment in der Diagnosestellung zu Hilfe kommt.

Das Diagnoseproblem der ligamentären Sehnenverletzungen liegt einerseits im negativen Röntgenbefund, zum anderen in der Tatsache, daß eine klinische Untersuchung buchstäblich bis zu den Fingerspitzen leider zu oft unterlassen wird.

Die primär korrekte Diagnose ist aber bereits der erste Schritt einer erfolgreichen Therapie, denn die Voraussetzungen für eine Restitutio ad integrum ist infolge Retraktion und Narbenbildung schon nach einer Woche verschlechtert, was besonders für die Strecksehnenläsionen gilt, bei denen wir uns so konservativ wie möglich verhalten. Von 23 frischen Strecksehnenläsionen wurden insgesamt nur 3 operiert. Unabhängig davon, ob die Strecksehne rupturiert oder knöchern ausgerissen ist, ist in der Wahl der Immobilisierung für uns das Ausmaß der Beugestellung des Fingerendgliedes entscheidend. In der großen Mehrzahl ist die Beugestellung gering. Wir verwenden für solche Fälle die Stacksche Schiene: Bei knöchernem Ausriß, wie in diesem Fall für 5 Wochen, bei Ruptur 2–3 Wochen länger. Für Strecksehnenläsionen mit starker Beugestellung verwenden wir noch immer einen Fingergips mit mäßiger Beugung des Grundgliedes, der mit einer Binde an der Hand angewickelt wird. Dabei wird dem Patienten gezeigt, wie er selbst seinen Finger während des Gipsanlegens halten soll, um die beste Entspannung der Strecksehnenzügel zu erzielen, wie sie auch hier bei einer Korrekturoperation mit einem Kirschnerdraht erreicht wurde.

In diesem Falle hätte sicher auch eine Behandlung mit der Stackschen Schiene zu einem gleich guten funktionellen Ergebnis geführt.

Entscheidend für den Behandlungserfolg ist neben der sofort beginnenden Immobilisierung die genügend lange und ununterbrochene Ruhigstellung. Hier sehen wir den Hauptvorteil der Stackschen Schiene gegenüber dem Gips, da die Schiene ohne wesentliche Behinderung durchaus 6–8 Wochen getragen werden kann. Nimmt allerdings der Patient oder der Arzt die Schiene öfters ab, um die Funktion zu prüfen, ist kein gutes Ergebnis zu erwarten.

Die Indikation zum primär operativen Vorgehen an der Streckseite ist für uns nur bei folgenden Verletzungen gegeben:

Bei scharfer Durchtrennung wird die Sehne durch einige zarte Nähte adaptiert, nachdem zuvor das DIP durch einen Kirschnerdraht in Überstreckung fixiert wurde. Kirschnerdrähte werde diagonal eingebohrt um die Fingerspitze zu schonen.

Die zweite Indikation für frühzeitig operatives Vorgehen an der Streckseite stellen große Knochenabrisse dar: Die Bezeichnung als „Luxationsfrakturen" charakterisiert die Problematik dieser Verletzung gut, da durch den Zug der Profundussehne die Gefahr der Subluxation besteht. Durch die übliche Überstreckung bei konservativer Therapie würde diese Fehlstellung zusätzlich verstärkt werden. Diese Fälle werden operiert. Das Fragment und damit die Sehne wird je nach Größe mit einem Kirschner- oder Ausziehdraht fixiert und das Gelenk temporär arthrodetisiert, wie in diesem Fall eines kleinen knöchernen Ausrisses, wo konservative Therapie auch ein gutes Ergebnis ergeben hätte.

Bei nicht mehr frischen Strecksehnenverletzungen soll dennoch der Versuch einer konservativen Behandlung unternommen werden: Die korrekte Immobilisierung für 6–8 Wochen führt entweder noch zu einem guten Resultat oder zu einer widerstandsfähigen Narbe zwischen den Sehnenstümpfen, die eine Voraussetzung für einen rekonstruktiven Eingriff ist. In der Indikationsstellung für Korrektureingriffe ist den Bedürfnissen des Patienten Rechnung zu tragen, da oft eine Hammerstellung nicht als Behinderung, hingegen öfters als kosmetisch störende Fehlstellung betrachtet wird, welche dann ebenfalls eine Operationsindikation sein kann.

In den vergangenen 2 1/2 Jahren wurden 31 Strecksehnenläsionen behandelt, wovon 8 veraltete Verletzungen waren. Davon waren 11 rupturiert und 20 knöchern ausgerissen. Nur 3 frische Verletzungen wurden primär operiert. Von den 5 veralteten Strecksehnenverletzungen wurden 3 mittels Faltung nach Pulvertaft, bzw. Raffnaht nach Georg versorgt. In 2 Fällen mußte wegen bereits bestehender Kontrakturen eine Endgliedarthrodese durchgeführt werden.

Während die Strecksehnenverletzungen eine Domäne der konservativen Therapie sind, bedeuten unsere 6 Profundussehnenausrisse eine absolute Operationsindikation. Bleibt diese Verletzung unbehandelt, resultiert eine schwere Funktionsstörung, da es neben Unmöglichkeit der aktiven Beugung auch durch die vermehrte Spannung des Lumbricalis zu einer Hyperextension kommt.

Das Fragment wird je nach Größe mit einem Kirschner- oder Ausziehdraht fixiert und das Gelenk für 3 Wochen arthrodetisiert. Ist die Sehne zusätzlich vom Fragment ausgerissen, was wir in unseren Fällen nicht beobachtet haben, muß sie mittels Ausziehdraht extra reinseriert werden.

Ergebnisse nach konservativer und operativer Behandlung frischer knöcherner und ligamentärer Strecksehnenverletzungen am Fingerendglied

Th. Zimmermann und G.W. Prokscha, München

In den Jahren 1972–1975 haben wir an der Chirurgischen Klinik und Poliklinik rechts der Isar der Technischen Universität München 165 Patienten mit Strecksehnenverletzungen am Fingerendglied behandelt.

Die Geschlechtsverteilung verhielt sich wie folgt: Von den 165 Patienten waren 79 weiblichen und 86 männlichen Geschlechts, also ein Überwiegen der Männer mit 52,4% gegenüber den Frauen mit 47,6%.

Aus der Altersverteilung der Patienten ergibt sich bei den Männern eine Häufung im Alter von 30 bis 40 Jahren, bei den Frauen zwischen 40 und 50 Jahren. 28,8% der Patienten haben sich am Arbeitsplatz (21,8% Männer, 8,1% Frauen) verletzt. Den höchsten Anteil an Verletzungen haben mit 43,7% die häuslichen Unfälle. Hierbei überwiegen selbstverständlich die Frauen mit 33,3% gegenüber den Männern mit 10,3%. Sportunfälle nehmen in unserer Übersicht 19,5% der Fälle ein. 3,5% der Verletzungen sind bei einem Verkehrsunfall entstanden. 4,5% der Patienten konnten keine näheren Angaben über den Unfallmechanismus angeben. 55,1% der Patienten verletzten sich an den Strecksehnen des Endgliedes der rechten Hand, 44,9% an denen der linken Hand.

Auf die einzelnen Finger verteilen sich die Strecksehnenverletzungen wie in Tabelle 1 dargestellt ist.

Man erkennt, daß der Mittelfinger am häufigsten betroffen ist, gefolgt vom Ringfinger, Kleinfinger und Zeigefinger. Der Daumen war nur einmal verletzt.

Von den 165 Patienten fanden sich 108 zur Nachuntersuchung ein, die in den Jahren 1972–1975 an unserer Klinik wegen Strecksehnenverletzungen im Bereich der Fingerendglieder registriert und ambulant behandelt wurden. Dies entspricht einem Prozentsatz von 65,4%. Dabei handelte es sich um 19 offene und 89 subcutane Verletzungen. Davon insgesamt waren 62,0% ligamentäre Durchtrennungen und kleine knöcherne Absprengungen am Endglied. Bei 20,4% der Fälle lagen größere knöcherne Absprengungen vor.

Zur Behandlung der vorliegenden Verletzungsformen kamen folgende therapeutische Maßnahmen zur Anwendung (Tabelle 2).

Tabelle 1. Verteilung der Strecksehnenverletzungen auf die einzelnen Fingerendglieder der rechten und linken Hand (n = 165)

Finger	rechts	links	n	%
Daumen	1	–	1	0,6
Zeigefinger	9	3	12	7,3
Mittelfinger	47	41	88	53,3
Ringfinger	16	23	38	23,0
Kleinfinger	19	7	26	15,8
	91	74	165	100,0

Tabelle 2. Die angewandten Behandlungsarten bei Strecksehnenverletzungen an den Fingerendgliedern

Konservativ:
   Gipsfingerschiene n. Böhler
   Kunststoffschiene n. Stack
Operativ:
   Temporäre Bohrdrahtarthrodese des DIP-Gelenkes
   Ausziehdraht n. Lengemann
   Percutane Stiftelung

Die Gipsfingerschiene nach Böhler wurde bei leichter Dorsalflexion im Endgelenk und bei 80° Beugung im Mittelgelenk angelegt. Die Kunststoffschiene wird auf den verletzten Finger aufgesteckt und so eine Überstreckung des Endgelenks erreicht. Die Schiene wird mit einem Pflasterstreifen über dem Mittelglied gut befestigt. Zu Anfang des Behandlungszeitraumes wurden knöcherne Bandausrisse percutan mit Bohrdraht gestiftelt. Dieses Vorgehen wurde alsbald zugunsten der Lengemannschen Ausziehnaht und der Bohrdrahtfixation zur temporären Arthrodese im DIP-Gelenk aufgegeben. Bei den offenen Verletzungen wurden kombinierte Verfahren gewählt, auf die an dieser Stelle nicht weiter eingegangen werden soll.

Zur Nachuntersuchung wurden Bewertungsgrundlagen festgelegt, die das Ergebnis der einzelnen Therapieformen vergleichen lassen. So werden eine völlige Ausheilung und eine Streckhemmung bis maximal 5° als gut, eine Streckhemmung zwischen 5° und maximal 15° als mäßiges, und eine Streckhemmung mit mehr als 15° sowie Durchblutungs- und Sensibilitätsstörungen als schlechtes Ergebnis gewertet.

Vergleicht man Behandlungsart und Behandlungsergebnis bei 89 Patienten mit Strecksehnenverletzungen im Fingerendgliedbereich (Tabelle 3), so können wir feststellen, daß bei allen Behandlungsarten die im besagten Zeitraum an unserer Klinik durchgeführt wurden, etwa 70% gute Ergebnisse erzielt wurden. Die Anzahl der mäßigen bis schlechten Ergebnissen erklärt sich nach Befragung der Patienten einerseits bei konservativer Behand-

Tabelle 3. Behandlungsergebnisse von subcutanen Strecksehnenverletzungen am Fingerendglied im Vergleich mit der Behandlungsmethode (n = 89)

Methode	n	Ergebnis	
Temporäre Bohrdrahtarthrodese und/oder Ausziehdraht n. Lengemann	37	gut mäßig schlecht	70,2% 25,0% 4,8%
Gipsfingerschiene n. Böhler	39	gut mäßig schlecht	73,4% 13,3% 13,3%
Kunststoffschiene n. Stack	22	gut mäßig schlecht	70,0% 26,1% 3,9%

lung durch die mangelnde Kooperation, wie frühzeitige Abnahme des Gipsverbandes oder häufiges An- und Ablegen der Kunststoffschiene, andererseits bei dem operativen Vorgehen durch zu spätes Wiedervorstellen zur Drahtentfernung oder durch Infektionen.

Aufgrund dieser Feststellungen können wir sagen, daß der größere Aufwand bei temporärer Bohrdrahtarthrodese und Lengemann-Ausziehdraht gegenüber den konservativen Behandlungsmethoden kein besseres Behandlungsergebnis bringt. Da der Patient die Gipsfingerschiene, auch wegen der Nachteile, die nicht nur das Material mit sich bringt, als hinderlich und unpraktisch empfindet, wenden wir bei Strecksehnenverletzungen im Fingerendgliedbereich hauptsächlich die Kunststoffschiene nach Stack an. Wichtig ist, daß der Patient immer wieder darauf hingewiesen werden muß, daß die Kunststoffschiene für 6 Wochen angelegt wurde, und in diesem Zeitraum nicht abgenommen werden darf. Bei kooperativen Patienten konnten wir somit mit der Kunststoffschiene die besten Heilungsergebnisse erzielen.

D. Nagelplatten- und Nagelverletzungen

Verletzungen der Nagelplatte und des Nagels an den Fingern

P. Recht, Paris

Die Verletzungen der Fingerkuppen stellen den größten Prozentsatz der Arbeitsunfälle dar. Immer häufiger werden solche Verletzungen aber auch durch die Hilfsmittel unseres Alltags hervorgerufen, wie z.B. Fleisch- und Hackmaschine, Mixer, Rasenmäher, Autotüren usw. Ihre Behandlung wird sehr oft vernachläßigt in der Meinung, es handle sich um banale Verletzungen, welche ohne weiteres dem praktischen Arzt, bzw. einer Hilfsperson überlassen werden können. Leider ist es nicht so. Die Folgen dieser Verletzungen können äußerst dramatisch sein. Denn die Extremität des Fingers ist eine anatomisch-physiologisch ganz spezielle und einmalige Einheit. Sie ist der Träger des Tastgefühls, des 5. Sinnes, des einzigen, welcher seinen Sitz nicht im Kopf hat. Aus diesem Grund finden wir ja die enorme Ausdehnung der der Hand entsprechenden Zone der Hirnrinde. Das Tastgefühl, welches einen besonderen Sinn darstellt, darf nicht verwechselt werden mit der Sensibilität, welche eine allgemeine Eigenschaft der Haut ist.

Was ist dieser Tastapparat? Er besteht aus verschiedenen, funktionell zusammenwirkenden Elementen:

Die Pulpa, mit ihrer durch das individuelle Muster der Papillarlinien gekennzeichneten Haut und dem Unterhautgewebe. Sie enthält die äußerst delikate Sensibilität, welche die Stereognose determiniert. Das Unterhautfettgewebe, das sie unterpolstert, ist elastisch aber kräftig und reich an Nervenendigungen. Der Verlust bzw. die Verletzung dieses sehr differenzierten Gewebes beeinträchtigt die Qualität des Tastgefühls wesentlich. In der Pulpa finden wir nach Rabichong 15–20.000 Nervenendigungen. Der Collateralnerv eines

Fingers informiert die Hirnzentren über 15 cm² Hautoberfläche, während z.B. ein Hautnerv gleichen Durchmessers am Oberschenkel für eine Fläche von 600 cm² ausreicht. Bei Verminderung oder Aufhebung der pulpären Feinsensibilität entsteht eine beträchtliche funktionelle Einbuße, selbst dann, wenn eine Schutzsensibilität erhalten bleibt. Der Patient muß dann seine Funktion ständig durch das Auge kontrollieren, er ermüdet, wird verlangsamt und ungeschickt.

Die Phalanx bestimmt Form und Festigkeit der Fingerkuppe und bildet das Gegenlager für den auf die Pulpa einwirkenden Druck. Auf ihrer dorsalen Fläche trägt sie den Nagel und sein Bett, welches von hier aus vascularisiert wird.

Der Nagel ist ein Element von wesentlicher Bedeutung. Durch seine Festigkeit stützt er die Fingerkuppe. Seine Verlängerung über die Kuppe hinaus sichert aber das Feingefühl für das Fassen kleinster Gegenstände. Der Nagel ist auch in ästhetischer Hinsicht wichtig, was nicht unterschätzt werden darf.

Weniger bekannt ist die Rolle des Nagels für die Sensibilität der Pulpa selbst. Das mag paradox erscheinen, weil der Nagel ja dorsal liegt und durch die Phalanx von ihr getrennt ist.

Anatomisch gliedert sich der Nagelapparat in die Hornplatte, welche sich von der unter der Haut geschützten Matrix bis zur Fingerkuppe erstreckt und diese etwas überragt. Die bedeckte Zone der Platte nennt sich Wurzel, die frei sichtbare Nagelkörper. An seiner Basis befindet sich die Lunula. Die Nagelplatte inseriert im Nagelfalz und Nagelwall. Der Falz ist proximal tiefer. Die Falzungen des Nagels bilden eine Art Leitkanäle für die Ausbreitung krankhafter Prozesse. Die Nagelwurzel liegt praktisch parallel unter der Hautoberfläche. Ihre Ausdehnung beträgt ungefähr 0,5 cm beim Erwachsenen. Sie verjüngt sich gegen die Tiefe der Nute und ruht direkt auf der Matrix, aus welcher sie hervorgeht. Die Lunula ist derjenige distale Teil der Matrix, der durch den Nagel hindurch sichtbar ist. Beim Daumen ist die Lunula breit, an den übrigen Fingern aber oft bedeckt und knapp sichtbar.

Die Matrix ist epithelialer Natur und beginnt ungefähr in der Mitte zwischen dem distalen Interphalangealgelenk und dem Nagelwall. Ihr folgt nach peripher das Nagelbett, als welches jene epidermale Schicht bezeichnet wird, auf der die Nagelplatte zwischen Lunula und Hyponychium fixiert ist. Histologisch besteht das Nagelbett aus Epidermis und Dermis. Letztere ist durchzogen von fibrösen Verbindungen zum darunterliegenden Periost und gegen proximal zum Limbus des Endgelenks. Horizontal angeordnete Fasern und etwas Fettgewebe umschließen die Blut- und Lymphgefäße. Die Blutversorgung erfolgt durch zwei laterale Arteriolen. Die eine verläuft gegen die Lunula zu, die andere gegen den distalen Anteil des Nagelbettes. Diese Vascularisation wird durch eine sehr große Anzahl von neuro-myoarteriellen Glomus gesteuert. Es sind dies sowohl vasculäre als auch sensitive Gebilde, welche Informationen in beide Richtungen übertragen. Im Gegensatz zur Haut besitzt das Nagelbett keine Granulosaschicht, und seine epidermalen Falten verlaufen in Längsrichtung und parallel.

Für ein normales Wachstum des Nagels sind drei intakte Elemente erforderlich: der Knochen, das Nagelbett mit seiner Matrix und der Nagel selbst. Die Phalanx ist für den Nagel die stabile Achse des Endgliedes. Sie verhält sich bei Verletzungen wie der Felsengrund zum Erdboden: Über den Rand des Knochens hinaus wächst der Nagel nicht mehr. Ein durchtrenntes Nagelbett entartet. Bleibt es unbedeckt, so verliert es seine Keratinschicht, degeneriert zum Narbengewebe, und der nachwachsende Nagel findet darauf keine Haftung mehr.

Die Nagelplatte wird von der germinativen Schicht der Matix gebildet. Verletzungen derselben führen zu Deformationen oder zu dystrophischem Wachstum des Nagels. Die ganze Physiologie der Fingerkuppe ist durch das Zusammenwirken der drei Elemente: Knochen, Nagelbett und Matrix bedingt. Der Nagelapparat entscheidet über die Prognose der Läsionen der Fingerkuppe in funktioneller und ästhetischer Hinsicht.

1. Die traumatischen Läsionen und ihre Behandlung

Anatomie, Physiologie und Pathologie bedingen den Behandlungsplan:

Die vollständige Entfernung eines Nagels ist praktisch immer eine unnötige oder schädliche Handlung. Die Bedeckung des Nagelbettes ist unentbehrlich, auch wenn dies nur behelfsmäßig und provisorisch erfolgen kann. Dadurch werden die ossären Läsionen stabilisiert und ein regelmäßiges Nachwachsen des neuen Nagels vorbereitet, vor allem bei Verletzungen des Nagelbettes. Fehlt der Nagel oder ist er unbrauchbar, kann er durch ein Homotransplantat aus einer Nagelbank (Cialit) ersetzt werden, welches das Nagelbett schützt und darauf die Bildung einer keratinisierten Schicht ermöglicht. Ist ein Banknagel nicht verfügbar, kann statt dessen ein Nagel aus Kunststoff verwendet werden. Da ist ein wichtiges Detail zu beachten: Seine Unterfläche muß vor dem Aufsetzen mit Hilfe des Skalpells mit zahlreichen queren Einritzungen versehen werden, was eine bessere Haftung ermöglicht.

Eine Verkürzung des Nagels muß nach Möglichkeit vermieden werden. In den meisten Fällen entsteht dadurch eine Deformierung. Der Nagel wächst nicht über den Knochenrand hinaus, krümmt sich in Haken- oder Krallenform und ist meist unbrauchbar. Die Nagelmatrix muß nach Möglichkeit geschont werden, denn jede traumatische oder chirurgische Verletzung führt zu einer Dystrophie. Die Pulpa muß mit Sorgfalt rekonstruiert werden, wobei das am besten sensible und am besten polsternde, aber auch gut aussehende Gewebe gewählt werden soll.

2. Einige typische Verletzungen und ihre Behandlung

a) Das subunguale Hämatom. Jedermann kennt diesen Befund: Unter dem Fingernagel findet sich das blauschwärzlich durchschimmernde Hämatom ohne Verletzung des Nagels. Das Hämatom soll entleert werden. Wenn es klein ist, genügt dazu die einfache Trepanation ohne Anästhesie. Der Patient wird sofort schmerzfrei, und die Infektion kann in den meisten Fällen vermieden werden. Bei einem größeren Hämatom ist es besser, den Nagel abzulösen und nach Ausräumen des Hämatoms wieder zu reponieren. Die Technik ist einfach: In Leitungsanästhesie wird der Nagel abgelöst, sorgfältig gereinigt und auf beiden Seiten proximal zugeschnitten. Am Rand des Falzes muß eine kleine unbedeckte Zone frei bleiben, damit sich kein neues Hämatom und keine Infektion entwickeln kann. Der Nagel wird durch transunguale seitlich durchgezogene Nähte unter leichter Spannung fixiert. Diese Nähte können am 8. und 10. Tag entfernt werden. Der Nagel haftet dann in den meisten Fällen auf der Unterlage. Die Resultate sind zuverlässig.

b) Die Nagelwunde. Es handelt sich in der Regel um Folgen von Verletzungen mit einem schneidenden harten Instrument. Bei nur oberflächlicher Verletzung genügt ein Deckverband, bei tieferer Verletzung reicht die Wunde bis in das Nagelbett. Es ist dann besser, den distalen Teil des Nagels zunächst abzulösen. Der proximale Anteil wird um etwa 2 mm gekürzt und der zugeschnittene distale Nagelanteil reponiert und durch seitliche Naht fixiert. Er bedeckt nun als Autotransplantat die Wunde des Nagelbettes und schützt sie.

c) Die Ablederungsverletzung ohne Fraktur. Es handelt sich um eine Art Skalpierung der Fingerextremität, welche vor allem bei Kindern häufig ist. Die Pulpa ist kontusioniert, es bestehen häßliche Hautwunden, es ist die Zirkulation nie in Frage gestellt. Der Nagel ist an der Basis ausgerissen, steht ab oder hängt herunter. Die Endphalanx ist an der Spitze entblößt, selten frakturiert.

Die Operationsindikation ist eine absolute. Der Eingriff besteht in Reposition der Pulpa und des Nagelbettes und einfache spannungsfreie Naht sowie Reposition des Nagels. Dieser wird wiederum seitlich und proximal zugeschnitten, exakt adaptiert und durch transunguale seitlich oder proximal durchgezogene Nähte fixiert. Man erreicht in der Regel damit eine Restitutio ad integrum.

d) Der ausgerissene Nagel wird behandelt durch Reposition, d.h. durch Replantation oder bei Verlust durch Homotransplantat aus der Nagelbank oder aber durch Aufsetzen eines Kunststoffnagels. Dies ist besonders wichtig, wenn das Nagelbett verletzt ist.

e) Besteht eine Nagelfraktur mit verschiedenen Fragmenten mit oder ohne Fraktur der Endphalanx, wird man versuchen, die Behandlung auf die gleiche Art und Weise durchzuführen. Im Vordergrund steht die Adaptierung von Nagelbettwunden und die Bedeckung des Bettes.

f) Frakturen des Processus unguicularis sind in der Regel Folgen einfacher Quetschverletzungen, von Hammerschlag, Autotüre usw. Der Verletzte zeigt ein subunguales Hämatom mit einer Pulpa in gutem Zustand. Die früher vielfach vorgeschlagene Entfernung loser Fragmente durch die Wunde des Nagelbettes hindurch ist unwesentlich. Im Vordergrund steht die sorgfältige Naht der Hautwunden ergänzt durch Ablösung, Zuschneiden und Resposition des verletzten Nagelanteiles. Falls der Nagel fehlt oder zu stark zerfetzt ist, wird wiederum ein Homotransplantat verwendet oder aber der Rest des Nagels zur Deckung der Nagelbettwunde aufgesetzt. Diese einfache Maßnahme genügt meistens. Der Nagel stellt das solideste und natürlichste Fixationsmaterial für diese Verletzungen dar.

Zusammenfassend halten wir fest: Jede Wunde oder Zerquetschung des Nagels muß korrekt behandelt werden, wenn Dystrophie, schmerzhafte Zustände oder gar invalidisierende Folgezustände vermieden werden sollen. Die essentielle Forderung besteht in der Bedeckung des Nagelbettes, wenn möglich durch Autotransplantation, falls dieses fehlt durch Homo- oder Heterotransplantat, damit das Nachwachsen des neuen Nagels so regelmäßig und homogen wie möglich vorbereitet werden kann.

Zusammenfassung

Die Läsionen und Wunden der Fingerkuppe und insbesondere des Nagelapparates müssen sehr sorgfältig behandelt werden zur Vermeidung von invalidisierender Dystrophie und kosmetischem Nachteil. In der Tat stellt der Nagelapparat einen wesentlichen Anteil des Gefühls dar. Jede Nagelläsion kann den Tastsinn beeinträchtigen und dadurch eine vorübergehende oder definitive Behinderung schaffen.

Die wesentliche therapeutische Handlung besteht in der Bedeckung jeder Wunde des Nagelbettes, mit Vorteil durch Autotransplantat. Fehlt der Eigennagel oder ist er irreparabel verletzt, bedient man sich des konservierten Homotransplantes oder eines Kunststoffnagels. Die korrekte Bedeckung des Nagelbettes erlaubt ein ungestörtes Nachwachsen des neuen Nagels von proximal her und damit eine vollständige Reintegration des verletzten Fingers in sein Hirnrindenschema.

E. Pathologische Brüche

Pathologische Brüche der Mittelhand und der Finger

H. Matuschka, B. Zifko, H. Ortner, E. Willingshofer, D. Fink, H. Hertz, W. Oberthaler, S. Pechlaner und F. Povacs, Wien

In Zusammenarbeit mit 6 anderen Unfallabteilungen haben wir pathologische Brüche der Mittelhand und Finger und deren Ursachen nachuntersucht.

In Tabelle 1 sind die an dieser Arbeit beteiligten Unfallabteilungen angeführt. Von den insgesamt 165 in den Jahren 1956 bis 1976 behandelten Patienten mit pathologischen Frakturen an den einzelnen Fingergliedern und Mittelhandknochen wurden 96 2–22 Jahre später nachuntersucht und ausgewertet.

Die pathologischen Brüche bei unseren Fällen waren auf das Vorliegen cystischer und tumoröser Veränderungen der Fingerglieder und Mittelhandknochen zurückzuführen. Auf Grund des Röntgenbefundes und histologischer Untersuchungen waren bei unseren pathologischen Brüchen 163 Chondrome als Ursache zu erkennen, die in dieser Region den benignen Tumoren zugeteilt werden, zum Unterschied zu den solitären Chondromen der Wirbelkörper, der langen Röhrenknochen und des Beckengürtels, bei denen eine maligne

Tabelle 1. Anzahl der pathologischen Brüche an den Fingergliedern und Mittelhandknochen 1956–1976

	GZ	NU
Arbeitsunfallkrankenhaus Wien 12	107	59
Arbeitsunfallkrankenhaus Wien 20	41	20
Arbeitsunfallkrankenhaus Graz	6	6
Arbeitsunfallkrankenhaus Salzburg	4	4
I. Univ. Klinik f. Unfallchir. Wien	3	3
Univ. Klinik f. Unfallchir. Innsbruck	3	3
Unfallabteilung Wels	1	1
	165	96

Entartung möglich ist. Bei den restlichen 2 Fällen handelte es sich einmal um einen histologisch nachgewiesenen Riesenzelltumor am 5. Mittelhandknochen, beim 2. Fall um einen metastatischen Knochentumor bei bekanntem Bronchuscarcinom.

Primär maligne Tumore gehören an den Fingergliedern und Mittelhandknochen zu den absoluten Seltenheiten. So sind in der Weltliteratur mit Lokalisation an der Hand nur 40 Chondrosarkome bekannt, osteogene Sarkome sind noch seltener.

Andere krankhafte Veränderungen als Ursache pathologischer Brüche in diesem Bereich waren in unserem Verletztengut entsprechend einer gewissen Selektivität, bedingt durch die Unfallabteilungen, nicht festzustellen.

Die Entstehung dieser pathologischen Brüche war fast ausschließlich auf ein Bagatelltrauma zurückzuführen. Entsprechend diesem geringen Trauma fanden wir oft nur Fissuren bzw. Frakturen mit geringer Verschiebung und Achsenknickung.

In Abb. 1 sehen wir die Alters- und Geschlechtsverteilung. Hier zeigt das 2. bis 4. Dezenium ein deutliches Maximum und ein Überwiegen des männlichen Geschlechtes gegenüber den Frauen im Verhältnis 2 : 1.

Abb. 2 zeigt die Lokalisation der Chondrome an der Hand und die in deren Bereich gelegenen pathologischen Brüche. Die meisten Chondrome und somit pathologischen Brüche waren am 4. und 5. Finger festzustellen, gefolgt von den übrigen Fingern und Mittelhandknochen.

Bei den monostischen Typen fanden wir – wie Abb. 3 zeigt – 93 zentrale Formen, 31 exzentrische Formen, 36 polyzentrische Formen sowie 3 Riesenformen. Polyostische Typen von Chondromen fanden wir in unserem Verletztengut nicht.

Hinsichtlich der Behandlung der pathologischen Frakturen bei benignen Tumoren wird in der Literatur die konservative und besonders die operative Therapie empfohlen. Bei den sehr selten auftretenden Metastasen oder primären Tumoren an der Hand wir die Amputation angegeben.

Lorenz Böhler empfahl bei Brüchen in Chondromen die konservative Behandlung. Auch Krösl stellte bei seinen nachuntersuchten Fällen, die konservativ behandelt wurden,

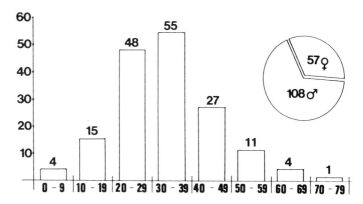

Abb. 1. Alters- und Geschlechtsverteilung der pathologischen Brüche an den Fingergliedern und Mittelhandknochen

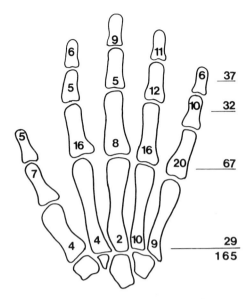

Abb. 2. Tumor- und Frakturlokalisation an den Fingergliedern und Mittelhandknochen

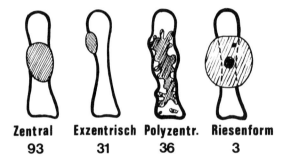

Abb. 3. Monostatische Chondromformen bei pathologischen Frakturen

fest, daß alle Brüche in normaler Zeit heilten und daß es sogar zu einer teilweisen, oft aber auch zu einer vollständigen Ausheilung der Cyste gekommen ist.

Die konservative Therapie erfolgt durch Ruhigstellung mit dorsaler Gipslonguette und Fingerschiene für 4 Wochen, welche bei der Benignität der monostischen Formen der Chondrome durchaus vertretbar ist.

In unseren insgesamt 96 nachuntersuchten Fällen fanden wir 64 konservativ behandelte (Tabelle 2). 17mal wurde nach primär konservativer Behandlung und nach Abwarten der Frakturheilung operiert. 15 Fälle wurden primär operiert.

Von den 64 konservativ Behandelten kam es in allen Fällen zum Ausheilen der Fraktur in der üblichen Zeit von 4 Wochen. In 22 Fällen sahen wir bei der Nachuntersuchung eine Persistenz der Cyste, wobei unter diesen in 4 Fällen eine Vergrößerung der Cyste festzustellen war, ohne daß jedoch eine Refraktur oder Malignität eingetreten wäre.

In 23 Fällen kam es neben einer Verdickung der Corticalis auch zu einer teilweisen Auffüllung der Cyste. Die restlichen 19 Fälle der konservativ Behandelten zeigten bei der Nachuntersuchung neben der zeitgerechten Frakturheilung auch eine vollständige Ausheilung

Tabelle 2. Behandlungsart und -ergebnisse patholog. Brüche an den Fingergliedern u. Mittelhandknochen

GZ d. NU		persistent	teilw. aufgefüllt	geheilt	
64	Konservativ	22 4 x vergrösser.	23	19	64
17	Prim. konserv., dann operativ		2	15	17
15	Operativ			13 Amp. 2	15
96		22	25	49	96

der Cyste. Eine solche Ausheilung war bei laufenden Röntgenkontrollen bereits nach einem Zeitraum von 5 Monaten festzustellen.

17 Patienten wurden primär konservativ und anschließend operativ versorgt. Dabei heilten 15 Cysten komplett aus und nur bei 2 war eine teilweise Auffüllung erreicht worden.

Bei den 15 primär operativ Behandelten wurde einmal eine Resektion im Endgliedbereich und einmal eine Amputation am Mittelfinger durchgeführt. Bei den übrigen 13 erfolgte die operative Versorgung in typischer Weise, wodurch eine gänzliche Ausheilung der Cyste erreicht wurde.

Diese operative Versorgung bestand in 11 Fällen in Cystenausräumung und Auffüllung mit autologer Cortico-Spongiosa. Zweimal wurde eine Diaphysektomie und Spaninterposition durchgeführt. Eine einfache Curettage ohne Auffüllung, wie sie bei den exzentrischen Chondromen beschrieben wird, wurde bei uns nicht durchgeführt.

Bei den insgesamt 32 operierten Cysten waren keine Wundheilungsstörungen oder ossären Infekte gegeben.

Bei 4 operierten Patienten wurde bei der Nachuntersuchung eine Bewegungseinschränkung in Form einer Streckbehinderung festgestellt. Auffallend klinische Beschwerden hinsichtlich Schmerzen bei Belastung und Bewegung wurden sowohl bei den Operierten, als auch bei den konservativ Behandelten mit persistierender oder ausgeheilter Cyste nicht festgestellt.

13jährige Schülerin, beim Bockspringen in der Schule die rechte Mittelhand verletzt. Pathologische Fraktur im zentralem Chondrom am 2. Mittelhandknochen. Cystenausräumung, Cortico-Spongiosa-Auffüllung und Stabilisierung mit einer mit 4 Schrauben fixierten 5-Lochplatte. Wundheilung erfolgte komplikationslos. Das Röntgen nach 4 Monaten bei Metallentfernung zeigt die Cyste ausgeheilt. Nach 5 Jahren röntgenologisch und klinisch ideales Ergebnis (Abb. 4).

18jährige Schülerin beim Basketballspielen verletzt. Pathologische Fraktur in zentralem Chondrom am Kleinfingergrundglied rechts. Konservative Behandlung. Nach 6 Jahren die Cyste zur Gänze ausgeheilt. Ideales klinisches und röntgenologisches Ergebnis (Abb. 5).

30jähriger Expediteur, Sturz auf den rechten Kleinfinger. Pathologische Fraktur in zentralem Chondrom am Grundglied. Nach primär konservativer Behandlung Cystenausräumung und -auffüllung mit Cortico-Spongiosaplastik. Wundheilung erfolgte komplikationslos. Nach 8 Monaten ist die Cyste ausgeheilt. Nach 7 Jahren ideales klinisches und röntgenologisches Ergebnis (Abb. 6).

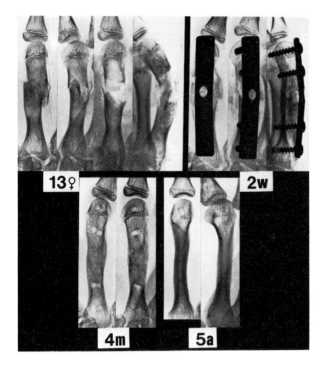

Abb. 4

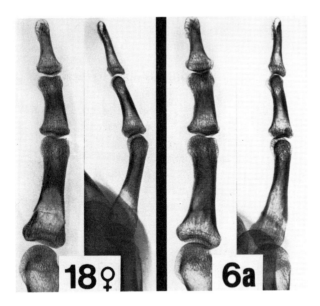

Abb. 5

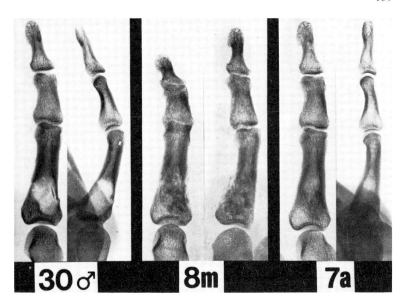

Abb. 6

30jährige Arbeiterin, Sturz auf den rechten Kleinfinger, Fissur in polyzentrischem Chondrom am Grundglied. Konservative Behandlung. Nach 14 Jahren teilweise Cystenauffüllung und Corticalisverdickung (Abb. 7).

33jährige Angestellte beim Ballspielen verletzt. Pathologische Fraktur in polyzentrischem Chondrom am Kleinfingergrundglied links. Nach primär konservativer Behandlung Cystenausräumung und -auffüllung mit Cortico-Spongiosaplastik. Wundheilung erfolgte komplikationslos. Nach 8 Monaten ist die Cyste zur Gänze ausgeheilt (Abb. 8).

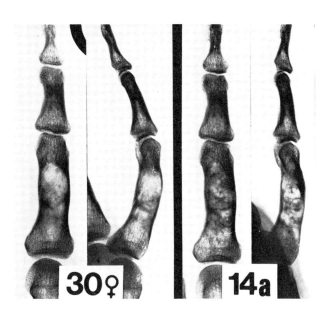

Abb. 7

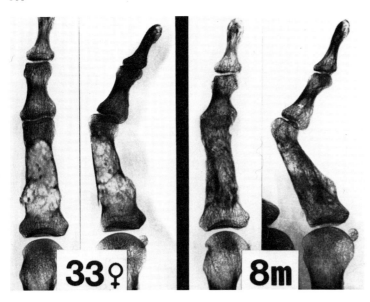

Abb. 8

35jähriger Installateur beim Fußballspielen verletzt. Pathologische Fraktur in polyzentrischem Chondrom am Zeigefingergrundglied rechts. Konservative Behandlung. Nach 12 Jahren ist die Cyste fast zur Gänze ausgeheilt. Ideales klinisches Ergebnis (Abb. 9).

48jähriger Prokurist, den linken Zeigefinger angeschlagen, zentrales Chondrom im Endglied. Nach Cystenausräumung und -auffüllung und Cortico-Spongiosaplastik ist die Cyste nach 3 Jahren geheilt. Klinisch gutes Ergebnis (Abb. 10).

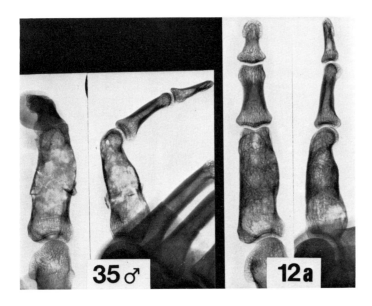

Abb. 9

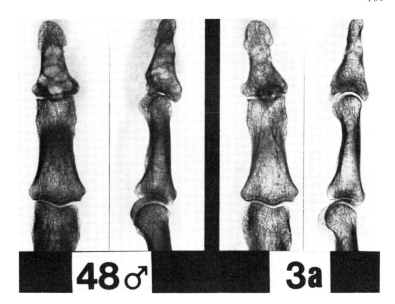

Abb. 10

36jähriger Lehrer durch Sturz pathologische Fraktur am Grundglied des 4. Fingers in polyzentrischem Chondrom. Nach primär konservativer Therapie Blockresektion des Tumors und einsetzen eines Beckenspanes. Transfixation mit Kirschnerdraht. Nach 3 Jahren röntgenologisch gutes Ergebnis (Diesen Fall verdanken wir der Universitätsklinik für Unfallchirurgie Innsbruck.) (Abb. 11).

28jährige Verkäuferin an einer Tischkante angeschlagen. Pathologische Fraktur in histologisch nachgewiesenem Riesenzelltumor am 5. Mittelhandknochen. Die Operation bestand in Blockresektion und Einsetzen eines Beckenspanes. Transfixation mit Kirschnerdraht. Die Nachuntersuchung nach einem halben Jahr ergab ein röntgenologisch und klinisch gutes Ergebnis (Diesen Fall verdanken wir der Universitätsklinik für Unfallchirurgie Innsbruck) (Abb. 12).

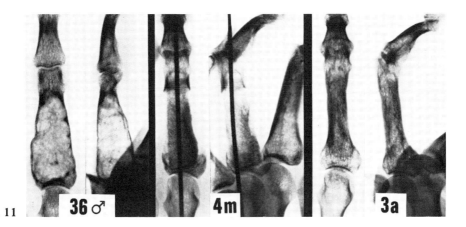

Abb. 11

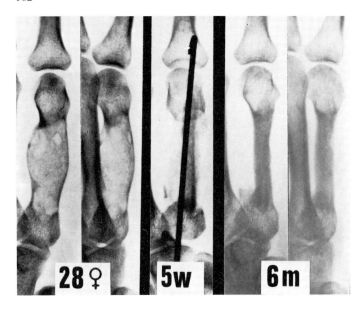

Abb. 12

Zum Ersatz von Mittelhandknochen nach pathologischer Fraktur

H.R. Schönbauer

An Hand zweier Beispiele möchten ich einige Bemerkungen zur Operationstechnik nach ausgedehnten Resektionen wegen Knochentumoren der Mittelhand machen.

Fall 1. 60jährige Frau. I/73 Sturz auf die Hand, zunehmende Schmerzen im Daumenstrahl, in den nächsten Monaten auch Schwellung. Bei Behandlungsübernahme im IX/73 zeigt das Röntgenbild einen Tumor im MHK I, welcher den ganzen Knochen bis auf den Köpfchenbereich ergriffen hat. Im X/73 wird der Knochen reseziert, der Defekt mit 2 Darmbeinspänen überbrückt, die proximal im Multangulum majus, distal im erhaltenen Köpfchenrest des MHK I verankert sind. Zwei Bohrdrähte an der Streckseite stabilisieren im Sinne einer Zuggurtung. Die histologische Untersuchung ergab ein Riesenzell-Synovialom, einbrechend in die Gelenkskapsel. Drahtentfernung nach 3 Monaten, Gipsabnahme nach weiteren 3 Monaten, dann eine Celastik-Hülse.

Durch einen neuerlichen Sturz kommt es zu einer Fraktur der beiden Späne. Die Patientin kommt damit erst einen Monat später, neuerliche Gipsfixation durch 4 Monate. Die biologische Potenz der beiden verpflanzten Darmbeinspäne ist zu diesem Zeitpunkt bereits so groß, daß die Frakturen heilen und der Zustand bis heute stabil geblieben ist. Die Funktion ist zufriedenstellend.

Fall 2. 28jähriger Mann. Nach Prellung Ende 1974 Schmerzen in der Hand, auswärts vorbehandelt mit elastischer Binde, später dorsaler Gipsschiene. Die Szintigraphie zeigt im I/75 eine isolierte hochgradige Aktivitätsanreicherung im gesamten MHK II, eine Angiographie pathologische Gefäße gegen den 1. Zwischenknochenraum zu und abnorme Gefäße entlang des MHK II. Unter der Annahme eines malignen Prozesses und nach Vereinbarung einer eventuellen Unterarm-Amputation mit dem Patienten wurde im II/75 mit zweifacher Blutsperre operiert. Es fand sich kein solides Tumorgewebe, sondern ein Hohlraum mit unter Druckstehendem flüssigen Inhalt. Eine Probeexcision ergab im intraoperativen Gefrierschnitt keine Malignität. Es wurde deshalb der MHK II unter Belassung des Köpfchens entfernt, von der arrodierten Basis des MHK III ebenfalls eine Lamelle weggenommen und das erhaltene Köpfchen des MHK II temporär an den Nachbarknochen mit Bohrdrähten transfixiert. Die histologische Untersuchung des Gesamtpräparates ergab eine aneurysmatische Knochencyste.

Sechs Wochen nach der Erstoperation wird der Knochendefekt mit 3 Schienbeinspänen überbrückt, dann Gipsfixation durch 4 Monate. Die Röntgenserie zeigt einen guten Einbau der Späne mit Bildung eines neuen Markraumes. Verblieben ist eine Beugehemmung im MP-Gelenk II von 30°, welche den Patienten so wenig stört, daß er einen korrigierenden Eingriff nicht wünscht.

Betrachten wir die beiden Fälle, so sind sie wohl nicht exakt vergleichbar: Fall 1 mehr als doppelt so alt, der isolierte Daumenstrahl befallen. Entscheidend ist jedoch, daß die Verwendung von mindestens 3 Spänen erst die Voraussetzung schafft, daß sich wieder ein Röhrenknochen mit Corticalis und Markraum bilden kann. Ein zweidimensionales Denken wie im 1. Fall kann zu Mißerfolgen führen, die im gezeigten Verlauf glücklicherweise erträglich waren, bei ungünstigem Verlauf aber weitere Eingriffe notwendig machen können.

Diskussion der Vorträge D. Fink bis R. Schönbauer, S. 111-163

(Leitung J. Böhler und E. Beck, Wien und Feldkirch)

J. BÖHLER, Wien: Ich schlage vor, daß wir die Diskussion nach den einzelnen anatomischen Gebieten teilen, also zunächst die Carpo-Metacarpalgegend. Möchte dazu jemand sprechen?

Wenn das nicht der Fall ist, dann das instabile Daumengrundgelenk, Luxationen und Bänderrisse dieser Gegend.

SCHEUBA, Wetzlar: Ich wollte die Vortragenden fragen, ich habe im vergangenen Winter bei zwei typischen Skiunfällen — Sturz, Abfangen des Skisturzes mit der stocktragenden Hand — eine Luxation, d.h. die Ruptur des ulnaren Seitenbandes, kombiniert mit einem Strecksehnenabriß am selben Daumen gesehen. Ich wollte fragen, ob das schon bekannt ist. Weiters habe ich bei einem dieser beiden Fälle zusätzlich einen Abriß der Adductorsehne gesehen.

SPRINGER, Amstetten: Den Abriß einer Adductorsehne haben wir einmal gesehen. Die Strecksehne zusätzlich zum ulnaren Seitenband nie.

BÖHNEL, Feldkirch: Um das zu vervollständigen: Wir haben zwei Abrisse der Adductorsehnen gesehen, noch ergänzend eine Fraktur des ulnaren Sesambeines und eine Nervenquetschung des zweiten volaren Fingernerven, aber keine Ruptur der Strecksehne.

GOTH, Freiburg: Ich möchte noch einmal auf die operative Versorgung der knöchernen Ausrisse des ulnaren Seitenbandes am Grundgelenk des Daumens zurückkommen. Ich glaube, daß bei großen Fragmenten die alleinige Spickdrahtosteosynthese nicht ausreicht. Zur Erzielung ausreichender Gelenksstabilität und Verhütung einer späteren Arthrose streben wir in diesen Fällen immer die Zugschraubenosteosynthese an und wählen dabei die 2-mm-AO-Corticalisschraube, wobei das Gleitloch immer im Fragment zu liegen kommt. Wir haben mit dieser Methode bei den frischen Bandausrissen ausnahmslos gute Erfolge.

J. BÖHLER, Wien: Das Fragment muß halt genügend groß sein, sonst haben sie Schwierigkeiten.

TOWFIGH, Essen: Ich möchte fragen, ob bei den gezeigten nachuntersuchten Fällen von ulnaren Seitenbandausrissen zum Vergleich auch immer gehaltene Aufnahmen von der gesunden Seite gemacht wurden um zu sehen, ob die gesunde Seite auch aufklappbar war oder nicht.

M. STRICKNER, Wien: Selbstverständlich wurden diese Aufnahmen gemacht.

J. BÖHLER, Wien: Ja, nur glaube ich, ist das nicht sehr aussagefähig. Der Patient kann ja auf der anderen Seite auch schon eine Ruptur gehabt haben. Nachdem wir heute vormittag von Anatomen gehört haben, daß die Seitbewegungen praktisch nicht oder nur in einem geringen Ausmaß vorhanden sind, ist die Vergleichsaufnahme relativ wenig aussagefähig. Vor allem in voller Streckung ist das Gelenk ja ziemlich fest. In Beugung von 10 bis 20° ist eine Bewegung in der Frontalebene möglich. Das ist die anatomisch-physiologische Voraussetzung dazu.

A. TITZE, Graz: Ich möchte zu der vorhergehenden, eben gestellten Anfrage doch sagen, es war eigentlich bis jetzt immer üblich, daß man bei Bandrissen nicht nur am Daumen, sondern auch am Kniegelenk, Sprunggelenk usw. grundsätzlich immer Vergleichsaufnahmen gemacht hat. Sicherlich machen wir es auch, nur bezweifle auch ich die Aussagekraft. So und so viele Sprunggelenke haben eben auf der anderen Seite auch schon eine Seitenbandzerreißung gehabt, so daß eine Supinationslockerung geblieben ist.

E. HERZBERG, Graz: Ich wollte nur die Referenten fragen, bis zu welchem Alter sie die Seitenbandausrisse reinserieren, weil sich in unserem Krankenhaus verschiedentlich herausstellt, daß die Leute nach 3 bis 4 Wochen kommen. Wir reinserieren dann in gleicher Weise wie beim frischen Riß und haben eigentlich sehr gute Ergebnisse zu verzeichnen.

J. BÖHLER, Wien: Sie meinen das Alter der Verletzung oder das Alter der Verletzten?

E. HERZBERG, Graz: Das Alter der Verletzung.

E. SCHARIZER, Mannheim: Wenn der ulnare Seitenbandriß 3 bis 4 Wochen alt ist, dann reinseriere ich ihn genau so wie einen frischen, nähe aber über das ganze noch einen Lappen lyophilisierter Dura, um einen besseren Narbenblock zu bekommen. Diese Fälle werden dann ganz gut stabil. Ich habe nur gesehen, daß nach längerer Zeit diese nach proximal umgeschlagenen Bänder schon sehr geschrumpft sind und daß es sehr schwierig sein kann, sie wieder auszubreiten, aber nach 3 bis 4 Wochen gelingt es sicher noch, sie genügend breit auszubreiten und zurückzuschlagen.

FAULWETTER, Aachen: Ich möchte Herrn Lugger aus Innsbruck ganz besonders danken, daß er in seinem Vortrag hervorgehoben hat, so risikolos wie möglich zu therapieren. Ich finde es ist sehr wichtig und es hat mein alter Lehrer Ehalt als Schüler von Böhler immer gesagt, man soll operieren, was man operieren muß, nicht was man operieren kann. Das halte ich für ganz besonders wichtig und eben wurde die Frage des Alters der Verletzuung gestellt. Ich meine, man sollte auch die Frage nach dem Alter des Verletzten stellen. Es ist bei alten Leuten, die mit diesen Verletzungen zu uns kommen, oft sinnlos, größere operative Eingriffe durchzuführen, Gelenke aufzuklappen, denn wir schädigen bei der Operation, auch bei vorsichtigem Operieren, ganz enorm. Man weiß gar nicht, was man alles kaputt macht. Man sieht es erst hinterher, wenn die Funktion fehlt, und man sieht es, wenn dann vielleicht bei diesen Leuten auch noch das Alter der Arthrose erreicht wird. Also deshalb möchte ich sagen, so konservativ wie möglich und Operationen nur in den notwendigsten Fällen anzuwenden.

J. BÖHLER, Wien: Wir waren eigentlich noch bei den Daumenseitenbändern. Ein Wort zum Alter der Verletzten: Ich sage immer, daß die Indikation des Alters der Verletzten wächst mit dem Alter des Chefs. Von meinem verehrten Lehrer Lorenz Böhler habe ich gelernt, nach 40 macht man keine wiederherstellenden Eingriffe. Das hat sich eigentlich doch sehr geändert und ich bin jetzt schon über 60, aber ich möchte keinen Wackeldaumen haben, sondern wenn ich mir mein ulnares Daumenseitenband beim Skifahren zerreissen sollte, dann würde ich es mir nähen lassen.

S. MURR, Zürs: Ich hätte gern die Frage gestellt, welches Nahtmaterial bei der Wiederherstellung des ulnaren Seitenbandes am besten verwendet wird.

J. BÖHLER, Wien: Darf ich das abkürzen. Zum Teil hat es geheißen: langsam resorbierbares Nahtmaterial, also Polyglycole. Verwendet jemand nicht resorbierbares Nahtmaterial? Eine Abstimmung bitte! Fünf der Herren verwenden Draht, der entfernt wird, vier versenktes, nicht resorbierbares Nahtmaterial, der Rest resorbierbares Material. Wir verwenden auch resorbierbares Material.

GOTH, Freiburg: Ich habe eine Frage an Herrn Böhnel. Er macht seine Negativergebnisse unter anderem dafür verantwortlich, daß er kleinere Fragmente exstirpiert hat. Ich glaube, wenn man genügend Seitenbänder reinseriert hat, kommt man immer wieder einmal in die Situation, daß man kleinste Fragmente auch exstirpieren muß, das ändert nichts an der guten Stabilität, die man dann hinterher durch eine transossäre Lengemanndrahtnaht zum

Beispiel erreichen kann. Ich habe diese Erfahrung nicht gemacht und möchte zur Diskussion stellen ob wirklich der Exstirpation kleinster Fragmentchen die Schuld gegeben werden muß an einem Negativergebnis.

P. BÖHNEL, Feldkirch: Es war ein Fall, bei dem intraoperativ ein kleines Knochenfragment entfernt wurde, es wurde auch dieses Band wieder mit Lengemanndrahtnaht inseriert. Es war ein schlechtes Ergebnis, weil wir meinen, daß der Ansatz des Ligaments am Knochen diesen Knochen einfach braucht. Das ist vielleicht ein histologisches Problem.

J. BÖHLER, Wien: Aber eigentlich ist die Frage offen geblieben, warum doch bei einigen die Ergebnisse nicht zufriedenstellend waren.

E. BECK, Feldkirch: Unter den von Böhnel und Frick gezeigten Fällen aus Feldkirch sind ja nur drei wirklich schlechte Ergebnisse gewesen, nämlich der eine Fall mit dem entfernten Knochenstück und zwei Fälle, die sicher zu kurz ruhiggestellt wurden. Was wir gemeint haben ist, daß bei allen Untersuchungen immer nur ausgezeichnete Ergebnisse gefunden werden und wenn man ganz genau hinschaut, sieht man halt doch eine größere Anzahl von Fällen, bei denen Einschränkungen der Beweglichkeit von etwa 5 bis 10° gegenüber der Vergleichseite bestehen. Wir sehen bei genauer Betrachtung auch oft Fälle mit einer Pronationsfehlstellung des Daumens, die wir uns nicht erklären können. Man kann sagen, diese Fälle haben ein gutes Ergebnis, sind funktionell zufriedenstellend, aber wenn man solche kleine Bewegungseinschränkungen sieht, so sind das doch kleine Hinweise, daß keine restitutio ad integrum besteht.

J. BÖHLER, Wien: Wie Herr Scharizer uns auf seiner Tabelle gezeigt hat, sind diese Bewegungseinschränkungen aber Gott sei Dank nicht sehr wichtig. Ich glaube, den Daumen haben wir genügend abgehandelt. Wir kommen jetzt zu den PIP-Gelenken.

H. MÖSENEDER, Salzburg: Ich möchte Herrn Scharizer noch zu den Seitenbändern der Metacarpo-Phalangealgelenke befragen. Er sagte, er operiert diese nie, sondern behandelt sie prinzipiell konservativ. Wir haben das auch meist so gemacht und haben den 5. Finger zum vierten fixiert und auch ich habe sehr lange, über Wochen, zum Teil sogar über drei Monate, anhaltende Schwellungen und Schmerzen erlebt und wir haben dann einige dieser Fälle operiert und die sind viel schneller gut und auch gut beweglich geworden. Ich möchte nun Herrn Scharizer fragen, wie er konservativ behandelt.

E. SCHARIZER, Mannheim: Die konservative Behandlung besteht in Unterarmgipsschiene mit Fingereinschluß für 4 bis 5 Wochen. Es mag schon sein, daß nach der konservativen Behandlung, so wie das bei allen Bandverletzungen der Fall ist, wenn sie zu kurz oder unzureichend ruhiggestellt werden, lange Zeit Reizzustände des Kapselbandapparates bestehen bleiben. Ich meine aber nur, wir haben in der Literatur von der operativen Behandlung keinen so entscheidenden Vorteil gesehen, daß wir uns bis jetzt dazu hätten entschließen können.

J. BÖHLER, Wien: Zu ergänzen wäre bei dem Vortrag von Herrn Scharizer zur Diagnostik dieser Bänderrisse noch, daß sie eigentlich nur in rechtwinkeliger Beugung diagnostiziert werden können, weil die Gelenke in Streckstellung ja sehr stark in der Frontalebene bewegt werden können. Persönlich kann ich dazu sagen, ich hatte selbst einmal so einen Bandriß am Kleinfinger, der hat mich ein Jahr lang sehr belästigt und das Grundgelenk ist noch immer etwas locker geblieben. Wir nähen sie.

Will sonst noch jemand zu den PIP-Gelenken eine Frage stellen? Herr Gaudernak hat gemeint, 2 Wochen Ruhigstellung wären für die ganz zarten Ausrisse genug. Sind alle gleicher Meinung? Ich glaube, 4 Wochen ist besser. Herr Recht ist auch dieser Meinung.

T. GAUDERNAK, Wien: Ich habe die proximalen einseitigen Einrisse der Fibrocartilago gemeint. Für diese würden 2 Wochen genügen.

J. BÖHLER, Wien: Die proximalen?

T. GAUDERNAK, Wien: Die proximalen und einseitig! Diese Einschränkung ist wichtig.

J. BÖHLER, Wien: Aber die peripheren?

T. GAUDERNAK, Wien: Die peripheren brauchen unbedingt längere Ruhigstellung.

E. SCHARIZER, Mannheim: Der Hinweis auf den Riß des Tractus intermedius bei der palmaren Luxation im PIP-Gelenk ist ganz besonders wichtig. Nun bekommen wir ja manchmal diese Verletzten bereits mit reponiertem Finger und müssen dann prüfen, ob eine Kontinuitätstrennung des Tractus intermedius vorliegt und da sieht man manchmal ein Schnapphänomen. Der Finger kann gebeugt werden, aber er kann nicht mehr aktiv ohne Hilfe gestreckt werden, weil es eben durch den Riß des Tractus intermedius zu einer Art frischen Knopflochmechanismus kommt. Wenn man dieses Schnapphänomen findet, das einmal sogar von einem zuweisenden Kollegen für einen schnellenden Finger gehalten wurde, dann muß man eben operieren.

J. BÖHLER, Wien: Das war sehr wichtig, das nochmals zu betonen.

Nun zu den DIP-Gelenken, den distalen Interphalangealgelenken. Ich glaube zu den Strecksehnenausrissen wäre doch alles mögliche zu sagen.

G. KORISEK, Kalwang: Herr Lugger ist eben beglückwünscht worden zu einer risikolosen Behandlungsmethode. Ich möchte sagen, daß jeder abnehmbare Verband in der Unfallchirurgie an sich schon ein Risiko darstellt. Verbände die vom Patienten selbsttätig entfernt werden, gewährleisten nicht die nötige, ununterbrochene Ruhigstellung. Und zweitens muß ich sagen, Herr Lugger hat sich darüber verwundert, daß er bei den knöchernen Strecksehnenausrissen deutlich schlechtere Ergebnisse gefunden hat als in der Literatur. Bei dieser Art von Ruhigstellung ist das, glaube ich, eigentlich nicht verwunderlich.

J. BÖHLER, Wien: Herr Lugger, möchten Sie etwas dazu sagen?

L. LUGGER, Innsbruck: Ein gut angelegter Verband, ganz gleich ob es ein Gipsverband ist oder eine Plastikschiene, wird vom Patienten nicht abgenommen, auch wenn er korrigierbar ist. Deswegen ist er ein guter Verband und wird akzeptiert. Nur ein schlecht angelegter, der Schmerzen verursacht, der unangenehm ist, der wird abgenommen.

J. POIGENFÜRST, Wien: Wir verwenden die Schiene nach Stack auch und die Patienten sagen uns dann, der Verband ist sehr angenehm, er tut überhaupt nicht weh und vor allem kann man ihn beim Duschen herunternehmen, also es werden auch gute Verbände von den Patienten entfernt, wenn sie dazu die Möglichkeit haben. Ich glaube, man sollte Strecksehnenausrisse und die gedeckten Strecksehnenrisse nicht alle in einen Topf werfen. Es hat doch jeder der Vortragenden gezeigt, daß sie ungefähr 20% bis 30% schlechte Ergebnisse mit ihrer Methode produzieren. Das ist sicher darauf zurückzuführen, daß sie alle Formen dieser Verletzung gleich behandeln. Man muß unterscheiden zwischen einem knöchernen Ausriß mit und ohne Diastase, man muß unterscheiden zwischen einem subcutanen Riß mit einer geringen Beugestellung und einer solchen von mehr als 45° und einer zusätzlich bestehenden Schwanenhalsdeformität. Das sind die Verletzungen, die man nicht konservativ behandeln kann. Wenn nur eine minimale Tropf-Fingerdeformität oder ein knöcherner Ausriß ohne Diastase besteht, dann kann man mit jeder Art von Schiene behandeln und das Ergebnis wird wahrscheinlich gut sein. Bei den anderen muß man operieren. Ich glaube man sollte, das haben unsere Untersuchungen gezeigt, das PIP-Gelenk auf jeden Fall 20° beugen und mit in den Verband einschließen, weil man sich dadurch das Ausmaß der Überstreckung erspart. Wenn man sein eigenes Fingerendgelenk passiv überstreckt, dann sieht man, wie groß der Bereich an der Haut ist, der weiß wird, das heißt, es kommt also bei massiven Überstreckungen, wie sie auch manchmal gezeigt wurden, zu einer Minderdurchblutung der streckseitigen Haut und von dort aus zu vielen Mißerfolgen.

J. BÖHLER, Wien: Habe ich sie recht verstanden, 20° das PIP-Gelenk zu beugen? Herr Korisek wollte noch seinen Standpunkt weiter erhärten, oder Herr Ender?

H.G. ENDER, Wien: Wir haben bei Herrn Mähring mehrfach extreme Überstreckungen im Endgelenk mit Bohrdrähten transfixiert gesehen. Ich glaube nicht, daß das physiologisch und anzuraten ist.

J. BÖHLER, Wien: Ja, man sieht dann häufig eine verbleibende Überstreckungskontraktur und ich glaube nicht, daß das günstig ist, wenn man in dieser maximalen Überstreckung fixiert. Ganz besonders nicht, wenn man vorher operiert hat; besonders dann gibt es solche Verklebungen, die eine dauernde Überstreckungskontraktur hinterlassen.

E. HERZBERG, Graz: Wir haben früher die subcutanen Strecksehnenausrisse sehr häufig operiert und dann auch das Endgelenk mit einem Bohrdraht transfixiert und haben keine sehr guten funktionellen Ergebnisse gesehen, weil es, wie eben gesagt wurde, zu einer Streckkontraktur gekommen ist. Jetzt, mit der Stackschen Schiene, sehen wir mitunter eine Streckbehinderung von 10° aber ein gutes Beugevermögen und ich glaube, daß das nützliche funktionelle Ergebnis doch für die konservative Methode mit der Stackschen Schiene spricht.

J. BÖHLER, Wien: Die Meinungen der Strecksehnenbehandlung gehen ja sehr auseinander. Die Schweden Edshage und Moberg sagen, wenn sie einen subcutanen Strecksehnenriß kriegen, so geben sie dem ein Pflaster drauf und sagen ihm: „Kommen sie in 6 oder 8 Wochen wieder anschauen" und die werden auch gut — angeblich. Ich glaube, wir haben die Strecksehnen auch ausreichend diskutiert.

Möchte jemand zum Vortrag von Herrn Recht noch etwas sagen? Ich glaube es war alles so klar und so wichtig, daß eben das Nagelbett gedeckt wird mit einem Fingernagel, dem eigenen oder einem Banknagel, daß da auch weiter nicht dazu zu sagen ist. Es bleiben uns noch die pathologischen Brüche.

J. POIGENFÜRST, Wien: Es muß zur Nomenklatur dringend etwas gesagt werden. Herr Kollege Matuschka hat immer wieder wechselweise Enchondrom oder Cyste gesagt. Cyste ist eine röntgenologische Diagnose, wenn der Röntgenologe von einer cystischen Aufhellung spricht. Aber Cyste ist auch eine histologische Diagnose und ist nicht zu verwechseln mit einem Enchondrom, also man muß den histologischen Begriff richtig verwenden.

A. TITZE, Graz: Ich weiß nicht, vielleicht hab ich es überhört oder es ist nicht so herausgekommen. Wie viele dieser pathologischen Frakturen sind nach Frakturheilung mit Ausheilung des Tumors geheilt, was es ja auch gibt?

J. BÖHLER, Wien: Ja, ich glaube, das wurde gesagt, wollen sie das nochmals wiederholen?

H. MATUSCHKA, Wien: Von den konservativ behandelten Fällen sind die restlichen, also 19 Fälle, vollständig ausgeheilt, also die Fraktur und das Enchondrom. Die Fraktur ist in der üblichen Zeit geheilt und das Enchondrom nach mindestens 5 Monaten.

J. BÖHLER, Wien: Also eigentlich in weniger Zeit als in den früheren Angaben. Ich glaube bei Krösl war es viel länger.

H. MATUSCHKA, Wien: Ja, Krösl hat nicht nur über Finger, sondern auch über Cysten und Riesenzelltumoren im Oberarmknochen, juvenile Cysten und so weiter berichtet.

HEIDECKER, Bingen: Haben sie immer histologisch untersucht?

H. MATUSCHKA, Wien: Bei den operierten schon; bei nicht operierten wurde die Diagnose nur nach dem röntgenologischen Bild gestellt.

J. BÖHLER, Wien: Wobei ein Enchondrom relativ sicher röntgenologisch zu diagnostizieren ist!
Da keine Wortmeldungen mehr sind, danke ich ihnen allen, daß sie so lange ausgehalten haben.

III. Folgezustände und ihre Therapie

A. In Fehlstellung geheilte Brüche

In Fehlstellung geheilte Brüche der Finger- und Mittelhandknochen

E. Herzberg, Graz

Obwohl der Anteil der Finger- und Mittelhandknochenbrüche an den Handverletzungen sehr hoch ist – er beträgt in unserem Krankenhaus etwa 1000 Fälle im Jahresschnitt – ist die Zahl der korrekturberdürftigen, behindernd in Fehlstellung geheilten Brüche erstaunlich gering.

Wie aus der Tabelle 1 ersichtlich, kamen im Zeitraum von 1966 bis 1976 1.353 in Fehlstellung geheilte Brüche zur Behandlung. Aus diesem Kollektiv mußten 152 einer operativen Korrektur unterzogen werden. 91 davon konnten nachuntersucht werden. Bei den Nachuntersuchungen unterstützten uns das AUKH Wien XII, AUKH Salzburg und die Chirurgische Universitätsklinik Graz.

Die Fehlstellungen betrafen:
22 Mittelhandknochenfrakturen,
64 Fingergrundgliedbrüche,
25 Fingermittelgliedbrüche und
 2 Fingerendgliedbrüche.
Epiphysenverletzung hatten wir eine zu verzeichnen.

Die Zahl der Fehlstellungen kann beträchtlich höher angenommen werden, doch ist die Hand in ihrer überaus großen Anpassungsfähigkeit offenbar in der Lage, die nur geringen Funktionsverluste auszugleichen.

Der Daumen als freiester und beweglichster Abschnitt der Hand ist fähig auch grobe Fehlstellungen zu kompensieren und bedarf daher relativ selten einer Korrektur.

An den dreigliedrigen Fingern und an den Mittelhandknochen wirken sich Fehlstellungen nach Frakturen ab einem gewissen Grad behindernd aus.

Diese Frakturen bestehen:
1. in einer Abknickung der frakturierten Knochen nach dorsal oder volar, wenn die Frakturen im Schaftbereich liegen, bzw. nach radial oder ulnar, wenn es sich um intraarticuläre oder gelenknahe Brüche handelt.
2. in einer Verkürzung, vornehmlich nach Schräg- und Trimmerbrüchen und
3. in einer Rotation um die Längsachse.

Auch Kombinationen der verschiedenen Fehlstellungen kommen vor.

Diese Fehlstellungen ziehen in der gesamten Bewegungskette der Hand und der Finger auch entsprechende Folgen nach sich. Die Beweglichkeit und das Gleichgewicht der Intrinsic-Muskeln und der Beuger und Strecker wird gestört, so daß dadurch sowohl Fehlstellungen verstärkt als auch in den frakturnahen Gelenken verursacht werden können. Das Gleichgewicht zwischen den Beugern und Streckern ist sehr labil und wird durch jede Kontinuitätstrennung am Skelet folgenschwer beeinträchtigt. Wird die Fehlstellung behoben,

Tabelle 1. In Fehlstellung geheilte Brüche der Mittelhandknochen und Finger. Untersuchungszeitraum 1966–1967

Gesamtzahl der Fälle	1353 MHK + Finger			Männlich	59		
Nachuntersuchungen	91			Weiblich	32		
Mittelhandknochen:	I.	II.	III.	IV.	V.	=	22
	2	6	3	3	8		
	Querbrüche		Biegungsbrüche		Drehbrüche		Trümmerbrüche
	4		9		5		4
Fingergrundglieder:	I.	II.	III.	IV.	V.	=	64
	9	13	12	11	9		
	Querbrüche		Biegungsbrüche		Drehbrüche		Trümmerbrüche
	23		14		15		12
Fingermittelglieder:	I.	II.	III.	IV.	V.	=	25
	1	6	10	4	4		
	Querbrüche		Biegungsbrüche		Drehbrüche		Trümmerbrüche
	12		1		8		4
Fingerendglieder:	I.	II.	III.	IV.	V.	=	2
	1	–	1	–	–		
	Epiphysenverletzungen: 1						

kommt es zu einer Wiederherstellung dieses Gleichgewichtes. Das ist auch die Voraussetzung zur Erlangung einer guten Funktion. Das Ergebnis wird umso besser sein, je früher man die Fehlstellung korrigiert.

Die Verkürzung bei Schräg- und Trümmerbrüchen stört ebenfalls wesentlich den Bewegungsablauf.

Gelenknahe und intraartikuläre Brüche müssen exakt operativ eingerichtet und korrekt unter Funktionskontrolle stabilisiert werden, um Fehlstellungen zu vermeiden.

Epiphysenbrüche bedürfen präziser, konservativer Reposition. Falls dies nicht gelingt, muß die Einrichtung operativ vorgenommen und die Fixation mit zarten Spickdrähten durchgeführt werden.

Kommt es in den zuletzt erwähnten Bereichen zu Fehlstellungen, sind diese nur schwer korrigierbar.

Die Rotationsfehlstellungen führen durch Überlagerung der Finger bei der Beugung zu einer erheblichen Behinderung der Greiffunktion.

Die Fehlstellungen kommen zum Teil dadurch zustande, daß bei polytraumatisierten Patienten die Fraktur im Handbereich durch schwere andere Verletzungen überlagert und dadurch nicht erkannt wird. Zum Teil, daß die Verletzten erheblich verspätet oder gar nicht zur Behandlung kommen und schließlich, daß bei der Behandlung – sei sie konservativ oder operativ – die Zeichen einer Fehlstellung nicht rechtzeitig erkannt werden.

Von den nachuntersuchten Patienten wurden primär 51 konservativ und 32 operativ behandelt. Acht waren unbehandelt.

Die Behandlung erfolgte in den konservativen Fällen nach Reposition durch Ruhigstellung mit Fingerschienen und Gipsverbänden.

Nach operativer Einrichtung wurde die innere Fixation durch Osteosynthese mit Bohrdrähten, Schrauben, Drahtcerclagen oder AO-Mini-Plättchen vorgenommen. Die primäre Fixationszeit betrug 28 bis 96 Tage.

Die Art der Fehlstellungen bei dem nachuntersuchten Kollektiv ergab folgende Häufigkeit (siehe Tabelle 2).

Im Behandlungsverlauf der Finger- und Mittelhandknochenbrüche muß man sich darüber im Klaren sein, daß die tatsächliche Konsolidierung im Frakturbereich bereits wesentlich weiter fortgeschritten ist, als es dem Röntgenbild entspricht.

Daher gelingt bei einem Phalangen- oder Mittelhandknochenbruch nach 2 bis 3 Wochen eine konservative Stellungskorrektur nicht mehr. Aus diesem Grund ist es erforderlich, daß bei der Behandlung aller Finger- und Mittelhandfrakturen ab der Reposition ständig die Stellung des verletzten Fingers zu den anderen und zur gesamten Hand von volar, dorsal und von den Fingerspitzen her kontrolliert wird.

Besteht eine Verkürzung, muß diese behoben, falls ein Substanzverlust vorliegt, muß dieser ausgeglichen werden, zum Beispiel durch Spanverpflanzung.

Auch vorspringende, nicht reponierte Knochenstückchen können nach der Heilung eine Behinderung der Sehnengleitfähigkeit oder der Gelenksbeweglichkeit bedingen.

Fehlstellungen jeglichen Typs, die hinderlich sind, können nur durch eine operative Behandlung korrigiert werden und zwar ist mit einem umso besseren Ergebnis zu rechnen, je früher diese durchgeführt wird.

Winkelige Defekte müssen mit autologer Spongiosa aufgefüllt werden. Rotationsfehlstellungen werden durch quere Osteotomien und Derotation des distalen Fragmentes ausgeglichen. Die Art der Osteosynthese richtet sich nach den lokalen Möglichkeiten.

Zur Technik sei nur kurz erwähnt, daß man am besten mit einer preßluftbetriebenen oszillierenden Säge oder einem Turbinenbohrer mit seitlicher Fräse osteotomiert um ein Absplittern des Knochens zu vermeiden. Wir haben bei Derotationsosteotomien eine Methode zur Kompressionsosteosynthese entwickelt. Nach der Osteotomie werden die Fragmente in Korrekturstellung mit Arthrodesenklemmen nach Strehli komprimiert und dann die Plättchen in üblicher Weise fixiert.

Tabelle 2. Primäre Behandlung

a) Konservativ 51	b) Operativ 32		c) Ohne Behandlung 8
Reposition	Reposition		
	a) Drähte	27	
	b) Schrauben	2	
	c) Cerclagen	2	
	d) AO-Mini-Platten	1	
Fixationszeit:	28 bis 96 Tage		
Art der Fehlstellung:	a) Rotation	24	
	b) Abweichung zur Ellenseite	15	
	c) Abweichung zur Speichenseite	18	
	d) Abweichung zur Dorsalseite	29	
	Summe	91	

Im Bereiche der Fingergelenke erfolgen die Stellungskorrekturen häufig durch Arthrodesen. Bei schweren Fehlstellungen mit irreparablen Nerven-, Gefäß- und Sehnenverletzungen wird schließlich die Amputation die einzig sinnvolle Operation sein.

Wesentlich erscheint die Feststellung, daß bei der primären Behandlung der Finger- und Mittelhandknochenbrüche alles unternommen werden soll um eine Fehlstellung zu vermeiden, denn diese ist sekundär oft nur schwer korrigierbar und es muß mit einer dauernden Behinderung gerechnet werden.

Bei den sogenannten „Erhaltungsversuchen" sollte man diesem Umstand Rechnung tragen, das heißt einen sehr kritischen Maßstab anlegen. Bei schweren Zertrümmerungen mit ausgedehnten Weichteil-, Nerven- und Gefäßschädigungen ist eher die primäre Amputation anzuraten.

Abschließend sei noch kurz das Behandlungsergebnis der Korrekturen an Hand der Nachuntersuchungen aufgezeigt (Tabelle 3).

Die Fixationen erfolgten mit Bohrdrähten, Drahtcerclagen, Schrauben und AO-Mini-Plättchen.

An Infektionen waren 5 zu verzeichnen.

Die Fixationsdauer betrug 28–110 Tage.

73 Patienten erlangten eine völlig freie Beweglichkeit des Handgelenkes, bei 18 war sie endgradig behindert.

Die Beweglichkeit der Finger war bei 22 Patienten frei, bei 23 Patienten ein Drittel behindert und bei 21 Patienten zur Hälfte behindert.

Die 25 Arthrodesen der Fingergelenke bauten sich sämtlich knöchern durch, versteiften also gezielt.

Die Fehlstellungen konnten in allen Fällen weitgehend beseitigt werden (Tabelle 4). Die volle Kraft erreichten 59 Patienten wieder, bei 32 war die Kraft etwas herabgesetzt.

Tabelle 3. Sekundäre Operationen

a) Derotations-Osteotomien	17		
b) Geradestellungs-Osteotomien	34		
c) Keil-Osteotomien	2		
d) Arthrodesen eines Fingergelenkes	25		
e) Amputationen	11		
Fixationen		Infektionen	
1. Bohrdrähte	59	5	
2. Schrauben	–		
3. Cerclagen	7		
4. AO-Mini-Platten	14		
Fixationszeit:	von 28 bis 110 Tagen		
Behandlungsergebnisse			
Beweglichkeit am Handgelenk:	a) frei	73	80%
	b) gering eingeschränkt	18	20%
Beweglichkeit der Finger:	a) frei	22	24%
	b) 1/3 eingeschränkt	23	25%
	c) 1/2 eingeschränkt	21	23%
	d) versteift durch stabile Arthrodese	25	28%

Tabelle 4

Beschwerden	a) keine	48	53 %
	b) geringe	39	43 %
	c) starke	4	4 %
Berufswechsel:	a) ja	5	5,5%
	b) nein	69	76 %
	c) ohne Beruf (altersbedingt)	17	18,5%

Fünf Patienten mußten ihren Beruf wechseln, 69 konnten ihn weiter ausüben, der Rest war altersbedingt nicht berufstätig.

Rotations-Korrekturosteotomien

E. Santha, Budapest

Während die Fehlstellung bei den langen Röhrenknochen häufig in Form einer Dislokation ad axim erscheint, verursacht bei den kleinen Röhrenknochen der Hand die Dislokation ad peripheriam größere Funktionsstörungen.

Der verletzte Finger kreuzt beim Faustschluß die übrigen und stört die Funktion der ganzen Hand.

Der häufigste Fehler bei der Bruchbehandlung ist die Immobilisation in Streckstellung der Grundgelenke.

Bei dieser Stellung der Finger kann die genaue Reposition vom Standpunkt der Rotation nicht beurteilt werden.

Ist der Finger in Streckstellung fixiert, so kann sich auch der gut reponierte Bruch, sogar der nicht dislozierte, verschieben.

Bei Beugestellung der Grundgelenke wird die Einstellung des Fingers sehr einfach. Die Rotationsbewegung des so ruhiggestellten Fingers kann mit Sicherheit ausgeschlossen werden.

Auf der Röntgenaufnahme ist die Beurteilung der Rotationsdislokation sehr schwer, besonders bei den langen Schräg-, oder Spiralbrüchen. Das Betrachten der Hand jedoch gibt bessere Anhaltspunkte.

Häufig, gerade infolge der Ruhigstellung in afunktioneller Haltung, treten Kontrakturen auf. Die mit Rotationsdislokation konsolidierten Brüche können durch Osteotomie korrigiert werden.

Eine bestehende Gelenkkontraktur läßt sich durch eine Korrekturosteotomie selbstverständlich nicht beeinflussen. Die Operation in Gelenksnähe und die folgende Immobilisation können diese noch verschlechtern.

In unserer Handchirurgischen Abteilung wurde in fünfzehn Jahren bei 38 Patienten an 43 Fingern die Korrekturosteotomie wegen in schlechter Stellung geheilter Metacarpus- oder Phalanxbrüche durchgeführt.

Die Korrekturosteotomie muß unabhängig von dem Ort des Bruches in der gut heilenden Spongiosa der Basis des Knochens, aber außerhalb der Gelenkkapsel durchgeführt werden.

Handelt es sich nur um eine Rotationsdislokation, wird der Knochen nur quer durchtrennt. Ist außerdem eine Dislokation ad axim zu korrigieren, so wird ein Keil ausgesägt.

Danach wird die Rotation mit Hilfe einer Markierung genau eingestellt, die Stellung mit der von uns modifizierten Arthrodesezange fixiert und komprimiert. Die Osteosynthese wird mit gekreuzten Bohrdrähten durchgeführt.

Im allgemeinen wird 6 Wochen lang im Gipsverband in Funktionsstellung ruhiggestellt.

Korrekturosteotomien nach in Fehlstellung geheilten Fingerfrakturen

G. Korisek, Kalwang

In Fehlstellung geheilte Finger- und Mittelhandfrakturen stellen in der überwiegenden Zahl vermeidbare Behandlungsfolgen dar. Wir wissen aus der Durchsicht unseres Krankengutes der letzten zwölf Jahre, daß sie auf die Gesamtzahl der Fingerfrakturen einen sehr geringen Prozentsatz ausmachen. Trotzdem verdienen sie unsere volle Aufmerksamkeit, da Abweichungen sowohl in sagittaler als auch in frontaler Richtung, besonders aber auch Verdrehungen oft schwere Funktionsstörungen verursachen. Wenn dies der Fall ist, bedürfen sie unbedingt korrigierender Eingriffe.

Wir haben in den letzten zwölf Jahren 19 solcher Korrekturosteotomien an Fingern ausgeführt; erfreulicherweise entstammt ein einziger Casus davon der eigenen Behandlung. Von diesen 19 Fällen betrafen 13 das Grundglied (davon 4mal am Daumen), weitere drei das Mittelglied und drei einen Mittelhandknochen. Daß 11mal die linke und nur 8mal die rechte Hand betroffen war, mag Zufall sein. Von den 19 Verletzten waren zum Unfallzeitpunkt 9 nicht älter als 20 Jahre.

Drei Patienten hatten Grundgliedrollenbrüche am Klein- beziehungsweise Mittelfinger als typische Ballspielverletzung erlitten. So zum Beispiel ein 14jähriges Mädchen, welches beim Fangen eines Balles eine Fraktur der Grundgliedrolle des Kleinfingers erlitten hatte. Diese war mit 15° Ulnarknick geheilt. Das Mädchen kam zu uns, weil es häufig mit dem Kleinfinger hängen blieb. Zwei Jahre nach dem Unfall stellten wir den Finger durch eine Keilosteotomie unter der Rolle gerade. Das Ergebnis nach 8 Jahren ist röntgenologisch und kosmetisch, vor allem aber auch funktionell einwandfrei.

Eine 20jährige Frau hatte vor 10 Jahren den gleichen Unfall erlitten, Röntgenbefund und Beschwerdebild waren ebenfalls gleich. Auch hier zeigt die Kontrolle 6 Jahre nach der infratrochlearen Keilosteotomie ein voll befriedigendes Ergebnis (Abb. 1).

Im Gegensatz zu diesen beiden Verletzten kam die Mehrzahl nicht erst nach Jahren zum Korrektureingriff. Meist führte sie die Funktionsstörung innerhalb weniger Monate wieder

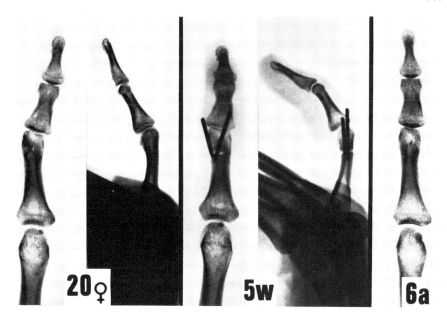

Abb. 1. 10 Jahre alte Kleinfingergrundgliedrollenfraktur, Ulnarknick 20°. Keilosteotomie und Bohrdrahtosteosynthese, Spätergebnis

zum Arzt. So zum Beispiel einen 37jährigen Landwirt, der durch Kurbelrückschlag eine basisnahe V-Fraktur des Mittelfingergrundgliedes erlitten hatte. Sie war mit 10° Ulnarknick, 20° Dorsalknick und 15° Supinationsverdrehung callös geheilt. Von unseren 5 Rotationsfehlstellungen waren übrigens 4 Supinationsverdrehungen. Diesen Mann störte sehr rasch das Übereinanderschlagen der Finger beim Faustschluß, sodaß wir nach 7 Wochen die Derotation und Achsenkorrektur vorgenommen haben. Das Ergebnis war bei der Nachuntersuchung nach 4 Jahren funktionell und kosmetisch einwandfrei.

Auch ein 32jähriger Arbeiter kam bereits 10 Wochen nach einer basisnahen Querfraktur des Mittelfingergrundgliedes in unsere Behandlung. Der Bruch war mit einem Radialknick von 20° callös geheilt, was den Patienten sehr behinderte, weil dadurch beim Faustschluß der Mittelfinger über den Zeigefinger zu liegen kam. Wir führten die Korrekturosteotomie und Minimalosteosynthese mit gekreuzten Bohrdrähten durch (Abb. 2). Die Bohrdrahtosteosynthese hat sich bei allen 19 Fingerosteotomien ebenso bewährt wie die Ruhigstellung des Nachbarfingers. Die Nachkontrolle ergab auch in diesem Fall anatomische Verhältnisse und freie Funktion.

Von 8 Abweichungen in der Sagittalebene die wir korrigierten, waren 7 Dorsalknicke an Grund und Mittelphalangen; der einzige Volarknick betraf ein Metacarpale. Ein 48jähriger Landwirt kam 7 Wochen nach Unfall mit dem Bild einer beginnenden straffen Pseudarthrose am 4. Mittelhandknochen mit 25° Volarknick zu uns. Wir führten die offene Reposition und Kirschnerdrahttransfixation durch. Außerdem wurde ein autologer Span angelagert. In der Röntgenkontrolle nach einem Jahr steht der Mittelhandknochen achsengerecht, es findet sich etwas überschießender knöcherner Callus, die Funktion der Hand ist völlig frei, der Patient hat keine Beschwerden.

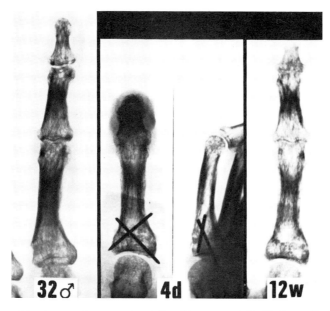

Abb. 2. 10 Wochen alte Mittelfingergrundgliedfraktur, Radialdeviation 20°, Korrekturosteotomie und Osteosynthese mit gekreuzten Bohrdrähten, Ergebnis

Interessant ist, daß alle unsere 19 Fälle der isolierten Verletzung eines einzelnen Fingers — 6mal allerdings einer offenen Fraktur — und nicht komplexeren Handverletzungen entspringen. Wir führen dies darauf zurück, daß diese Verletzungen vielerorts bagatellisiert und dementsprechend achtlos behandelt werden, während die schweren Handverletzungen — die ja auch oft aus Arbeitsunfällen entstehen — schon primär qualifizierteren Behandlungseinrichtungen zugewiesen werden. Als Beleg für die oft kritiklose und ungenügende Erstbehandlung mögen die beiden letzten Fälle gelten.

Ein 34jähriger Mann quetschte sich den Zeigefinger in einer Hubstaplerkette. Der Hausarzt versorgte die Wunde und schrieb den Mann nach 14 Tagen arbeitsfähig. Eine Woche später suchte der Verletzte wegen Schmerzen ein Krankenhaus auf, wo eine Grundgliedfraktur diagnostiziert wurde und ein Vorderarmgips mit Einschluß des Zeigefingers in nahezu Streckstellung angelegt wurde. Drei Wochen nach Gipsabnahme kam er wegen schmerzhafter Bewegungseinschränkung zu uns. Wir fanden einen Grundgliedrollenbruch, callös mit *70° Dorsalknick* geheilt. Vier Jahre nach Korrektur dieser monströsen Deformität ist der Finger gerade, es besteht ein Beugedefizit von 15° im Mittelgelenk (Abb. 3).

Ein 17jähriger kam mit dem linken Ringfinger in einen Keilriemen und wurde auswärts mit einer volaren Gipslongette für 4 Wochen behandelt. Sieben Wochen nach Unfall kam er mit einem mit 20° Ulnarknick und 45° Dorsalknick geheilten Bruch in Grundgliedmitte zu uns. Auch hier führten wir die Korrekturosteotomie und Minimalosteosynthese durch. Die Funktion des Fingers ist völlig frei (Abb. 4).

Gerade die beiden letzten Fälle mit ihren schon ins freie Auge springenden Deformitäten — vom Röntgenbefund und vom Funktionsverlust ganz zu schweigen — beweisen deutlich, daß Korrekturosteotomien an Fingern und Mittelhandknochen wohl meist durch unsachgemäße und sorglose Behandlung nötig werden.

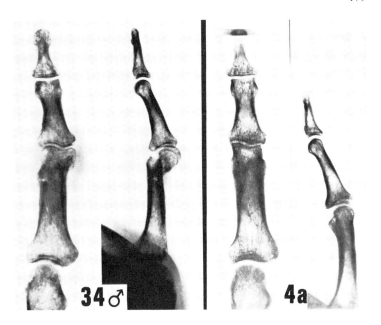

Abb. 3. 10 Wochen alte Grundgliedrollenfraktur am rechten Zeigefinger, Spätergebnis nach Korrekturosteotomie

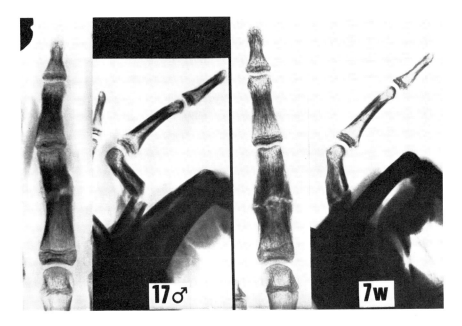

Abb. 4. 7 Wochen alte Ringfingergrundgliedfraktur links, 45° Dorsalknick, 20° Ulnarknick, Ergebnis nach Korrekturosteotomie

B. Pseudarthrosen

Pseudarthrosen an Finger- und Mittelhandknochen

N. Schwarz und K. Eber, Wien

Die Brüche der kurzen Röhrenknochen der Hand heilen im Allgemeinen rasch und unkompliziert. Besondere Schwierigkeiten in der Behandlung bilden jedoch multiple Frakturen der Handknochen, vor allem wenn sie mit ausgedehnten Weichteilverletzungen kombiniert sind. Ebenso problematisch sind einzelne Trümmerfrakturen, bei denen Hautläsionen und Durchblutungsstörungen ebenso schwer wiegen, wie der destruierte Knochen. Bei Defektfrakturen kommt es so wie an allen anderen Knochen zwangsläufig zur Pseudarthrosenbildung, wenn eine entsprechende Behandlung nicht erfolgt oder nicht erfolgen kann.

Wir berichten über insgesamt 29 Patienten der letzten zehn Jahre aus dem Unfallkrankenhaus Graz, dem Unfallkrankenhaus Wien-Meidling und dem Lorenz Böhler Krankenhaus. Es ist wahrscheinlich, daß einige straffe Pseudarthrosen der Entdeckung entgehen, da sie oft kaum oder nur geringe Beschwerden verursachen. Eine durch eine Pseudarthrose bedingte geringe abnorme Beweglichkeit kann dagegen sogar willkommen sein, wenn ein rigider und durch Weichteilverletzungen geschädigter Finger dadurch gebrauchsfähiger wird. Hypermotilität und damit verbundene Schmerzen sind jedoch Anlaß zur Sanierung der Pseudarthrose.

Unter den erfaßten 29 Patienten mit Finger- und Mittelhandpseudarthrosen waren 23 Männer und 6 Frauen. 24mal lag ein Arbeitsunfall vor.

Ein direktes stumpfes Trauma, wie Einklemmen zwischen Maschinenteile, hat in 16 Fällen zur Fraktur geführt. Ein direktes scharfes Trauma wurde in 10 Fällen und ein indirektes in 3 Fällen beschrieben.

Dementsprechend war ein hoher Prozentsatz der Frakturen primär offen, nämlich bei 22 Patienten. Mehr als die Hälfte der Patienten hatten Trümmer-, Mehrfach- und Defektfrakturen. Pseudarthrosen der Metacarpalia fanden sich 11mal bei 7 Patienten, Pseudarthrosen der Fingergrundglieder bei 17 Patienten, 4 am Mittelglied und eine am Endglied.

Häufigkeit. Im Krankengut der LBK der Jahre 1971–1977 waren bei 10.500 Frakturen und 467 Osteosynthesen etwa 0,2% Pseudoarthrosen. Die Erstversorgung ist bei diesen Verletzungen fast immer problematisch. Um die primäre Amputation bei groben Weichteilschäden und gestörter Durchblutung zu umgehen, muß die Entstehung einer Pseudoarthrose fallweise in Kauf genommen werden.

1. Kreissägenverletzung des Ringfingerendgliedes mit Durchtrennung eines Gefäßnervenbündels, primär Erhaltungsversuch. Es kommt zur Defektpseudarthrose, welche durch Resektion des Nagelfortsatzes saniert wird (Abb. 1).
2. Dieser 36jährige Maschinenarbeiter kommt mit dem linken Daumen in eine Walze und erleidet eine schwere offene Trümmerfraktur des Grundgliedes. Erhaltungsversuch mit provisorischer Stabilisierung. Am nächsten Bild sieht man die Pseudarthrose ein Jahr nach dem Unfall. Wegen Schmerzen bei gestörter Sensibilität und Durchblutung wird anschließend die Amputation durchgeführt (Abb. 2).

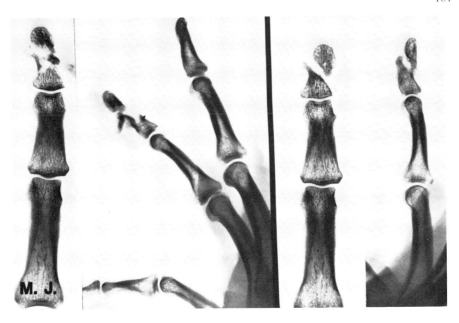

Abb. 1

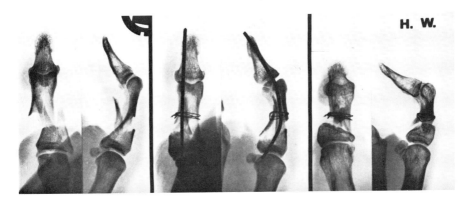

Abb. 2

Unzureichende Osteosynthesen mit dem Material der AO führen ebenfalls zur Entstehung von Pseudarthrosen.

3. Diese geschlossene Fraktur des 5. Mittelhandknochens wird primär offen reponiert und verplattet. Trotz Gipsfixation für 6 Wochen kommt es wegen der für diese Fraktur ungeeigneten Miniplatte zur Pseudarthrose. Sanierung durch Spongiosabeilagerung und Gipsfixation (Abb. 3).

Durch die Osteosynthese mit gekreuzten Bohrdrähten läßt sich zwar eine gute Stabilität der Fragmente erzielen, sie vermögen aber auch eine Diastase aufrecht zu erhalten, die die

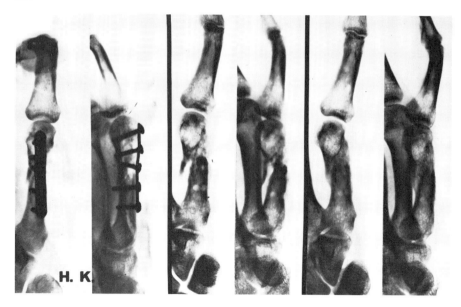

Abb. 3

knöcherne Heilung verhindert. Schließlich führt eine unsachgemäße oder ungenügende konservative Behandlung gleichfalls zur Pseudarthrose.

4. Ein Beispiel einer primär mit gekreuzten Bohrdrähten fixierten Fraktur bei ungenügender Reposition. Und das Bild der Pseudarthrose. Ausheilung der Pseudarthrose durch Spongiosabeilagerung unter Spontanarthrodese des Grundgelenkes (Abb. 4).

Nach der röntgenologischen Darstellung der Pseudarthrosen werden sie in vitale und avitale Formen getrennt. Für den Kliniker ist diese Unterteilung von Bedeutung, weil die Methode der Sanierung bei beiden Gruppen eine andere ist. Nach Weber und Cech [1] werden die vitalen Formen nach dem Ausmaß der Callusbildung unterteilt callusreiche, callus-

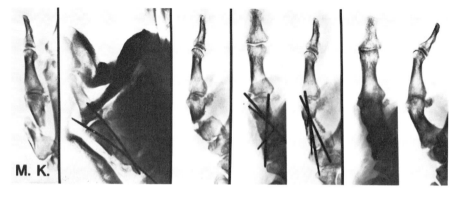

Abb. 4

arme und calluslose. Ihnen gemeinsam ist eine im Prinzip genügende osteogenetische Potenz des Zwischengewebes bei nicht ausreichender Ruhigstellung.
5. Die Abb. 5 zeigt eine callusreiche Grundgliedpseudarthrose am Mittelfinger nach einer Kreissägenverletzung vor 6 Monaten und konservativer Behandlung.
6. Callusarme Pseudarthrose am Ringfingergrundglied nach einer primär bohrdrahtfixierten offenen Fraktur vor 2.5 Monaten (Abb. 6).

Defekt-, Trümmer- und Drehkeilpseudarthrosen sowie die Form der alten, atrophen Pseudarthrose bilden die Gruppe der avitalen Pseudarthrosen, immer nach Weber und Cech. Hier verhindern nekrotische intermediäre Fragmente oder der fehlende Kontakt zwischen den Fragmentenden den knöchernen Durchbau. Die Kenntnis der Anamnese und das normale Röntgenbild geben im Prinzip ausreichend Auskunft über die Form der Pseudarthrose und ihre biologische Aktivität, um die korrekte Behandlung durchführen zu können.
7. Abbildung 7 zeigt eine reaktionslose Trümmerzonenpseudarthrose 4 Monate nach einer schweren offenen Fraktur.

Zur Therapie von Pseudarthrosen

Die Kontaktpseudarthrose, also die vitale Form, braucht um auszuheilen lediglich geänderte biomechanische Bedingungen, das heißt ausreichende Ruhigstellung durch äußere oder besser innere Stabilisierung. Das Vorgehen der Wahl ist letztlich dasjenige, welches die Funktion der Hand auf Dauer am wenigsten beeinträchtigt.
8. Ein Beispiel einer Pseudarthrosenausheilung durch Einlegen eines Falzspanes nach einer geschlossenen, konservativ behandelten Fraktur zeigt die Abb. 8. Pseudarthrosensanierung 35 Wochen nach dem Unfall und Röntgenkontrolle nach 9 Jahren.

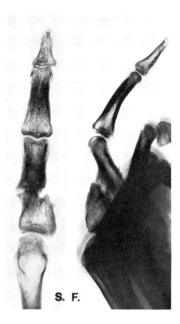

Abb. 5 S. F.

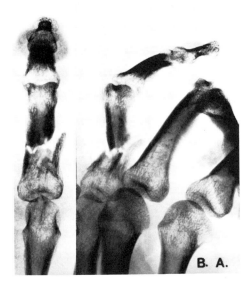

Abb. 6

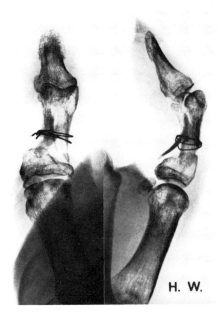

Abb. 7

An den Mittelhandknochen eignen sich streckseitig angelegte Drittelrohrplatten zur Stabilisierung. Wenn eine größere Stellungskorrektur vorzunehmen ist wird in Pseudarthrosenhöhe subtotal osteotomiert ohne die Pseudarthrose selbst zu resezieren und die Fehlstellung ausgeglichen.

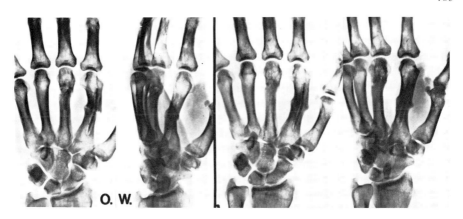

Abb. 8

9. Pseudarthrose am 2. bis 4. Mittelhandknochen 3 Monate nach der Fraktur und konservativer Behandlung, sowie knapp 3.5 Monate nach der Verplattung. Unter der Annahme, daß der 4. Mittelhandknochen fest sei, wurde er nicht verplattet und die Pseudarthrose besteht weiter (Abb. 9).

An den Phalangen finden alle Formen von Miniplättchen als Abstützplatten Verwendung.

Bei Pseudarthrosen mit aseptischen Sequestern nach Trümmerfrakturen werden vorerst die aus der Ernährung ausgeschalteten Knochenteile entfernt und der Defekt ebenso wie bei primären Defektpseudarthrosen durch exakt eingepaßte corticospongiöse Späne vorzugsweise aus dem Darmbeinkamm überbrückt. Eingefalzte corticospongiöse Späne erhöhen die Stabilität gegenüber reinen Spongiosatransplantaten. Bei Phalangenpseudarthrosen mit einem kleinen, meist distalen Fragment muß manchmal das angrenzende Gelenk geopfert werden, um die Pseudarthrose stabilisieren zu können.

10. Offene Trümmerfraktur des Daumengrundgliedes, primäre Bohrdrahtfixation. Es kommt zur reaktionslosen Pseudarthrose mit Nekrose der Trochlea nach 2.5 Monaten. Sanierung durch Arthrodese und Spongiosabeilagerung. Beginnender knöcherner Durchbau 4.5 Monate nach der Operation (Abb. 10).

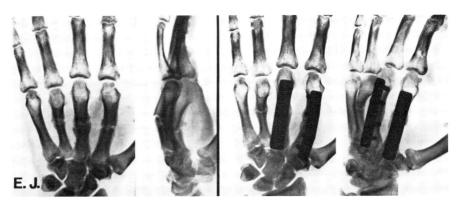

Abb. 9

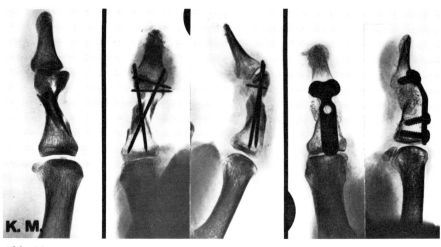

Abb. 10

Bei den untersuchten 29 Patienten wurde die Pseudarthrose bei 12 durch Spaneinfalzung oder Spongiosabeilagerung und Bohrdrahtfixation ausgeheilt. Bei weiteren 7 durch Plattenfixierung unter eventueller Spongiosabeilagerung. Bei 5 Patienten wurden Arthrodesen der angrenzenden Gelenke durchgeführt, 4 Finger mußten amputiert werden. Bei 4 Patienten gelang die Pseudarthrosenausheilung erst nach der 2. Operation.

11. Dieses 12jährige Kind wird von einem umfallenden Kasten getroffen und erleidet eine offene Fraktur am Zeigefinger mit Durchtrennung der Strecksehne und eines Gefäßnervenbündels. Primär Bohrdrahtfixation. Es kommt zur Rollennekrose 1.5 Monate nach dem Unfall. Arthrodese nach Rollenresektion (Abb. 11).

Die Entstehung einer Pseudarthrose ist durch unsachgemäße Behandlung unter allen Umständen zu verhindern, weil die langwierige Behandlung die sie zur Ausheilung benötigt immer mit funktionellen Einbußen einhergeht. Es muß aber an der Hand die Entstehung einer Pseudarthrose manchmal bewußt in Kauf genommen werden. Das gilt vor allem bei Trümmer- und Defektfrakturen in Kombination mit Weichteilverletzungen, wenn der Finger erhalten werden soll.

12. Einen solchen Fall demonstriert die Abb. 12. Eine 49jährige Fleischhauereiangestellte gerät mit der rechten Hand in eine laufende Maschine. Da primär der Ringfinger subtotal und Zeige- und Kleinfinger im Mittelglied abgesetzt wurden, wurde der Mittelfinger erhalten, obwohl eine Pseudarthrose zu erwarten war. Es waren zusätzlich zur Fraktur die Sehnen und ein Gefäßnervenbündel durchtrennt. Vorerst Bohrdrahtfixation und Weichteilversorgung. Nach 4.5 Monaten PA-Stabilisierung durch Falzspan, welche nicht gelingt. Nach weiteren 2.5 Monaten Auffrischung der Pseudarthrose, Spongiosaplastik und Plattenfixation. Beim Endbefund knapp ein Jahr nach dem Unfall läßt sich der Mittelfinger zwar nur im Grundgelenk bewegen, zwischen dem unversehrten Daumen und dem Mittelfinger ist aber ein ausreichender Zangengriff durchführbar.

13. Um zu zeigen welche Kuriositäten manchmal nur zufällig entdeckt werden möchte ich zum Abschluß die Bilder eines 51jährigend Landwirtes vorstellen (Abb. 13). Er erleidet eine Miststreuverletzung mit offener Trümmerfraktur am Daumengrundglied.

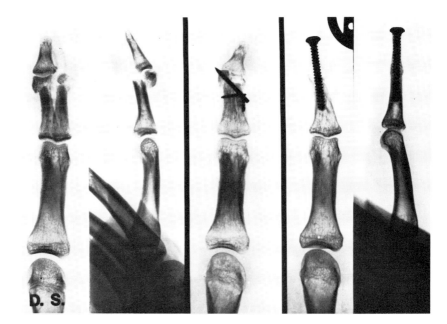

Abb. 11

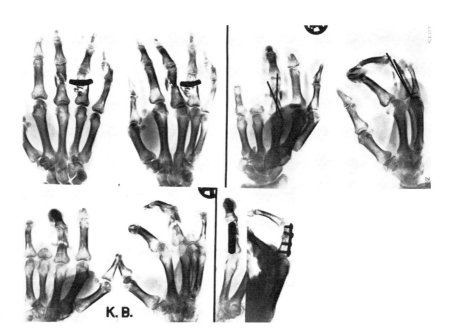

Abb. 12

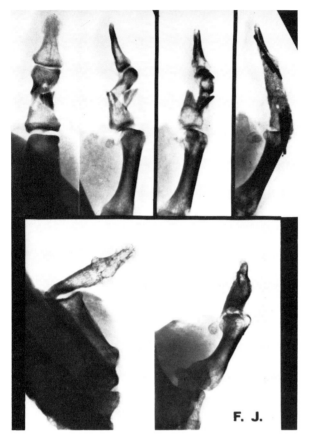

Abb. 13

Vorerst konservative Behandlung. Nach 2.5 Monaten Pseudarthrose. Diese wird reseziert und der Defekt mittels eines Darmbeintransplantes überbrückt. Die Bohrdrähte werden nach 4 Monaten entfernt. Der Patient kommt erst 3 Jahre später, im vergangenen August, zur Nachuntersuchung mit diesem in abnormer Fehlstellung stehenden Daumen. Retrospektiv war wahrscheinlich das Transplantat proximal nicht genügend eingeheilt.

Literatur

1. Weber, B.G., Cech, O.: Pseudarthrosen

Pseudarthrosen an Mittelhand und Fingern

H. Narr, Tübingen

Die Heilungsbedingungen für Brüche im Bereich der Mittelhandknochen und Finger sind, abgesehen von Defektbrüchen günstig. Pseudarthrosen kommen daher relativ selten zur Behandlung. Außerdem ist ein Teil der Pseudarthrosenträger völlig beschwerdefrei. Weiterhin kann eine Pseudarthrose in Gelenknähe, wenn das Gelenk selbst versteift ist, durchaus funktionell genutzt werden. Diese Tatsachen sollten uns veranlassen, bei Pseudarthrosen in diesem Bereich zur prüfen, ob eine Stabilisierung überhaupt notwendig ist.

Führen Pseudarthrosen im Handskelet zu Schmerzen oder Funktionsstörungen, so müssen sie jedoch nach den gleichen Grundsätzen zur Ausheilung gebracht werden, wie sie für die Behandlung der Pseudarthrosen der großen Röhrenknochen erarbeitet wurden. Bei Pseudarthrosen an den Langfingern mit gleichzeitigen schweren Weichteilschädigungen sollte jedoch besonders kritisch abgewogen werden, ob dem Verletzten nicht mit einer Amputation besser gedient ist. Zur Erhaltung des Daumens halten wir dagegen auch zusätzliche aufwendige Maßnahmen der Weichteilsanierung für gerechtfertigt.

Das wichtigste Prinzip bei der Behandlung der Pseudarthrosen stellt die absolute mechanische Stabilisierung durch Osteosynthese dar. Handelt es sich um eine vitale bzw. reaktive Pseudarthrose, so ist dies allein ausreichend, handelt es sich dagegen um eine nicht reaktive bzw. reaktionsarme Form der Pseudarthrose, so muß zusätzlich eine Verbesserung der Vitalität durch Spongiosaplastik vorgenommen werden. Avitale Fragmente, wie sie vor allem nach Trümmerbrüchen vorkommen, müssen entfernt und durch corticospongiöse Späne überbrückt werden (Tabelle 1). Bei gelenknahen Pseudarthrosen der Finger ist häufig die gleichzeitige Arthrodese des benachbarten Gelenkes nicht zu umgehen.

Eine Eröffnung der Pseudarthrose sollte in aller Regel vermieden werden. Sie ist jedoch nicht zu umgehen, wenn gleichzeitig Fehlstellungen, am häufigsten handelt es sich um Rotationsfehler, beseitigt werden müssen. Sie wird dann aber selbstverständlich nur in Form der Osteotomie und nicht in Form der Resektion der Pseudarthrose durchgeführt. In manchen Fällen muß, um die Platte besser und weichteilschonender anlegen zu können, etwas Callus abgetragen werden. Selbstverständlich muß immer eine übungsstabile Osteosynthese erreicht werden, die nach wenigen Tagen eine Übungsbehandlung gestattet.

Defektpseudarthrosen werden in der Regel durch corticospongiöse Beckenkammspäne überbrückt und durch Osteosynthesen fixiert. Bei ausgedehnten Defekttrümmerbrüchen, die obligat mit schlechten Weichteilverhältnissen einhergehen, belassen wir zunächst die Defekte. Die Distanz wird dann lediglich durch Adaptationsosteosynthesen gehalten. Nach Sanierung der Weichteilverhältnisse wird dann frühzeitig der Defekt überbrückt.

Tabelle 1. Operationsverfahren bei Pseudarthrosen an Mittelhand und Fingerknochen

---

Plattenosteosynthese
Zugschraube
Zuggurtung mit Kirschner-Drähten und Drahtschlinge
Kirschner-Drähte allein
Kombination von Osteosynthese mit autologer oder homologer Spongiosa

---

Die Behandlung bei infizierten Pseudarthrosen richtet sich nach den gleichen Prinzipien, wie die moderne Behandlung infizierter Pseudarthrosen der großen Röhrenknochen. Vorrangig muß also die Beseitigung devitalisierter Gewebe und die Stabilisierung erfolgen. Bei Infektpseudarthrosen an Langfingern muß besonders kritisch abgewogen werden, ob eine Amputation nicht vorteilhafter ist. Die Ergebnisse von 52 nachuntersuchten, operativ behandelten Pseudarthrosen bestätigt nach unserer Ansicht diese kritische Einstellung, da die 3 Mißerfolge, die wir erlebt haben, alle bei Infektpseudarthrosen im Bereich der Phalangen aufgetreten sind. Lag präoperativ eine freie Funktion vor, wurde diese auch postoperativ wieder erreicht. Vorbestehende, schwerwiegende Bewegungseinschränkungen konnten dagegen nicht gebessert werden.

Wie eingangs ausgeführt, sind Pseudarthrosen im Bereich von Mittelhand und Fingerknochen relativ selten. Neuerdings haben jedoch Pseudarthrosen nach vorausgegangener operativer Behandlung zugenommen. Es handelt sich dabei durchweg um primär technisch nicht richtig ausgeführte Osteosynthesen.

Zusammenfassend ist festzustellen, daß die Indikationsstellung zur operativen Behandlung bei Pseudarthrosen an Mittelhand und Fingern kritisch zu stellen ist. Ist eine Behandlung aber erforderlich, so sollte sie frühzeitig durchgeführt werden, wobei die gleichen Prinzipien, wie bei Pseudarthrosen an langen Röhrenknochen, zur Anwendung kommen. Der funktionellen Vor- und Nachbehandlung kommt besondere Bedeutung zu. Keinesfalls sollte bei einer sich abzeichnenden Pseudarthrosenentstehung eine verlängerte Ruhigstellung durchgeführt werden. Eine Pseudarthrose am Handskelet kann bei Anwendung der genannten Prinzipien zur vollen knöchernen und funktionellen Ausheilung gebracht werden. Eine eingesteifte Hand bei knöchern durchbautem Bruch ist dagegen meist irreversibel geschädigt.

Spongiosaplastiken an Fingern und Mittelhandknochen

R. Kleinen, Bochum

Der Wert der autologen Spongiosaplastik bei der Behandlung frischer und veralteter Knochenverletzungen ist auch im Zeitalter moderner Osteosyntheseverfahren unbestritten, ja vielleicht sogar gestiegen, da die zur Einheilung der Spongiosa notwendige mechanische Ruhe im Bereich des Spongiosalagers erst durch die bewährten Osteosyntheseverfahren in vollem Umfange erreicht werden konnte.

Grundlegende Untersuchungen wurden von vielen Autoren durchgeführt, neuere Ergebnisse von Untersuchungen durch Decker u. Mitarb. an unserer Klinik lassen den Schluß zu, daß ein großer Teil der transplantierten pluripotenten Mesenchymzellen aus dem reticulären Grundgewebe des roten Knochenmarkes die Transplantation überlebt, mithin lebendes Material verpflanzt wird.

Alle allgemeinen Betrachtungen über Spongiosaplastiken lassen sich ohne weiteres auf die Verpflanzung von Spongiosa an Fingern und Mittelhandknochen übertragen.

Die wesentlichen Indikationen für Spongiosaplastiken nach Verletzungen an Fingern und Mittelhandknochen sind:

1. Pseudarthrosen
2. Defektbildungen
3. Fehlstellungen, die einer operativen Korrektur bedürfen.

Spezielle Probleme treten auf durch die besonderen anatomischen Verhältnisse an der Haut sowie durch die zum Teil bestehenden Mißverhältnisse zwischen Größe der Knochen und der zur Osteosynthese verwendeten Implatate.

In den Jahren 1974 bis 1977 wurden in der Abteilung für Plastische und Handchirurgie der Berufsgenossenschaftlichen Krankenanstalten „Bergmannsheil" in Bochum 37 Spongiosaplastiken bei veralteten Verletzungen der Finger und Mittelhandknochen vorgenommen.

Hierbei waren 15mal die Mittelhandknochen betroffen, bei denen wiederum der zweite Mittelhandknochen mit 9facher Beteiligung deutlich hervortrat. An den Fingern waren 22 Spongiosaplastiken notwendig, wobei das Daumengrundglied in 11 Fällen, also 50% beteiligt war (Abb. 1). Die meisten Patienten kamen erst einige Wochen nach dem Unfall zur Behandlung zu uns, im Mittel 23 Wochen.

Zur Spongiosaplastik verwenden wir nahezu ausschließlich Beckenkammspongiosa, die nicht nur in ausreichender Menge und beliebiger Form gewonnen werden kann, sondern auch augenscheinlich von besserer Qualität ist als die aus dem Radius gewonnen Spongiosa.

Die Spongiosa wurde meistens en bloc verwendet und entweder mit Spickdrähten oder unter Platten fixiert. Technisch besteht noch die Möglichkeit der einfachen Anlagerung oder der Verbolzung mit einem genau eingepaßten Spongiosablock ohne zusätzliche Fixation.

Spongiosaplastiken wurden notwendig fast ausschließlich wegen ungenügender Ruhigstellung nach dem Unfall sowohl was die Art als auch die Dauer der Ruhigstellung angeht.

An Komplikationen verzeichneten wir einen Infekt bei vorbestehender Osteomyelitis sowie die Notwendigkeit einer erneuten Spongiosaplastik unter Verwendung von Becken-

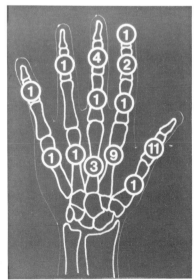

Abb. 1. Lokalisation und Häufigkeit der in den Jahren 1974 bis 1977 vorgenommenen Spongiosaplastiken

kammspongiosa, nachdem zuvor verpflanzte Radiusspongiosa nicht zur Einheilung gekommen war.

Die Dauer der postoperativen Behandlung betrug im Mittel 14 1/2 Wochen bis zur Arbeitsfähigkeit.

Einige Fallbeispiel:

Fall 1. Arbeitsunfall mit schwerer Quetschung der Hand, ausgedehnten Wunden und Brüchen des 2. bis 4. Mittelhandknochens. Nach 5wöchiger Gipsruhigstellung in einem auswärtigen Krankenhaus osteosynthetische Versorgung mit Plättchen und Beckenkammspongiosa. Hier das Kontrollbild nach Metallentfernung und Abschluß der Behandlung (Abb. 2–4).

Fall 2. Dieser Patient geriet mit der Hand in einen laufenden Ventilator und wurde wegen der schweren Weichteilschäden lediglich in dieser Weise durch Spickdrähte versorgt. Überbrückung der großen Defekte am 1. und 2. Mittelhandknochen durch Spongiosa, das Ausheilergebnis (Abb. 5–8).

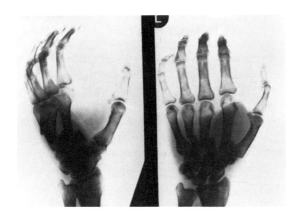

Abb. 2

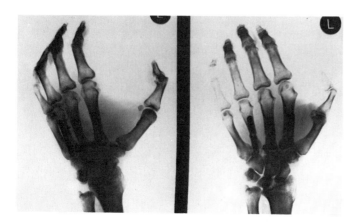

Abb. 3

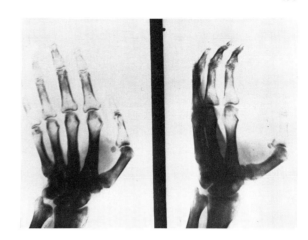

Abb. 4

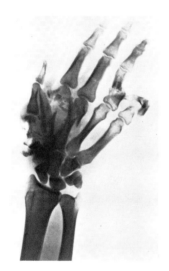

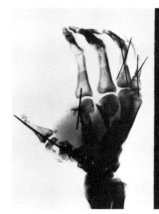

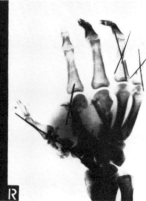

Abb. 6

Abb. 5

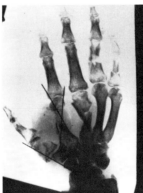

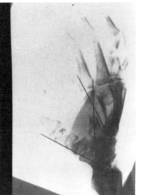

Abb. 7

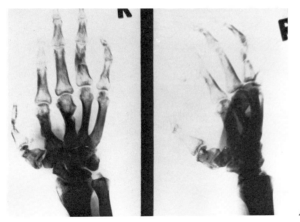

Abb. 8

Fall 3. Hier eine Fraktur, die auswärts ungenügend reponiert im Gipsverband behandelt wurde, 2 Monate nach dem Unfall offene Reposition mit Interposition eines Spongiosablocks. Das Kontrollbild nach Metallentfernung (Abb. 9–11).

Fall 4. 7 Monate nach einer Kreissägenverletzung kam dieser Patient in unsere Behandlung. Operative Versorgung mit Spongiosablock und Kirschner-Drähten, hier das Ausheilungsergebnis (Abb. 12–14).

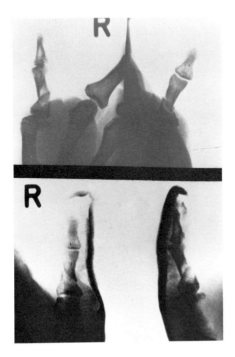

Abb. 9

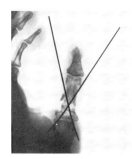
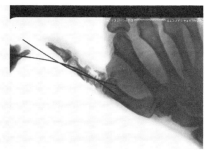

Abb. 10

Abb. 11

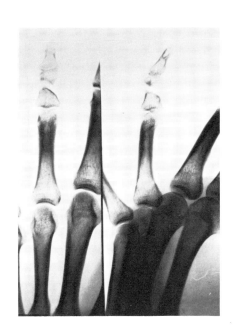

Abb. 12

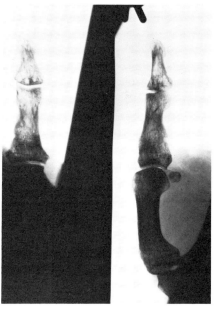

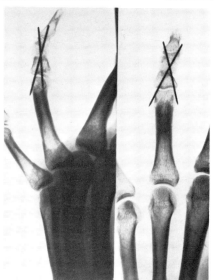

Abb. 13

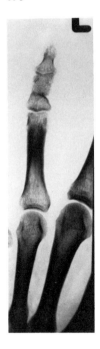

Abb. 14

Fall 5. Offene Mittelfingerfraktur im Mittelglied. Verzögerte Knochenbruchheilung bei ungenügender Reposition. Zwei Monate nach dem Unfall offene Reposition, Spongiosaplastik. Das Kontrollbild (Abb. 15–18).

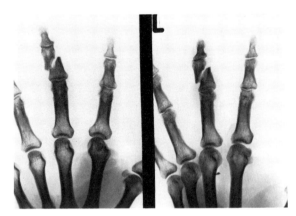

Abb. 15

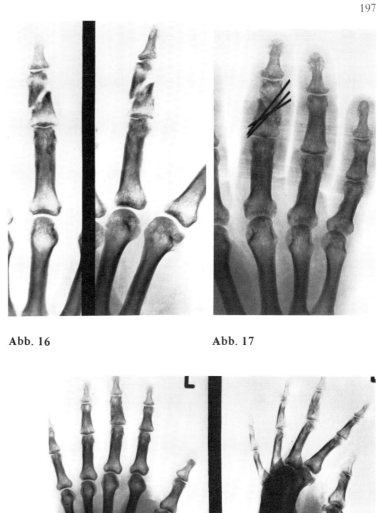

Abb. 16   Abb. 17

Abb. 18

Fall 6. Dieser Patient geriet mit der Hand in eine Zerkleinerungsmaschine und erlitt neben schweren Weichteilverletzungen Frakturen der Mittelhandknochen 2, 3 und 4. Zunächst Versorgung in dieser Weise, dann nach Metallentfernung Pseudarthrose am 2. Mittelhandknochen. Spongiosaplastik, hier das Ausheilungsergebnis (Abb. 19–23).

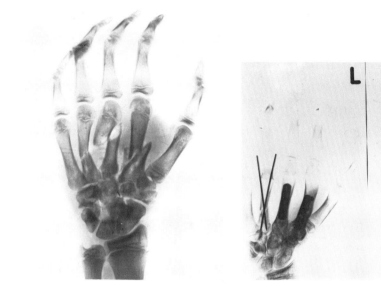

Abb. 19   Abb. 20

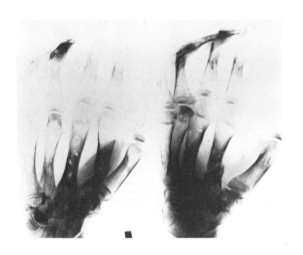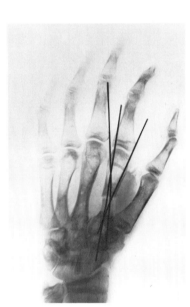

Abb. 21   Abb. 22

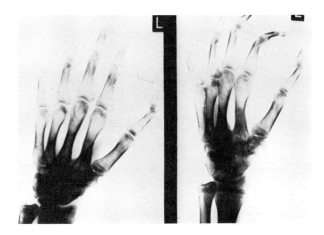

Abb. 23

Fall 7. Offener Grundgliedbruch des rechten Daumens, der in dieser Art und Weise versorgt wurde. Verzögerte Knochenbruchheilung, erneut offene Reposition und Spickdrahtfixation, auch jetzt keine Ausheilung, daher Spongiosaplastik. Erst knöcherne Konsolidierung, hier ein spätes Kontrollbild (Abb. 24–28).

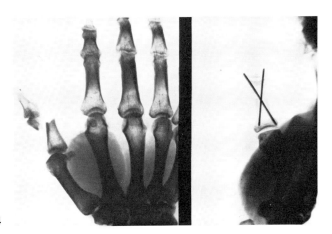

Abb. 24

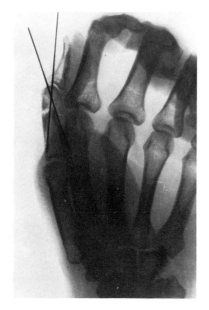

Abb. 25

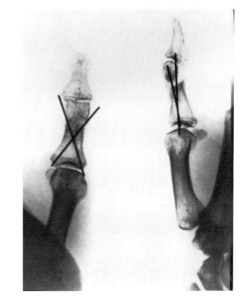

Abb. 26

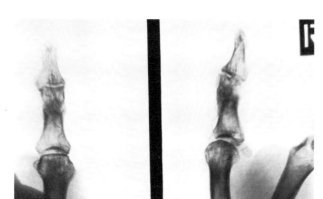

Abb. 27

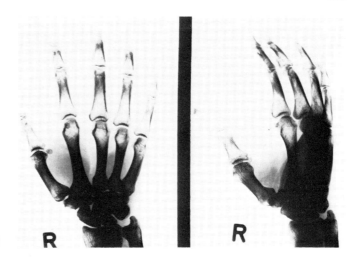

Abb. 28

C. Arthrodesen – Indikation, Techniken

Spanarthrodesen am Handskelet

G. Segmüller, St. Gallen

Einleitung

Trümmerverletzungen am Handskelet sind nicht selten. Die Hand ist ja bei der Arbeit und Straßenunfall extrem exponiert. Die Globalversorgung der Komplexverletzung an der Hand ist mit guten Gründen in den letzten Jahren von allen Handchirurgen gefordert worden und heute ist sie weitgehend in der Klinik eingeführt. Die primäre und vollständige Wiederherstellung scheitert aber heute noch häufig an den Schwierigkeiten der Primärstabilisierung des Skeletes, vor allem im Bereich der zahlreichen Gelenke der Hand. Diese Lücke kann heute geschlossen werden mit Hilfe der stabilen Osteosynthesetechnik, jedoch nicht durch sie allein, sondern in Kombination mit primärem autologen Spanersatz. Am häufigsten kommt als Lösung die *Spanarthrodese* im Bereich irreparabler geschädigter Gelenke in Frage.

Indikation zur Spanarthrodese

Aus der Tabelle 1 sind die unabdingbaren Indikationen zur primären Span-Überbrückungsarthrodese zu ersehen (Tabelle 1).

Tabelle 1. Einige Indikationen zur primären Spanarthrodese an Handgelenk und Fingergelenken kombiniert mit stabiler Osteosynthese

1. Frische Gelenkdefekte
2. Intra- und periarticuläre Trümmerfrakturen
3. Komplexverletzungen: Gelenkverletzung, Bandapparat und Weichteile

1. *Frische Defekte* am einzelnen oder gleichzeitig am Gelenkkörper-Paar sind meist einer anatomischen Rekonstruktion nicht zugänglich. Rekonstruktionsversuche führen oft zu funktionsarmen und dauerhaft schmerzhaften Gelenken mit langer Morbidität.
2. Nicht nur die traumabedingte *Fragmentation der Gelenkkörper* selbst sondern gleichzeitig auch der diese abstützenden „Nachbarschaft" (Metaphysen) führen zu einem lange dauernden Schmerzfocus mit Neigung zur Dystrophie der ganzen Hand. Damit reicht der meist nicht mehr reversible Schaden oft weit über den lokalen Bereich der Direktverletzung hinaus. Der primäre Spanaufbau ist in diesen Fällen die beste Dystrophie-Prophylaxe die wir kennen.
3. *Komplexverletzungen* an der Hand schließen in der Regel in wechselndem Ausmaß und Intensität Skeletläsionen, Verluste von Sehnen, Nerven und vor allem Integument ein. Nerventransplantate und Sehnenrekonstruktionen sind nun aber besonders schwierig im Sekundärverfahren, da ausgedehnte Vernarbungen typisch sind an der verletzten Hand. Eine gezielte, primäre *Globalversorgung* kann nur auf der primären Rekonstruktion des Skeletes aufbauen.

Genützte primäre Indikationen dürften in absehbarer Zeit das Spektrum für Späteingriffe am Handskelet an Zahl und Ausmaß reduzieren. Darüber orientiert Tabelle 2.

1. Angesichts einer vital-gefährdeten Weichteildecke über Trümmerfrakturen im Gelenkbereich entschließt man sich häufig zum einfachen Debridement, zu lockerem Hautverschluß oder die Wunde bleibt allenfalls offen. Dieses Vorgehen ist in jeder Hinsicht vertretbar. Die Dauer der Morbidität ist jedoch kaum vorauszusehen. Die Planung des Sekundäreingriffs ist nicht möglich, sondern hängt vom weiteren Verlauf der Wundheilung ab. Wertvolle Zeit geht dabei verloren und Einsteifungen der benachbarten Gelenke sind häufig die Folge.
2. Ischämische Nekrosen von gelenkbildenden Fragmenten entstehen gelegentlich, wenn bei direktem Trauma und geschlossenen Frakturen, das Ausmaß der vasculären Zerstörung nicht beurteilbar ist. Anstelle eines langsamen Abbaus nekrotischer Gelenkfragmente ziehen wir die frühzeitige sekundäre Spanarthrose vor.
3. Chronische Infekte nach offener Gelenkverletzung im Gefolge von Weichteilkontusion und nachfolgender Hautnekrose mit Fistelbildung dürfen dann mit stabiler Arthrodese endgültig saniert werden, wenn das perifocale Ödem sich deutlich zurückbildet.

Tabelle 2. Indikationen zur Spätrekonstruktion nach Handverletzungen mit Gelenkbeteiligung

1. Gelenkdefekte nach primärem Debridement, gefolgt von Primärheilung oder Sekundärheilung
2. Gelenkdefekte durch avasculäre Sequesterbildung
3. Gelenkdefekte infolge Osteitis/Arthritis nach offenen Gelenkverletzungen

Biologische Voraussetzungen und operationstechnische Möglichkeiten

Die arterielle Durchblutung im Bereich der Hand ist derart reichlich, daß selbst bei schwersten Zerstörungen der Weichteile noch mit Einheilung der Hautlappen gerechnet werden kann sofern eine entsprechende Operationstechnik gewählt wird. Andererseits ist wiederum die Ödemneigung nirgends intensiver und gefährlicher als im Bereich der verletzten Hand. Das Abwägen dieser Vor- und Nachteile setzt nun bei der primären Rekonstruktion erhebliche Erfahrung voraus.

Sowohl diaphysäre wie metaphysäre Skeletpartien sind am Handskelet außerordentlich druckfest. Dies schafft wiederum die Voraussetzung für moderne Druckosteosynthesen und damit für einwandfreie Verankerung von autologem Spanmaterial. Von größtem biomechanischen Interesse ist die Möglichkeit, das Zuggurtungsprinzip am Handskelet fast unbegrenzt zur Anwendung zu bringen, nämlich überall dort wo die Beugekräfte die Streckerkräfte weit übertreffen. Dies ist an der Hand der Fall. Eine Zuggurtungsosteosynthese ist nun gerade an der Hand mit geringem Metallaufwand möglich.

Jegliche stabile Osteosynthese setzt wiederum die Verwendung von druckfestem Spanmaterial voraus, d.h. es kann selten ein ausschließlich spongiöser Beckenspan verwendet werden, sondern es ist darauf zu achten, daß zumindest ein Drittel des Spans aus kompakter Corticalis besteht. Dadurch werden 2 Voraussetzungen für die erfolgreiche Osteosynthese geschaffen: einmal steht eine große Menge autologer Spongiosa zur Verfügung, die rasch revitalisiert und somit zum Träger neuen Knochens wird, andererseits gewährleistet der kompakte Anteil über die ganze Dauer der Revitalisierung ausreichende Stabilität, da die Druckfestigkeit während mehreren Monaten anhält. Vor allem im Handbereich, wo oft nur noch kleine Fragmente als Spanbett zur Verfügung stehen, ist das höchste Maß an mechanischer Ruhe zwischen Spanbett und Span erforderlich. Jede Unruhe bei derart ungünstigen Hebelsystem führt in einer gewissen Anzahl der Fälle zu randständiger Spanresorption, Lockerung der Osteosynthese und Pseudarthrose.

Die operativ technischen Möglichkeiten sowohl bei der primären wie bei der sekundären Spanarthrodese schließen somit folgende Momente ein:
— cortico-spongiöser Span
— stabile Verankerung mittels Osteosynthese oder Einstauchung
— Sanierung der Weichteile durch „Stabilisierung" oder durch lokale Schwenklappen, evtl. kombiniert mit dünnen anspruchslosen Spalthautlappen.

Klinische Fälle

Aus dem breiten Spektrum des erwähnten Indikationsbereiches werden 3 Fälle kurz demonstriert.

1. Fall. Durch Stanzmechanismus entsteht ein größerer Weichteilverlust auf Höhe des MP-Gelenkes des Daumens, subtotaler Mittelhandknochenverlust, Verlust des MP-Gelenkes und Teilverlust des Sattelgelenkes. Es fehlt die Strecksehne ebenfalls wie ein größerer Hautbezirk streckseitig, jedoch nicht die Beugesehne und die beiden Collateralnerven. Die globale Versorgung besteht in einer lokalen Schwenklappenplastik, die aber nur möglich ist aufgrund eines wiederaufgebauten tragfähigen Skeletes. Der cortico-spongiöse Beckenspan wird proximal exakt eingepaßt, mit Hilfe von Zugschrauben so fixiert, daß das Sattelgelenk wiederhergestellt ist. Distal kann ebenfalls mittels Zugschrauben eine stabile Verankerung geschaffen werden. Nach erfolgter Schwenklappenplastik wird ebenfalls primär ein größeres Strecksehnentransplantat eingebracht. Der gesamte Daumenstrahl wird in Abduktion gehalten bis zur Einheilung der Strecksehne mit Hilfe eines transarticulären Kirschnerdrahtes. Drei Wochen nach der Primärversorgung wird der Finger zur Begleitbehandlung der beiden noch erhaltenen Gelenke und der Strecksehne freigegeben. Bereits 6 Wochen nach dem operativen Eingriff weist die Hand bereits wieder eine brauchbare Greiffunktion auf. Ein Sekundäreingriff ist nicht notwendig (Abb. 1).

2. Fall. Fräsenverletzung auf Höhe PIP und P II dig. II rechts. Im Vordergrund steht ein 5 mm breiter Weichteilverlust dorso-ulnar mit Durchtrennung des ulnaren Seitenzügels und des dorsalen Streckapparates. Das Mittelgelenk ist nicht nur eröffnet sondern beide Gelenkkörper weisen größere Defekte auf. Von der Mittelphalange bleiben einzelne Fragmente zurück, eine anatomische Rekonstruktion ist nicht möglich, die Fragmente zu erhalten scheint nicht von Vorteil. Um eine sofortige vollständige Versorgung auch des Sehnenapparates zu ermöglichen, wird ein primärer cortico-spongiöser Span exakt eingepaßt, proximal mit einer Drahtzuggurtung stabil fixiert, distal wird der Span so zugeschnitten, daß volarseits eine corticale Zunge nach distal reicht, welche von der Streckseite her mit einer Zugschraube in vollkommener Weise immobilisiert werden kann. Auf diese Weise kann auch das kleine distale Gelenkfragment vollständig erhalten bleiben. Die Strecksehne

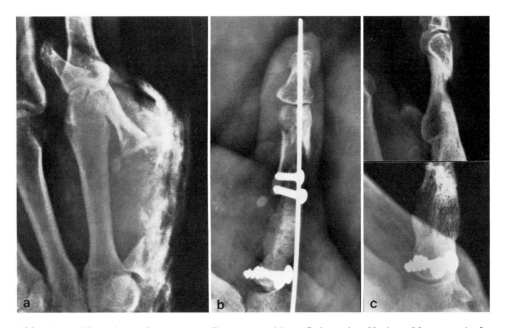

Abb. 1a−c. Komplexverletzung am Daumenstrahl; **a** Subtotaler Verlust Metacarpale I, kleines Gelenkfragment Sattelgelenk, Frakturen P 1, Strecksehnenverlust (kurzer und langer Strecker), Defekt Collateralnerv radial, Hautdefekt; **b** Spanaufbau als Grundlage zur Globalversorgung, Erhaltung des Sattelgelenkes mittels cortico-spongiösem Span und Zugschraubenosteosynthese; **c** Ein- und Umbau des Spans 1 Jahr nach Rekonstruktion. Kein Spanverlust. Funktionsfähiges Sattelgelenk. Spanarthrodese IP-Gelenk wird durch ein Transplantat primär wiederhergestellt. Der Hautdefekt über dem nun liegenden Span wird durch einen Fähnchenlappen vom Nachbarfinger gedeckt. Der Verlauf ist komplikationslos, so daß nach 18 Tagen mit der Strecksehnenbegleitbehandlung begonnen werden kann (Abb. 2).

3. Fall. Sägenverletzung am rechten Daumen: Nicht nur die Endphalange ist zerstört und nicht mehr vorhanden, sondern auch beide Gelenkkörper des IP-Gelenkes sind derart defekt, daß keine anatomische Rekonstruktion möglich ist. Volar finden sich dagegen gut durchblutete und sensible Weichteile bis an die Kuppe heran, ebenfalls besteht noch ein kleines Knochenfragment, das Matrix und Nagelbett trägt. Primär wird ein corticospongiöser Span aus dem Beckenkamm in der Weise eingepaßt, daß er proximal durch einen breiten volaren Sporn mit 2 Zugschrauben perfekt stabilisiert werden kann. Der Span überbrückt das Endgelenk und die Länge des Daumens bleibt erhalten. Der Processus unguicularis mit dem Nagel wird am distalen Spanende angelagert und lediglich locker fixiert. Die Wundheilung erfolgt komplikationslos, der Nagel zeigt wieder normale Belastung, der Umbau des Spans ist jedoch nach 7 Monaten noch nicht abgeschlossen. Der Patient ist aber nach kurzer Morbidität von 5 Wochen wieder vollständig arbeitsfähig (Abb. 3).

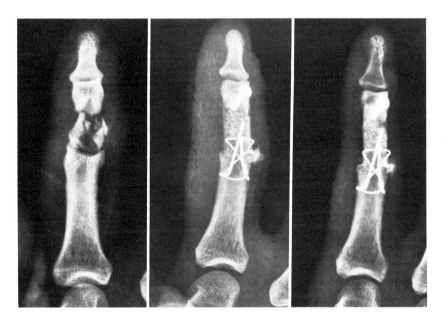

Abb. 2a–c. Fräsenverletzung Zeigefinger rechts; a Zerstörung beider Gelenkkörper PIP dig. II rechts, dorso-ulnarer Hautdefekt und Durchtrennung des ulnaren und dorsalen Streckapparates, b Ersatz der Fragmente durch autologen corticospongiösen Span, so zugeschnitten, daß proximal die Drahtzuggurtung und distal die Zugschraube perfekte mechanische Ruhe zwischen Span und Spanbett erzeugt, c Trotz Aufnahme voller funktioneller Begleitbehandlung 3 Wochen postoperativ komplikationsloser Einbau des Spans

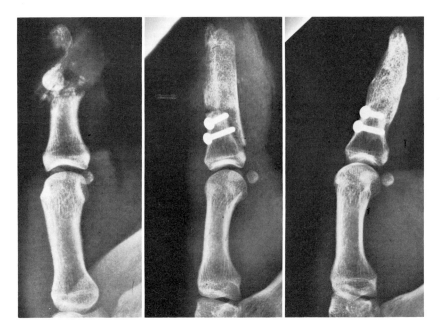

Abb. 3a–c. Daumenendgliedverletzung; **a** Pulpa nach palmar lappenförmig abgespalten. Sensibilität erhalten, knöcherne Endphalange bis auf kleine nageltragende Partie des Processus unguicularis zerstört, inkl. beide Gelenkkörper des IP-Gelenkes; **b** Primäre Spanplastik (cortico-spongiöser Beckenspan). Palmare Lippe aus kompaktem Spanmaterial so daß durch 2 Corticalis-Zugschrauben eine perfekte Immobilisierung erreicht werden kann. Nach Wundheilung ist der Daumen wieder einsatzfähig; **c** 7 Monate postoperativ ist der Einbau abgeschlossen, der Umbau noch in vollem Gange

Zusammenfassung

Die Globalversorgung schwerer Handverletzungen, vor allem von Komplexverletzungen, schließt nicht nur die Rekonstruktion des knöchernen Stützgewebes mit ein, letztere ist viel mehr Vorbedingung für die primäre Rekonstruktion von Sehnen-, Nerven- und Hautdefekten. Ein voraussagbares Resultat aber ist nur zu erzielen wenn cortico-spongiöse Späne benützt werden, die einerseits Träger einer sehr aktiven Osteogenese sind, andererseits aber im kompakten Bereich eine stabile Verankerung ermöglichen. Unter diesen Voraussetzungen ist der primäre Spanaufbau auch dann möglich, wenn die Weichteile außerordentlich stark geschädigt sind oder wenn lokale oder hetero-digitale Lappen zur Deckung der Hautdefekte und der Späne notwendig sind. Die Stabilität muß eine uneingeschränkte funktionelle Nachbehandlung erlauben. Ein belastungsfähiger Einbau des Spans ist 6–8 Wochen nach der Operation festzustellen, der eigentliche Umbau des Spans dagegen erfolgt im Verlauf von ca. 1 Jahr.

Die Indikation zur Arthrodese an der Hand

E. Willingshofer, Graz

Die heute geforderte integrale Funktion der Hand ist nicht zuletzt auch Grund der mannigfaltigen Indikationen zur Arthrodese. Diese Indikation ist stets mit Zurückhaltung durchzuführen, da ja in gewissem Sinne ein Funktionsverlust als Folge dieser Behandlung eintritt. Absolut wird also die Bewegungsamplitude verkleinert. Der Grund eine Arthrodese trotzdem durchzuführen, ist in der heutigen rekonstruktiven Chirurgie zu suchen, da durch die wiedererlangte Stabilität und die Schmerzfreiheit des operierten Gelenkes die Gesamtfunktion weitgehend verbessert werden kann. Die Indikation zur Arthrodese wird besonders bei der Hand des manuellen Arbeiters, die eine dauerhafte, schmerzfreie Stabilität erfordert, genau erstellt werden müssen.

Die mannigfache Palette der Indikationsstellung umfaßt neben traumatischen und posttraumatischen Destruktionen, auch die vielfältigen Erkrankungen der Hand- und Fingergelenke, das destruktive Bild der PCP, die Ausfälle der Funktion nach Nervenläsionen und schließlich die angeborenen Deformitäten der Gelenke. Die Häufigkeit der Lokalisation für Arthrodesen an der Hand findet sich vorrangig an den Mittelgelenken der Finger 2–5 und am Grundgelenk des Daumens. Die Arthrodese an den übrigen Gelenken ist zweitrangig, gefolgt von den Arthrodesen im Sattelgelenk, am Handgelenk und selten an den Intercarpalgelenken. Zu einer Arthrodese der MCP-Gelenke 2–5 wird man sich nur in Sonderfällen entschließen, da die Beeinträchtigung der Funktion der gesamten Hand danach erheblich ist.

Die Durchsicht unseres Krankengutes von 72 Patienten zeigt überwiegend posttraumatische Fälle, die die Indikation zur Arthrodese stellten.

An Hand der folgenden Zusammenstellung wird versucht, die Indikation zur Arthrodese nach funktioneller Wertigkeit einzuordnen:

Primäre Arthrodesen
1. Irreparable intraarticuläre Frakturen (offene und geschlossene Verletzungen)
2. Luxations-Frakturen, mit starker Verwerfung der Gelenksfläche
3. Defekte im Gelenksbereich
4. Kleine Abbrüche, die ungenügend reponiert und stabilisiert werden können
5. Irreparable Sehnenverletzungen mit Haut- und Knochenbeteiligung.

Arthrodesen aus anderen Indikationen
1. Posttraumatische Gelenks-Destruktionen. Verwerfungen, Subluxationen, Luxationen im Spätstadium
2. Alte Kapsel- und Bandrisse mit Subluxation
3. Alte Abrisse der Strecksehnen an den Endgliedern
4. Alte fibrocartilaginäre Abrisse mit Subluxation
5. Arthrogene Kontrakturen nach Verletzung oder Infekt
6. Beugekontrakturen nach Verbrennungen
7. Panaritium articulare
8. PCP
9. Psoriasis arthropathica
10. Dupuytrensche Kontraktur
11. Nerven-Lähmungen

12. Arthrodesen verschiedener Genese
13. Angeborene Finger-Fehlbildungen
14. Volkmannsche Kontraktur
15. Mondbeinnekrosen, de Quervain

Für einen Laien erscheint die Empfehlung einer Versteifung eines Gelenkes zunächst schockierend. Man soll aber bei einwandfreier Indikationsstellung und einwandfreier technischer Durchführung dem Patienten dazu raten, da in ausgewählten Fällen die Gesamtfunktion der Hand erheblich verbessert wird und somit als Ergebnis einer gezielten Indikation eine bessere Gebrauchsfähigkeit erreicht werden kann.

D. Alte Bandschäden und Verletzungen der Faserknorpelplatten

Alte Bandschäden und Fibrocartilago-Verletzungen

W. Schüller, P. Schreinlechner und W. Seligo, Wien

Veraltete Bandverletzungen und Fibrocartilago-Ausrisse sind häufig Folge einer Fehlbeurteilung der primären Verletzung entweder durch den Patienten selbst oder durch den erstversorgenden Arzt. Während die frischen Bandverletzungen auf adäquate konservative oder operative Behandlung meist ein gutes Ergebnis zeigen, stellt die veraltete Bandverletzung hohe Ansprüche an das handchirurgische Können, wobei eine vollkommene Wiederherstellung nicht mehr in allen Fällen gewährleistet ist.

Klinisch imponieren veraltete Bandverletzungen durch
− Schwellung
− Schmerz
− Instabilität
− Funktionseinschränkung.

Die Diagnostik der alten Bandverletzung erfoldert eine subtile klinische und röntgenologische Untersuchung. Die Erhebung der Anamnese, ein genauer Bewegungsbefund mit Prüfung der Stabilität, exakt eingestellte Röntgenbilder und gehaltene Aufnahmen mit Vergleich der Gegenseite sind unerläßliche Voraussetzungen zur Erfassung und Behandlung veralteter Fingerbandverletzungen. Die Bedeutung der Vergleichsaufnahmen geht aus Untersuchungen von Sakellarides [22], de Weese und Dederich [8] hervor. Sakellarides und de Weese fanden eine physiologische Aufklappbarkeit des Daumengrundgliedes in mäßiger Beugestellung bis 20°. Dederich untersuchte 1955 über 1000 Daumengrundgelenke, wobei in über 30% eine physiologische Überstreckbarkeit von 20° und mehr gegeben war. Eine ähnliche Streubreite im Bezug auf die Überstreckbarkeit weisen die Interphalangealgelenke auf. Die Technik der gehaltenen Aufnahmen wurde bereits von Lorenz Böhler [2] beschrieben, und 1960 von Poigenfürst [20] nochmals ausführlich dargestellt.

Das therapeutische Vorgehen bei veralteten Bandverletzungen ist von mehreren Faktoren abhängig:

- Alter, Allgemeinzustand und Beruf des Patienten
- Beurteilung der Persönlichkeit im Bezug auf aktive Mitarbeit, und schließlich
- Art, Dauer und Ausmaß des ligamentären Schadens.

Konservatives Vorgehen erscheint nur bei mäßiger Instabilität und bei geringgradiger Funktionseinschränkung indiziert. Eine ausgeprägte Instabilität mit Beeinträchtigung der Funktion, höhergradige und längere Zeit bestehende Kontrakturen und sekundäre Veränderungen, wie z.B. die Schwanenhalsdeformität verlangen immer ein operatives Vorgehen.

Grundgelenke

Die veralteten Bandverletzungen der Langfingergrundgelenke sind relativ selten, wobei hier vor allem dem ulnaren Seitenband des Zeigefingergrundgelenkes und dem radialen Seitenband des Kleinfingergrundgelenkes Bedeutung zukommt. Wesentlich häufiger und auch schwerwiegender sind die Kapsel-Bandverletzungen des Daumengrundgelenkes. Hier steht die veraltete Ruptur des ulnaren Seitenbandes an erster Stelle, gefolgt von Verletzungen des volaren Kapsel-Bandapparates. Eine Instabilität des radialen Seitenbandes wird nur selten beobachtet.

Veraltete Rupturen des ulnaren Seitenbandes am Daumengrundgelenk

Neben den schon oben angeführten Symptomen steht hier vor allem die Schwierigkeit einen Spitzgriff zu bilden im Vordergrund, was eine schwere Funktionsminderung der Hand bedeutet. Eine konservative Behandlung führt in diesem Fall nie zum Erfolg. Liegt die Verletzung noch nicht allzu lange zurück, so kann die Reinsertion, bzw. die Naht versucht werden. In allen übrigen Fällen wird man sich für eine Bandplastik entscheiden. In der Literatur ist eine Vielzahl von Operationsverfahren angegeben, von denen die gebräuchlichsten hier aufgezeigt werden (Tabelle 1).
1. gestielter Kapsel-Periostlappen
   Ein proximal gestielter Kapsel-Periostlappen wird auspräpariert und distal inseriert.
2. Freies Transplantat
   Zur Verwendung gelangen
   a) ein Teil der Palmaris longus-Sehne oder Plantaris-Sehne
   b) Fascia lata-Streifen
   c) homologe lyophilisierte Dura
   d) Cutis-Streifen.
   Technisch wird dabei so vorgegangen, daß man je einen Bohrkanal in der Basis der Grundphalange und im Köpfchen des 1. Mittelhandknochens von dorsal nach volar anlegt und das Transplantat wie in Abb. 1a angegeben durchzieht und unter entsprechender Spannung in sich vernäht. Eine weitere Möglichkeit stellt die Methode nach Pitzler dar (Abb. 1b). Postoperativ erfolgt eine Ruhigstellung für 6 Wochen.
3. Sehnentransfer
   a) Sehne des M. adductor pollicis
      Desinsertion der Sehne vom ulnaren Sesambein und Insertion an der Basis der Grundphalange.

Tabelle 1. Operationsverfahren bei ulnarer
Instabilität des Daumengrundgelenkes

1. Kapselperiostlappen
2. Freies Transplantat
   - Teil der palm. long.-Sehne
   - Fascia lata-Streifen
   - Homologe lyophilisierte Dura
3. Sehnentransfer
   - Adductor pollicis
   - Ext. poll. brev.
   - Teil der Sehne der Abd. poll. long.
   - Ent. indic. propr.

b) Sehne des M. extensor pollicis brevis
   Die Sehne wird proximal durchtrennt, durch einen Bohrkanal im Köpfchen des 1. MHK nach ulnar gezogen und an der Basis der Grundphalange inseriert (Abb. 1c).
c) In der selben Art kann nach Johansson [13] die Sehne des M. abductor pollicis longus verwendet werden.
d) Abtrennung und Verlagerung der Sehne des M. extensor indicis proprius zur Dorsalseite der Basis der Daumengrundphalange.
Postoperativ erfolgt wiederum eine Ruhigstellung für 4 bis 6 Wochen.

Volare Instabilität des Daumengrundgelenkes

Sie ist gekennzeichnet durch eine hochgradige Überstreckbarkeit des Metacarpophalangeal-Gelenkes. Der Riß erfolgt in der Regel entsprechend der anatomischen Struktur proximal, in der Pars flaccida. Ist die Verletzung nicht älter als 6–8 Wochen, kann eine Reinsertion versucht werden. Bei älteren Fällen wird eine volare Kapselraffung bzw. Doppelung notwendig sein (Abb. 2).

Proximale Interphalangealgelenke

1. Seitenbandrupturen. Lang anhaltende Schwellung, Schmerzhaftigkeit und nur in wenigen Fällen ausgeprägte Instabilität kennzeichnen die veralteten Seitenbandrupturen der PIP-Gelenke. Die Läsion ist häufiger radial als ulnar und proximal als distal lokalisiert. Eine operative Wiederherstellung ist nur in Ausnahmefällen angezeigt. Bei narbiger Verlängerung des Seitenbandes kann eine Raffung oder Kürzung durchgeführt werden. Eine weitere Möglichkeit zeigt McCue [15] auf, indem er den radialen Zügel der Flexor superficialis-Sehne proximal abtrennt und an der Ursprungsstelle des radialen Seitenbandes inseriert.

2. Rupturen der Fibrocartilago der PIP-Gelenke treten nach Überstreckung, sowie isoliert oder in Kombination mit Seitenbandläsionen bei Luxation nach dorsal auf. Im Gegensatz zum Daumengrundgelenk erfolgt der Riß, bzw. der Ausriß des volaren Kapselbandapparates am PIP vorwiegend im distalen Anteil (Tabelle 2).

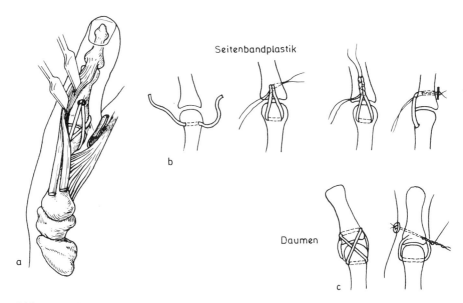

Abb. 1a–c. S. Text

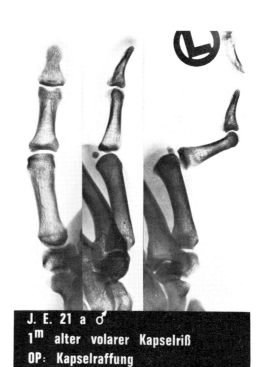

Abb. 2

Tabelle 2. PIP-Fibrocartilago-Verletzung

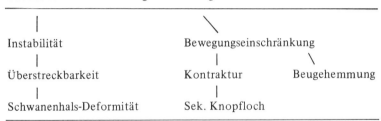

Veraltete Ausrisse können ein mannigfaltiges Erscheinungsbild haben. Es liegt einerseits eine Überstreckbarkeit des PIP vor, die sekundär zu einer Schwanenhalsdeformität führen kann, andererseits kann es sich um eine Bewegungseinschränkung im Sinne einer Beugekontraktur oder Beugehemmung handeln. Das therapeutische Vorgehen richtet sich nach der vorliegenden Symptomatik.

a) Therapie der Überstreckbarkeit. Reinsertion der Fibrocartilago wenn das Trauma nicht länger als 6–8 Wochen zurückliegt.

Bei längerem Bestehen der Überstreckbarkeit kann es durch Dorsalgleiten und Zentralisation der Seitenzügel der Streckaponeurose zur Ausbildung einer Schwanenhalsdeformität kommen. Dabei unterscheiden wird drei Stadien:

Stadium 1. Der Finger kann noch aktiv aber unter deutlichem Schnappen zur Beugung gebracht werden.

Stadium 2. Der Finger kann nur mehr passiv aus der Überstreckung heraus gebeugt werden.

Stadium 3. Auch eine passive Beugung ist nicht mehr möglich.

Zur Behandlung der Schwanenhalsdeformität stehen uns verschiedene Operationsmethoden zur Auswahl.

Swanson-Tenodese: Mit Hilfe beider Superficialiszügel wird eine Tenodese des PIP durchgeführt (Abb. 3).

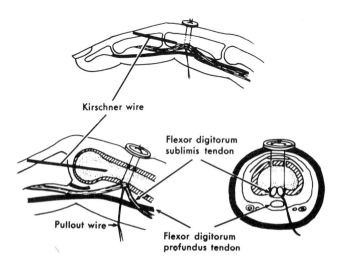

Abb. 3. Swanson-Tenodese

Operation nach Littler [14]: Der ulnare Seitenzügel der Streckaponeurose wird proximal abgetrennt und volar der Gelenksachse durch einen Spalt im Bereich der Beugesehnenscheide durchgezogen und im Bereich der Streckaponeurose vernäht (Abb. 4).

Operation nach Curtis [6 7]: Ein Zügel der Flexor superficialis-Sehne wird proximal abgetrennt unter der Beugesehnenscheide durchgezogen und in einem Bohrkanal proximal der Rolle der Grundphalange in leichter Beugestellung des PIP-Gelenkes fixiert (Abb. 5).

b) Therapie der Beugekontrakturen. Bei relativ frischen Fällen und geringgradiger Kontraktur kann eine konservative Behandlung mit Streckquengel versucht werden. Bei stärkerer Kontraktur verspricht nur die Operation Aussicht auf Erfolg.

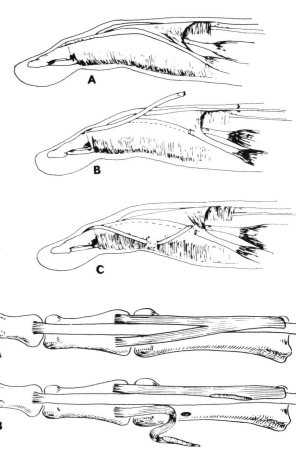

Abb. 4a—c. Operation nach Littler (Schwanenhals)

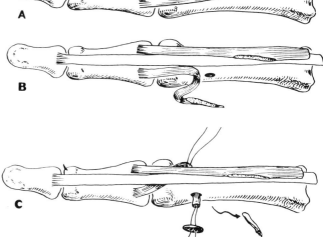

Abb. 5a—c. Operation nach Curtis (Schwanenhals)

1. Desinsertion der Fibrocartilago
2. Erweiterte Operation nach Curtis
Resektion der volaren Platte einschließlich der Ligamenta accessoria. Falls die Kontraktur damit nicht ganz behoben ist, und gleichzeitig eine Hyperextension des DIP-Gelenkes im Sinne einer Pseudoknopflochdeformität vorliegt, sollte zusätzlich eine Tenotomie der Interosseussehne durchgeführt werden (Abb. 6).

c) Therapie der Beugehemmung. Die Beugehemmung ist meist nur mäßig ausgeprägt und bedarf nur einer konservativen Behandlung mit Beugequengel (Abb. 7).

Distale Interphalangealgelenke

Veraltete Bandverletzungen der DIP-Gelenke bieten wenn überhaupt nur eine geringe klinische Symptomatik im Sinne einer schmerzhaften Schwellung und unerheblichen Funktionsbeeinträchtigungen. Sie bedürfen in der Regel keiner speziellen Behandlung.

Zusammenfassung

Es wird eine kurze Übersicht über Klinik, Diagnose und Therapie veralteter Bandverletzungen der Fingergelenke gegeben. Dabei wird die Schwierigkeit der Behandlung dieser Verletzungen aufgezeigt. Trotz ausgefeilter Operationstechnik und intensiver Nachbehandlung wird das beste Ergebnis immer noch durch eine exakte Diagnose und entsprechende Therapie der frischen Bandverletzung erreicht.

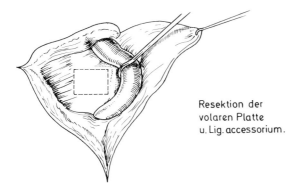 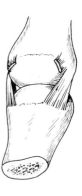

Abb. 6

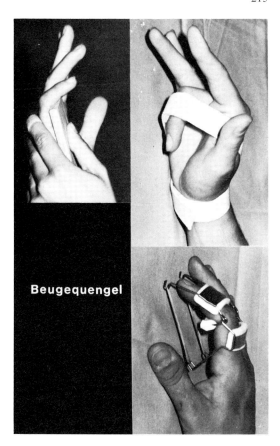

Abb. 7

Literatur

1. Böhler, J.: Die Eingriffe an Knochen und Gelenken. In: Die Operationen an der Hand. Wachsmuth, W., Wilhelm, A. (Hrsg.), Berlin: Springer 1972
2. Böhler, L.: Technik der Knochenbruchbehandlung. Wien: Maudrich 1977 (Nachdruck)
3. Bunnel-Böhler: Die Chirurgie der Hand. Wien, Bonn, Bern: Maudrich 1958
4. Bunnell, S.: Surgery of the Hand. Philadelphia: Lipincott 1948
5. Campbell, C.S.: Gamekeeper's thumb. J. Bone Joint Surg. *37-B*, 148 (1955)
6. Curtis, R.N.: Capsulectomy of the interphalangeal joints of the Finger. J. Bone Joint Surg. *36-A*, 1219 (1954)
7. Curtis, R.M.: Joints of the hand. In: Hand surgery, Flynn, J.E. (ed.), Baltimore: The Williams & Wilkins Co. 1966
8. Dederich, R.: Arch orthop. Unfallchir. *47*, 115 (1955)
9. Fick, R.: Handbuch der Anatomie und Mechanik der Gelenke. Jena: G. Fischer 1904
10. Flynn, J.E.: Hand Surgery. Baltimore: The Williams & Wilkins Co. 1966
11. Frank, W.E., Dobyns, J.: Surgical Pathology of Collateral Ligamentous Injuries of the Thumb. Clin. orthop. a. Rel. Res. *83*, (1972)
12. Jäger, M., Walcher, K.: Zur Naht und Plastik des ulnaren Seitenbandes am Daumengrundgelenk. Mschr. Unfallh. *75*, 66–73 (1972)
13. Johansson, O., Friejkman, G.: Surgical repair of rupture of ulnar collateral ligament of MP joint of thumb. Act. Chir. Scand. *112*, 58–64 (1956)

14. Littler, J.W.: Principles of reconstructive surgery of the hand. In: Reconstructive plastic surgery, Converse, J.M. (ed.), Vol. 4, Philadelphia: W.B. Saunders Co. 1964
15. McCue, F. et el.: Athletic Injuries of the Proximal Interphalangeal Joint Requiring Surgical Treatment, J. Bone Joint Surg. *52-A*, 937 (1970)
16. Milford, L.: The Hand. Saint Louis: C.V. Mosby Co., 1971
17. Moberg, E., Stener, B.: Injuries of the Ligaments of the Thumb and Fingers. Act. chir. Scand. *106*, (1953)
18. Moller, J.T.: Lesions of the volar Fibrocartilago in Finger Joints, Act. orthop. Scand. *45*, 673–82 (1974)
19. Neviaser, R.J. et al.: Rupture of the Ulnar Collateral Ligament of the Thumb, Correction by dynamic repair, J. Bone Joint Surg. *53-A*, 1357–64 (1971)
20. Poigenfürst, J.: Chir. Praxis (1960)
21. Redler, I., Williams, J.T.: Rupture of a collateral ligament of the proximal interphalangeal joint of the fingers. J. Bone Joint Surg. *49-A*, 322–26 (1967)
22. Sakellarides, H.T., de Weese, J.W.: Instability of the metacarpophalangeal Joint of the Thumb, J. Bone Joint Surg. *58-A*, 106–112 (1976)
23. Zrubecky, G., Scharizer, E.: Bandverletzungen der Finger. Zeitschr. f. Orthopädie u. ihre Grenzgebiete *96*, 46–70 (1962)

Die Wiederherstellung des radialen Seitenbandes des Daumengrundgelenkes

A.K. Martini und A. Braun, Heidelberg/Schlierbach

Bandverletzungen an den Fingern werden häufig übersehen. Scharizer [12] fand in den Jahren von 1959 bis 1962 (238) komplette Bandzerreißungen des Daumengrundgelenkes bei (386) sogenannten Verstauchungen bzw. Verzerrungen. Nur eine exakte Untersuchung und Diagnosestellung mit adäquater Frühversorgung des rupturierten Bandes erspart dem Patienten langzeitige Beschwerden und aufwendige wiederherstellende Maßnahmen. Die Verletzungen des radialen Seitenbandes des Daumengrundgelenkes sind im Verhältnis zum ulnaren selten (Bei Smith [13] 23%, bei Moberg und Steiner [7] 10%. Wosnik [17] und Scharizer [12] haben in ihren Fällen keinen radialen Bandriß beobachtet.) Diese Tatsache können wir anhand unseres Krankengutes bestätigen.

Anatomie und Funktion

Die Funktion und die Weichteilstrukturen, welche die lateralen Anteile des Daumengrundgelenkes bilden, wurden in der Literatur ausführlich beschrieben, wir dürfen auf die Arbeiten von Moberg [7], Scharizer [12], Smith [13], Kaplan [6] u.a. hinweisen.

Folgende Punkte möchten wir jedoch hervorheben: Das Ligamentum collaterale proprium liegt in der Längsachse des Gelenkes, verbindet das Metacarpalköpfchen auf der radialen Seite und ulnaren Seite mit der Grundphalanxbasis und sichert damit die seitliche Stabilität des Gelenkes. Die volare Gelenkkapsel wird durch den Fibrocartilago volaris verstärkt. In diese Faserknorpelplatte strahlen die Ligamenta accessoria ein. Das Ligamentum collaterale proprium ist bei gestrecktem Gelenk locker und bei leicht gebeugtem Gelenk angespannt, während das Ligamentum accessorium und die volare Platte bei gestrecktem Gelenk angespannt und bei gebeugtem Gelenk locker sind. Frank und Dobyns [3] haben 1972 die passive seitliche Beweglichkeit im Daumengrundgelenk bei gesunden Menschen untersucht und eine Ausweichmöglichkeit von 6 bis 23° festgestellt. Diese hängt von der Konsistenz der Bindegewebe und der Form der knöchernen Gelenkanteile ab. Bei gebeugtem Daumengrundgelenk darf eine Seitenaufklappbarkeit kaum vorhanden sein, jedoch klinisch kann nur der Unterschied zur gesunden Seite etwas über den Grad und die Ausdehnung der Verletzung aussagen. Die hohe Zerreißfestigkeit der Seitenbänder hat Moberg [7] 1953 experimentell nachgewiesen. Ein Collateralband des Daumengrundgelenkes reißt erst bei einer Belastung von mehr als 36 kg.

Unfallmechanismus

Eine Ruptur des Ligamentum collaterale proprium ulnae entsteht durch eine Hyperextension und Hyperabduktion des leicht opponierten Daumens. Häufig wird die volare Platte mitverletzt (Zrubecky [18], Scharizer [12], Jäger [5]). Zur Verletzung des radialen Seitenbandes kommt es durch extreme Abduktion und Extension des gestreckten und abgespreizten Daumens. Dies erklärt die Seltenheit der Läsion des radialen Seitenbandes im Vergleich zum ulnaren, da der Daumen fast bei jeder Handfunktion in Oppositionsstellung steht. Als weitere Ursache ist das direkte Trauma, wie Schlag- oder Schnittverletzung zu erwähnen.

Befund

Die Patienten mit einer veralteten Seitenbandläsion suchen den Spezialisten erst nach monatelanger vergeblicher konservativer Behandlung auf und klagen über Schmerzen im Daumengrundgelenk und Kraftlosigkeit der betroffenen Hand, besonders beim festen Spitzgriff. Je nach Alter der Läsion besteht eine Schwellung und Druckschmerzhaftigkeit im Bereich des radialen Gelenkspaltes, manchmal steht auch das Daumengrundgelenk spontan in einer Subluxationsstellung (Abb. 1). Das Daumengrundgelenk zeigt eine deutliche Instabilität und Aufklappbarkeit nach ulnar. Eine gehaltene Röntgenaufnahme dokumentiert das Ausmaß der Instabilität des Gelenkes.

Therapie

Ein schmerzhafter Wackeldaumen stellt einen wesentlichen Funktionsverlust für die ganze Hand dar (Witt [16]). Wird ein rupturiertes Gelenkseitenband nicht korrekt wiederhergestellt, kommt es zu einer Subluxationsstellung des Grundgelenkes mit zunehmender Dehnung der Streckaponeurose und Inkongruenz der Gelenkflächen. Eine Vereinigung oder Reinsertion des Bandes ist nach 4 Wochen wegen der narbigen Schrumpfung nicht mehr möglich. Sind arthrotische Veränderungen nachweisbar, oder handelt es sich um eine ältere Person, so ist die Arthrodese des Grundgelenkes angezeigt (Witt [16], Pohl [10], Scharizer [12] u.a.). Für die Wiederherstellung des ulnaren Seitenbandes sind mehrere Verfahren

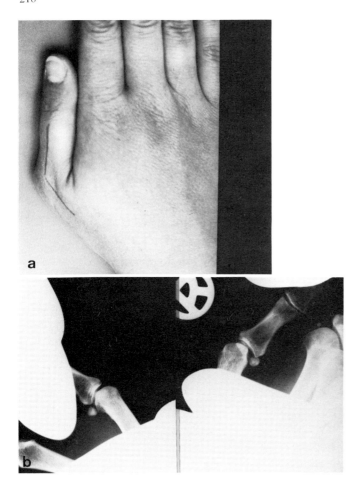

Abb. 1a. Das radiale Seitenband ist zerstört, Subluxationsstellung des Daumengrundgelenkes; **b** Gehaltene Röntgenaufnahme beider Daumengrundgelenke zeigt die Aufklappbarkeit rechts im Vergleich zu links

angegeben worden (Bunnell [2], Witt [16], Frykmann [4], Wosnik [17], Strandell [15], Moberg [7], Kaplan [6], Pilsner, Neviaser [8], Jäger [5], Sakellarides [11], Smith [13] u.a.). Die meisten der oben genannten Verfahren können auch für die Rekonstruktion des radialen Seitenbandes Verwendung finden.

Krankengut

Wir überblicken bei insgesamt 31 Rekonstruktionen des Seitenbandes des Daumengrundgelenkes 4 veraltete Zerstörungen des radialen Collateralbandes, die operativ behandelt wurden.

Bei 2 Patienten kam es zu Rupturen des radialen Seitenbandes, als sie beim Sturz mit dem Daumen hängenblieben, bei dem 3. Patienten wurde das radiale Seitenband bei einer Schnittverletzung durchtrennt und nicht primär versorgt.

Bei dem 4. Patienten handelte es sich um einen Zustand nach Exstirpation eines zusätzlichen Daumens im frühen Kindesalter (Tabelle 1).

Die ersten Fälle wurden nach Pitzler [9] operiert, damit konnte eine ausgezeichnete Seitenstabilität des Daumengrundgelenkes erreicht werden. Nach 3jähriger Beobachtungszeit stellten wir jedoch eine Bewegungseinschränkung des Grund- und Endgelenkes von jeweils durchschnittlich 30° fest. Beide Patienten waren mit dem Resultat zufrieden und klagten lediglich über Schmerzen bei starker Belastung sowie über eine leichte Behinderung bei Feinarbeiten.

In Anlehnung an die Operationstechnik von Naviaser [8], der die Sehne des Adductor pollicis zur Rekonstruktion des ulnaren Seitenbandes verwendet, lösten wir bei den anderen Patienten die Sehne des Abductor pollicis brevis mit einem kleinen Periostfascien-Lappen von der Ansatzstelle ab. Bei einem Patienten führten wir die Sehne durch einen senkrechten Bohrkanal proximal des Metacarpalköpfchens und fixierten sie an der lateralen Seite der Grundgliedbasis (Abb. 2).

Bei dem zweiten Falle wurde auf den Bohrkanal verzichtet. Bei beiden Patienten war nach direktem Trauma ein Bandrest vorhanden, sodaß eine transossäre Fixation distal nicht erforderlich war. Beide Patienten waren ein Jahr nach dem Eingriff mit dem Ergebnis zufrieden. Die Beweglichkeit des Daumengrundgelenkes blieb frei, die Seitenstabilität war gut (Abb. 3).

Ein Vergleich mit anderen Autoren war uns nicht möglich, da die Berichte über Rekonstruktionen des radialen Seitenbandes sehr spärlich und nur vereinzelt in der Literatur zu finden sind.

Mit dieser Darstellung möchten wir unsere Erfahrungen zur Diskussion stellen, ein eindeutiges therapeutisches Vorgehen können wir aufgrund der niedrigen Patientenzahl nicht empfehlen.

Zusammenfassung

Die Verletzungen des radialen Seitenbandes des Daumengrundgelenkes sind im Vergleich zum ulnaren selten. Es wird über veraltete Fälle berichtet, bei denen eine Wiederherstellung des radialen collateralen Seitenbandes durchgeführt wurde. Zum Unfallmechanismus wird Stellung genommen. Zwei verschiedene Operationsverfahren fanden Anwendung und die Ergebnisse werden zur Diskussion gestellt.

Tabelle 1

	Alter	U. Mechanismus	Intervall
1. J.H.	37 J.	Indir. Trauma	2 Mo.
2. A.K.	46 J.	Indir. Trauma	7 Mo.
3. P.D.	15 J.	Schnittverl.	2 J.
4. T.L.	23 J.	Postop.	20 J.

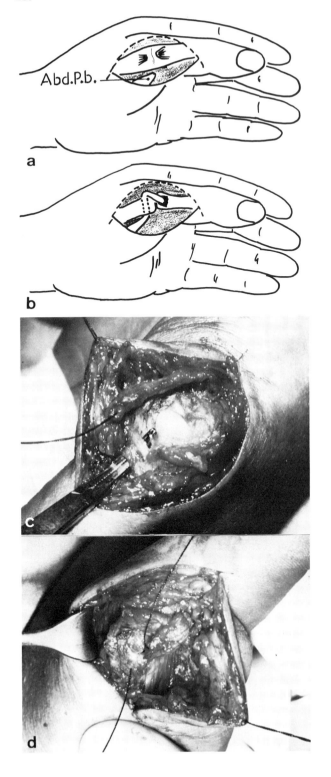

◀ **Abb. 2a–d.** Wiederherstellung des radialen Seitenbandes durch die Sehne des Abductor pollicis brevis; **a** Die Sehne ist von der Ansatzstelle mit einem Periostlappen abgelöst; **b** Die Sehne wird durch den Bohrkanal proximal des I. MHK geführt und anschließend mit dem Bandrest vernäht; **c, d** OP-Situs der Sehnenverankerung

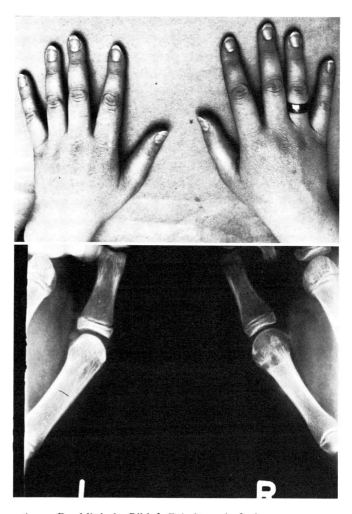

Abb. 3. 1 Jahr nach der Operation; **a** Das klinische Bild; **b** Gehaltene Aufnahme

Literatur

1. Böhler, J.: Die Eingriffe am Knochen und Gelenken. In: Allgemeine und spezielle chirurgische Operationslehre. Kirschner, M. (Hrsg.), X. Band, Teil 3, 183–186. Berlin-Heidelberg-New York: Springer 1972
2. Bunnell, St.: Surgery of the Hand. Philadelphia: Lippincott 1948

3. Frank, W.E., Dobyns, J.: Surgical pathology of Collateral Ligamentous Injuries of the Thumb. Clin. Orthop. *83*, 102–114 (1972)
4. Frykman, G., Johannson, O.: Surgical Repair of Rupture of the Ulnar Collateral Ligament of the Metacarpo-Phalangeal Joint of the Thumb. Acta chir. scand. *112*, 58–64 (1956/57)
5. Jäger, M., Walcher, K.: Zur Naht und Plastik des ulnaren Seitenbandes am Daumengrundgelenk. Mschr. Unfallheilk. *72*, 66–73 (1972)
6. Kaplan, E.B.: The Pathology and Treatment of Radial Subluxation of the Thumb with Ulnar Displacement of the Head of the First Metacarpal. J. Bone Jt. Surg. *43-A*, 541–546 (1961)
7. Moberg, E., Steiner, B.: Injuries to the Ligaments of the Thumb and Fingers. Diagnosis, Treatment and Prognosis. Acta Chir. scand. *106*, 166–186 (1953/54)
8. Neviaser, R.J., Wilson, J.N., Lievano, A.: Ruptur of the Ulnar Collateral Ligament of the Thumb (Gamekeeper's Thumb). J. Bone Jt. Surg. *53-A*, 1357–1364 (1971)
9. Pitzler, K.: Die operative Behandlung der Ruptur des ulnaren Seitenbandes am Daumengrundgelenk. Zbl. Chir. *92*, 2935 (1967)
10. Pohl, J.: Schädigungen der Gelenke des ersten Fingerstrahles und ihre Bedeutung für die Funktion der Hand. Hefte Unfallheilk. *75*, 137–139 (1963)
11. Sakellarides, H.T., De Weese, J.W.: Instability of the Metacarpophalangeal Joint of the Thumb. J. Bone Jt. Surg. *58-A*, 106–112 (1976)
12. Scharizer, E.: Spätergebnisse von über 300 geschlossenen Bandverletzungen des Daumens. Hefte zur Unfallheilk. *78*, 88–90 (1964)
13. Smith, R.J., De Santolo, A.: Lateral Instability at the Metacarpophalangeal Joint of the Thumb. Handchirurgie *4*, 95–98 (1972)
14. Smith, R.J.: Post-Traumatic Instability of the Metacarpophalangeal Joint of the Thumb. J. Bone Jt. Surg. *59-A*, 14–21 (1977)
15. Strandell, G.: Total rupture of the ulnar collateral ligament of the metacarpophalangeal joint of the Thumb. Acta chir. scand. *118*, 72–80 (1959)
16. Witt, A.M.: Schädigungen der Gelenke des Daumenstrahles und ihre Behandlung. Chirurg. *5*, 193–199 (1956)
17. Wosnik, H.: Die geschlossenen Bandverletzungen des Daumengrundgelenkes. Hefte Unfallheilk. *56*, 45–47 (1957)
18. Zrubecky, G., Scharizer, E.: Bandverletzungen der Finger. Z. Orthop. *96*, 36–70 (1962)

E. Posttraumatische Arthrose des Sattelgelenkes

Posttraumatische Arthrose des Sattelgelenkes

D. Buck-Gramcko, Hamburg

Die Arthrose des Daumensattelgelenkes ist infolge der besonderen funktionellen Wichtigkeit des Daumens eine höchst lästige Funktionsstörung. Die Beschwerden bestehen in erster Linie in Schmerzen; weiterhin sehen wir fast immer Bewegungseinschränkungen, die vor allem in der radialen und palmaren Abduktion gelegen sind. Häufig besteht auch eine Adduktionsstellung des 1. Mittelhandknochens mit einer kompensatorischen Überstreckung des Grundgelenkes des Daumens. Äußerlich finden wir eine Schwellung, die auf den Reizzustand des Gelenkes hinweist.

Die posttraumatische Arthrose, meistens nach Bennettschen und anderen intraarticulären Frakturen auftretend, ist im Prinzip gleichbedeutend mit dem Beschwerdekomplex einer genuinen Arthrose. Die Behandlung ist für beide Formen ebenfalls nahezu gleich, weswegen für die weitere Besprechung in diesem Referat keine Unterscheidung zwischen beiden Ursachen vorgenommen werden soll. Eine konservative Behandlung wird allerdings eher bei den genuinen Arthrosen als bei den postoperativen Arthrosen versucht werden. Die Gelenkveränderungen beinhalten jedoch, daß die konservative Behandlung meist ohne wesentlichen und nachhaltigen Erfolg sein wird. Die Beschwerden treten besonders beim Spitzgriff des Daumens gegen den Zeigefinger auf, weil hierbei das Sattelgelenk durch die muskuläre Aktion und durch den Bandapparat beansprucht wird und dadurch die Schmerzen ausgelöst werden.

Die Besprechung der operativen Behandlung in diesem Übersichtsreferat möchte ich mit einer Darstellung der Schnittführung beginnen, die entweder in einem streckseitigen Längsschnitt oder einer bogen- bzw. L-förmigen Incision radial- und beugeseitig bestehen. Ich persönlich bevorzuge den letztgenannten Schnitt, weil er einen besseren Zugang zu allen Teilen des Gelenkes gibt. Die operative Behandlung unterscheidet grundsätzlich zwei völlig verschiedene Verfahren.

Die Arthrodese und die Arthroplastik

Von beiden Verfahren gibt es eine ganze Reihe von Methoden, die teilweise recht unterschiedliche Prognosen und auch Indikationen aufweisen. Ich möchte versuchen, die wichtigsten zu besprechen, soweit dieses mir aufgrund der Literatur und eigener Erfahrungen möglich ist.

Arthrodese

Sofern nicht Deformierungen oder Bewegungseinschränkungen der Langfinger es anders erfordern, soll der Daumenstrahl in 30° palmarer und 10–20° radialer Abduktion eingestellt werden. Die Gelenkflächen müssen möglichst kongruent reseziert und mit einem Osteosyntheseverfahren fixiert werden. In der Wahl dieses Verfahrens differieren die meisten Arbeiten je nach Zeitpunkt der Publikation und Anschauung des Autors. Die einfache oder doppelte Kirschner-Draht-Fixation mit oder ohne gleichzeitigen Knochenspan (Verschiebe-, Radius-, Ellen- oder Darmbein-Span) wird heutzutage ebenso wenig noch empfohlen wie eine einfache Drahtnaht. Diese Methoden sind durch die modernen Ostesynthese-Verfahren ersetzt worden, die durch ihre Stabilität die früher erforderlichen langen Zeiten einer Immobilisierung wesentlich verkürzten oder sogar unnötig gemacht haben.

Die Schraubenfixation ist technisch schwierig und gibt nicht eine so gute Stabilität wie die beiden folgenden Verfahren. Eine Osteosynthese mit T-Platte erfordert einen ausgedehnten Zugang und kann die Gleitlager der Strecksehnen irritieren. Die Zuggurtung darf daher als das optimale Verfahren angesprochen werden, da es die erwähnten Nachteile nicht besitzt und ebenfalls dank seiner Stabilität eine frühzeitige Bewegungsaufnahme zuläßt.

Auf die Indikationen soll nach Darstellung der Arthroplastik-Methoden eingegangen werden.

Arthroplastik

Hier müssen die Verfahren mit Resektion ausschließlich des Sattelgelenkes unterschieden werden von denen mit Entfernung des gesamten Trapeziums. Wenn auch die Methoden mit Resektion nur des Carpometacarpalgelenkes technisch einfacher sein und weniger Auswirkungen auf den Funktionszustand der am Daumen aussetzenden Muskeln haben mögen, so sind sie in allen den zahlreichen Fällen nicht anwendbar, in denen die Arthrose nicht nur das Sattelgelenk, sondern auch die Gelenke des Trapeziums zum Kahnbein und zum Trapezoid befallen hat.

Das resezierte Sattelgelenk kann zur Arthroplastik mit Fascia lata aufgefüllt werden, wozu von Wilson [18] gleichzeitig noch eine Distalverschiebung des Ansatzes des Abductor pollicis longus zur Beseitigung der Adduktionsstellung des 1. Mittelhandknochens empfohlen wurde. Eine besondere Form des prothetischen Ersatzes wurde von Kessler [12] und Axer angegeben, der ein wie eine große Heftzwecke geformtes Silasticstück an der MHK-Basis befestigt und Periost sowie die Kapsel darüber wieder vernäht.

Ein vielversprechendes Verfahren scheint die von A. Wilhelm [17] angegebene Auffüllung des mindestens 10 mm weiten Resektions-Spaltes, dessen Weite durch Kirschner-Drähte für 3 Wochen gehalten wird, mit Silikonkleber zu sein. Spätergebnisse zur endgültigen Beurteilung stehen jedoch noch aus.

Die meisten Verfahren der Sattelgelenks-Arthroplastik beinhalten die Exstirpation des Trapeziums. Hierdurch werden Stabilität und Mechanik des Daumenstrahles deutlich beeinflußt: der Zug der am Daumen ansetzenden Muskeln bewirkt eine Proximalverschiebung des 1. Mittelhandknochens, die um so stärker ist, jedoch mehr das tiefe ulnare (vordere schräge) Ligament zwischen den Basen der beiden ersten Mittelhandknochen durch Arthrose gedehnt oder bei der Operation zerstört worden ist. Die Verschiebung des 1. Metacarpus kann nicht nur durch Knochenberührung mit dem Kahnbein oder gar mit dem Griffelfortsatz der Speiche erneute Beschwerden auslösen, sondern auch durch Annäherung von Ursprung und Ansatz der Muskeln zur Störung des Muskelgleichgewichtes und zu Funktionsbehinderungen führen (Abb. 1).

Diese Gründe lassen die Einfügung eines permanenten Platzhalters an der Stelle des entfernten Trapeziums fordern. Dabei kann es sich um eine Prothese oder um autologes Sehnenmaterial handeln. Allerdings hat mein früherer Mitarbeiter Epping eine Aufhängung des 1. Mittelhandknochens mittels einer Sehnenschlinge aus einer Abspaltung von Flexor carpi radialis auf der Basis des 2. Mittelhandknochens entwickelt, bei dem die Höhle des entfernten Trapeziums nicht aufgefüllt zu werden braucht. Von diesem relativ einfachen Verfahren, welches auch ich in einigen Fällen bereits mit Erfolg ausgeführt habe, liegen bisher jedoch nur Frühergebnisse vor.

1. Prothetischer Ersatz des Trapeziums

Swanson [16] gebührt der Verdienst auch für den Daumenstrahl frühzeitig Endoprothesen angegeben und damit die Entwicklung dieser Behandlungsmethode wesentlich beeinflußt

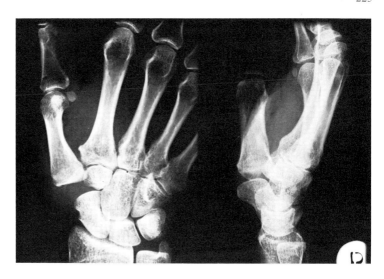

Abb. 1. Starke Proximalverschiebung des Daumenstrahles nach Trapeziumexstirpation *ohne* Sehnen-Interposition

zu haben. Seine Platzhalter konnten sich als Trapezium-Ersatz jedoch nur schwer durchsetzen, da die besondere funktionelle Beanspruchung häufig zu Luxationen und Subluxationen führte. Durch verschiedene Methoden von Sehnenabspaltungen und -transpositionen wurde versucht, eine widerstandsfähigere Fixation des Implantates zu erreichen (Braun [1], Eiken [8], Jackson [11], St. Onge und Swanson [16]).

Hierdurch konnten die Ergebnisse deutlich verbessert werden, obwohl bis heute nicht alle Probleme gelöst erscheinen, was aus den Entwicklungen anderer und neuartiger Prothesenformen abgelesen werden kann. Niebauer versprach sich durch einen Dacron-Überzug und eine Verankerung mittels zweier Fäden am 2. Mittelhandknochen einen besseren Halt — ein Verfahren, welches von Jackson [11] und St. Onge ebenfalls empfohlen wird, die das Implantat noch mit der Palmaris-longus-Sehne stabilisieren.

Neben den Platzhaltern gibt es Total-Endoprothesen, die im Mittelhandknochen sowie im Trapezium oder Scaphoid befestigt werden. Ich möchte hiervon lediglich die am meisten bekannten Arten von de la Caffiniere [4] und die St.-Georg-Prothese erwähnen, mit denen ich persönlich keine Erfahrungen habe und somit keinen Kommentar abgeben kann.

Alle diese Endoprothesen werden in erster Linie bei Patienten mit pcP und genuiner Arthrose verwandt. Berichte über Behandlung posttraumatischer Sattelgelenksarthrose sind sehr selten und meist nur mit wenigen Fällen in den anderen Arbeiten eingeschlossen.

2. Sehnen-Interpositions-Arthroplastik

Der Gedanke, autologes Sehnengewebe als Platzhalter nach Trapezium-Entfernung zu benutzen, wird nicht nur wegen der unwahrscheinlich hohen Preise für Silastic-Implantate, sondern auch zur Vermeidung der Verankerungsprobleme dieser Implantate aufgekommen sein. Zuerst von Carroll [5] angewandt, wurde die Methode von etlichen Handchirurgen erprobt und mit Erfolg durchgeführt (Buck-Gramcko [2, 3] 1967 und 1972, Froimson [9], Gschwend [10], Nigst [13], Reill [15]).

Von einem L-förmigen Schnitt aus wird unter Erhaltung der Gelenkkapsel das Trapezium entfernt. Dieses kann entweder stückweise oder im Ganzen erfolgen, wozu sich das Einbohren einer Schraube zur besseren Führung bewährt hat. In die dadurch entstandene Höhle wird zur Vermeidung einer Proximalverschiebung des Daumenstrahles autologes Sehnenmaterial eingebracht. Wir benutzen hierzu den Palmaris longus, der mit einem Sehnenstripper entnommen wird, und eine abgespaltene Hälfte des Flexor carpi radialis in etwa 10–12 cm Länge (Abb. 2). Es sollte auf vollständige Auffüllung geachtet werden. Die Sehnen müssen durch Nähte gut mit der Kapsel verankert werden, die dann sorgfältig wieder zu vernähen ist, um ein Heraustreten von Sehnenanteilen zu vermeiden. Ist keine Palmaris longus-Sehne vorhanden, verwenden wir die Plantaris-Sehne oder Teile von mehrfachen Sehnen des Abductor pollicis longus. Eine dreiwöchige Ruhigstellung hat sich als notwendig erwiesen. In den ersten Wochen und Monaten sind fast immer Belastungsbeschwerden vorhanden; das Ergebnis wird erst nach etwa 6 Monaten erreicht.

Seit 1965 haben wir insgesamt 53 Patienten mit dieser Methode behandelt. Nach einer vorangehenden Nachuntersuchung (Buck-Gramcko [3], 1972) konnten jetzt 38 Patienten mit einer mittleren Beobachtungszeit von 47 Monaten (11 Patienten zwischen 5 und 8 Jahren) nachuntersucht werden. Nur 2 waren unzufrieden (einer wegen eines dystrophischen Syndroms, der andere möglicherweise wegen Rentenwunsches). Neun Patienten beurteilten das Ergebnis als befriedigend, da noch gewisse Beschwerden verblieben waren. 27 waren sehr zufrieden und gaben an, sie würden sich auch ein zweites Mal operieren lassen. Eine Kraftminderung wurde von nur 4 Patienten in geringem Maße und von weiteren

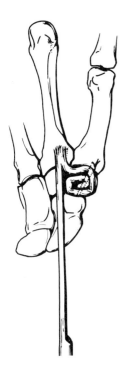

Abb. 2. Schematische Darstellung der Sehnen-Interposition nach Trapeziumentfernung mit einer abgespaltenen Hälfte des Flexor carpi radialis; die zusätzlich verwandte Palmaris-longus-Sehne ist nicht dargestellt

4 in verstärktem Maße angegeben. Geringfügige Bewegungseinschränkungen (10–15°) in der palmaren und radialen Abduktion waren bei etwas mehr als der Hälfte der Patienten zu messen, wodurch subjektiv jedoch in den meisten Fällen keine Behinderung verursacht wurde (Abb. 3).

Entscheidend für die überwiegend gute subjektive Beurteilung der Operation ist die Stabilität des Daumenstrahles, die für einen festen Spitzgriff erforderlich ist. Verantwortlich hierfür ist die Auffüllung des vorher zum Trapezium eingenommenen Bereiches der Handwurzel mit Sehnengewebe, wodurch es nur zu einer leichten Proximalverschiebung des Mittelhandknochens kommt, die in den ersten postoperativen Monaten eintritt und die nicht zur Instabilität des ehemaligen Carpometacarpalgelenkbereiches führt (Abb. 4).

Indikationen

Die Arthrodese hat sicherlich auch heute noch ihre Berechtigung und ist vor allem angezeigt bei jüngeren Patienten, die schwere Handarbeit verrichten und bei denen ein Kraftverlust schwerer wiegt als eine Beeinträchtigung der Beweglichkeit. Da es sich bei diesen Patienten meist um posttraumatische Arthrosen handelt, tritt die Kontraindikation für eine Arthrodese, nämlich arthrotische Veränderungen auch in den Gelenken zwischen Trapezium und Scaphoid bzw. Trapezoid, nicht in Erscheinung.

Bei allen anderen Patienten ist die Arthroplastik angezeigt, die wir als Sehnen-Interpositions-Arthroplastik vorziehen. Der prothetische Ersatz vermag ebenfalls gute Ergebnisse zu bringen, jedoch erscheint insbesondere bei den Silastic-Implantaten die Gefahr einer Luxation noch nicht restlos beseitigt.

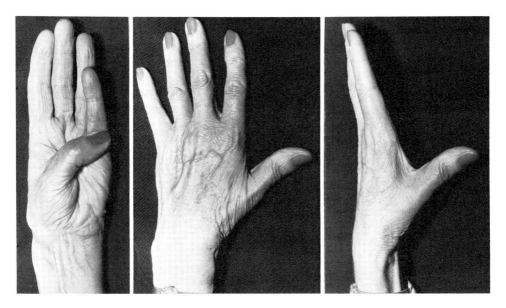

Abb. 3. Beweglichkeit des Daumens in Opposition sowie radialer und palmarer Abduktion 8 Jahre nach Trapeziumentfernung und Sehnen-Interposition

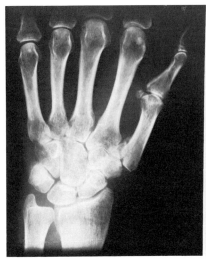
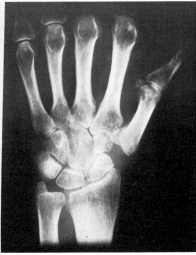

Abb. 4. Rö-Bild einer posttraumatischen Sattelgelenksarthrose bei schlecht reponiertem Bennettschen Verrenkungsbruch und 4 Jahre nach Trapeziumentfernung mit Sehnen-Interposition. Beachte die geringe Proximalverschiebung (vergl. Abb. 1)

Literatur

1. Braun, R.M.: Stabilization of Silastic Implant Arthroplasty at the Trapezometacarpal Joint. Clin. Orthop. *121*, 263–270 (1976)
2. Buck-Gramcko, D.: Diskussionsbeitrag auf dem gemeinsamen Handchirurgischen Symposium der Britischen, Französischen und Skandinavischen Handchirurgie-Gesellschaften, Wien, Mai 1967
3. Buck-Gramcko, D.: Operative Behandlung der Sattelgelenksarthrose des Daumens. Handchirurgie *4*, 105–109 (1972)
4. Caffiniere, J.-Y. de la: Prothese totale trapezo-metacarpienne. Rev. Chir. orthop. *59*, 299–308 (1973)
5. Carroll, R.E.: Fascial Arthroplasty for the Carpometacarpal Joint of the Thumb. Annual Meeting of the American Society for Surgery of the Hand, Las Vegas, Nevada, February 1–3, 1977
6. Eaton, R.G., Littler, J.W.: A Study of the Basal Joint of the Thumb. J. Bone Jt. Surg. *51-A*, 661–668 (1969)
7. Eaton, R.G., Littler, J.W.: Ligament Reconstruction for the Painful Thumb Carpometacarpal Joint. J. Bone Jt. Surg. *55-A*, 1655–1666 (1973)
8. Eiken, O.: Prosthetic Replacement of the Trapezium. Scand. J. Plast. reconstr. Surg. *5*, 131–135 (1971)
9. Froimson, A.I.: Tendon Arthroplasty of the Trapezometacarpal Joint. Clin. Orthop. *70*, 191–199 (1970)
10. Gschwend, N.: Die operative Behandlung der chronischen Polyarthritis. 2. Aufl., Stuttgart: Thieme 1977
11. Jackson, I.T., St. Onge, R.A.: The Use of Palmaris longus Tendon to Stabilise Trapezium Implants. Hand *9*, 42–44 (1977)
12. Kessler, I., Axer, A.: Arthroplasty of the First Carpometacarpal Joint with a Silicone Implant. Plast. reconstr. Surg. *47*, 252–257 (1971)

13. Nigst, H.: Autologe Sehnen-Interpositionsarthroplastik am Sattelgelenk. In: Das Mittelhandskelett in der Klinik. Segmüller, G. (Hrsg.), S. 118–122. Bern, Stuttgart, Wien: Hans Huber 1978
14. Poppen, N.K., Niebauer, J.J.: „Thie-in" Trapezium Prosthesis: Long-term Results. J. Hand Surg. *3*, 445–450 (1978)
15. Reill, P.: Persönliche Mitteilung sowie nachfolgendes Referat
16. Swanson, A.B.: Disabling Arthritis at the Base of the Thumb. J. Bone Jt. Surg. *54-A*, 456–471 (1972)
17. Wilhelm, A., Vossmann, H., Wilhelm, F.: Die Behandlung der Sattelgelenks- und Karpalarthrosen durch Silikon-Plomben. Handchirurgie *10* (1978)
18. Wilson, J.N.: Arthroplasty of the Trapezio-Metacarpal Joint. Plast. reconstr. Surg. *49*, 143–148 (1972)

F. Gelenkplastiken nach posttraumatischen Zuständen (unter Ausschluß des Sattelgelenkes)

Gelenkplastiken der Fingergelenke nach posttraumatischen Zuständen (unter Ausschluß des Sattelgelenkes)

H. Millesi, Wien

Zur Erzielung eines vollkommenen Faustschlußes muß eine gute Beweglichkeit in allen drei Fingergelenken möglich sein. Besteht eine Einschränkung der Beweglichkeit in einem Gelenk, wird der Faustschluß unvollständig. Können beispielsweise, die MP-Gelenke nicht vollständig gebeugt werden, erreichen die Finger bei maximaler Beugung der Interphalangialgelenke nicht die Hohlhand, sondern lediglich die Fingerbasen, distal der distalen Beugefalte, sofern die Bewegungseinschränkung ein gewisses Maß nicht überschreitet. Liegt eine begrenzte Bewegungseinschränkung eines Interphalangialgelenkes vor, kann durch verstärkte Beugung im MP-Gelenk trotzdem ein Kontakt zwischen Fingerkuppe und Palma manus erreicht werden. Allerdings erfolgt diese Berührung im proximalen Anteil der Hohlhand, bzw. in der Thenargegend. Durch diese Überlegung soll zum Ausdruck gebracht werden, daß auch bei eingeschränkter Beweglichkeit eines Gelenkes immer noch eine nützliche Funktion des betroffenen Fingers bestehen kann, wenn die Bewegungseinschränkung ein gewisses Maß nicht überschreitet und, wenn die erhaltene Restbeweglichkeit im funktionell wichtigen Bereich liegt. Die Vergrößerung des Bewegungsausmaßes erhaltengebliebener Gelenke trägt zur Kompensation des Bewegungsausfalles bei. Dementsprechend gewinnt eine erhaltene Restbeweglichkeit eines geschädigten Gelenkes eine größere Bedeutung, wenn auch die anderen Gelenke desselben Fingers einen Schaden erlitten haben. Dabei ändert sich der Bereich, in dem eine Restbeweglichkeit erwünscht ist, je nach der Stellung, in der die anderen Gelenke versteift sind. Liegt, z.B. eine Versteifung des PIP-Gelenkes in Beugestellung vor, wäre eine Restbeweglichkeit des MP-Gelenkes zwischen 0 und 45° erwünscht. Handelt es sich dagegen um eine Versteifung der PIP-Gelenke in Streckstellung liegt der Bereich, in dem eine Restbeweglichkeit des PIP-Gelenkes funktionell wirksam wird zwischen 45° und 70°, um wenigstens einen Spitzgriff zu erreichen.

Die verschiedenen Methoden der Arthroplastik haben zum Ziel, eine solche Restbeweglichkeit im funktionell wichtigen Bereich zu erhalten, bzw. wieder herzustellen. Bei gut beweglichen benachbarten Gelenken liegt der funktionell wichtige Bereich zwischen 30° und 60°.

In der Rheumachirurgie haben sich die Arthroplastiken seit Jahrzehnten vorzüglich bewährt. Bei posttraumatischen Gelenksschäden liegt dagegen eine viel komplexere Situation vor. Es besteht sehr oft eine Fibrose der Weichteilgewebe, und es liegt eine wesentlich größere Tendenz zur Versteifung der Gelenke vor. Dazu kommt, daß bei schweren rheumatischen Gelenksveränderungen in der Regel mehrere Gelenke betroffen sind und die ganze Hand in ihrer Funktion gelitten hat. Solche Patienten benötigen die Greiffunktion der Hand für Verrichtungen des täglichen Lebens, führen aber in der Regel keine schweren Arbeiten mehr durch. Im Gegensatz dazu werden Fingergelenksplastiken nach Traumen wesentlich stärker beansprucht, da der Patient die betroffene Hand wieder voll einsetzt und dies auch mit den unverletzt gebliebenen Fingern ohne weiteres machen könnte.

Eine ausreichende Funktion eines Fingergelenkes beruht auf drei Voraussetzungen:

1. Schmerzfreiheit. Auch bei vollem Bewegungsausmaß besteht eine schwere funktionelle Beeinträchtigung, wenn Bewegung, bzw. Belastung Schmerzen verursachen.

2. Stabilität. Die verschiedenen Greifakte können nur dann funktionell wirksam eingesetzt werden, wenn eine gute dorso-palmare, bzw. seitliche Stabilität besteht. Die oben erwähnte Möglichkeit der Kompensation durch verstärkte Beweglichkeit der Nachbargelenke bedingt, daß der Stabilität eine größere Bedeutung als der Beweglichkeit zukommt. Dementsprechend bewährt sich in vielen Fällen die Durchführung einer Arthrodese und diese Möglichkeit muß immer als brauchbare Alternative in Erwägung gezogen werden, wenn die Möglichkeit einer Arthroplastik zur Diskussion steht.

3. Ausreichendes Bewegungsausmaß im funktionell wichtigen Bereich. Obwohl sich, wie erwähnt in vielen Fällen die Arthrodese bewährt, führt der Wunsch zur Erhaltung, bzw. Wiederherstellung der Beweglichkeit zur zunehmenden Anwendung der Arthroplastik. Traumen, die zu Gelenksverletzungen führten, haben in der Regel auch Schädigungen an anderen Geweben, wie Beuge- oder Strecksehnen verursacht und es liegt dementsprechend ein komplexes Zustandbild vor. Kaum ein Fall gleicht dem anderen. Grundsätzlich kann man drei verschiedene Situationen unterscheiden:
a) Die Beweglichkeit des betroffenen Gelenkes ist ausreichend, es besteht aber eine starke Behinderung durch Schmerzen. In diesem Fall will man vor allem Schmerzfreiheit bei Erhaltung der Beweglichkeit und Stabilität erreichen.
b) Es besteht eine vollständige oder teilweise Versteifung des Gelenkes. Hier kommt es auf eine Verbesserung der Beweglichkeit im funktionell wichtigen Bereich bei Erhaltung der Stabilität an.
c) Es liegt eine vollständige Zerstörung des Gelenkes vor mit Verletzung benachbarter Strukturen und eingeschränkter Beweglichkeit benachbarter Gelenke. In diesen Fällen wollen wir in erster Linie eine befriedigende Stabilität erreichen ohne zuviel an Länge des Fingerstrahles opfern zu müssen.

d) Der Erhaltung der notwendigen Länge kommt in dieser Situation beträchtliche Bedeutung zu. Ferner soll in funktionell wichtigen Bereichen eine Beweglichkeit erreicht werden. Unter diesen Umständen wird man aber bereits mit einem geringen Ausmaß zufrieden sein, wenn die erzielte Beweglichkeit im funktionell wichtigen Bereich liegt.
Grundsätzlich stehen zur Arthroplastik drei verschiedene Möglichkeiten zur Verfügung. Die *Resektionsarthroplastik mit Interposition von Weichteilen.* Es handelt sich dabei um eine alte Methode, wie sie schon von Fowler und Riordan [6] und Vainio [14] in der Rheumachirurgie verwendet wurden. Marmor [10] erzielte vor allem mit der Coriumarthroplastik Erfolge. Dabei wird nach entsprechender Resektion und Formung der proximale Gelenkskörper mit einem sorgfältig deepithelisierten Coriumtransplantat gedeckt, um ein Zusammenwachsen der Knochen zu verhindern. Ich habe die Coriumarthroplastik vor Jahren modifiziert und dabei großes Gewicht auf die Rekonstruktion der Ligamenta collateralia gelegt. Das Coriumtransplantat wurde ovalär ausgeschnitten, auf den proximalen Gelenkskörper gestülpt und dort mit Nähten befestigt. Die Aufstülpung erfolgt so, daß die beiden Zipfel des Ovales seitlich gelegen sind. Sie werden nach distal umgeschlagen und an den Seitenflächen des distalen Gelenkskörpers befestigt. Diese Technik wurde bei einer Reihe von Fällen mit Gelenkszerstörung durch rheumatische Arthritis mit gutem Ergebnis angewendet (Kretschy, Millesi und Siegmund [9]). Es wurden aber auch eine Reihe von Fällen mit posttraumatischer Gelenksversteifung und Gelenksaplasie als kongenitaler Zustand auf diese Weise operiert.
In letzter Zeit versuchten Skoog [13] und M.A. (1975, 1976) durch die die Interposition von Perichondrium-Transplantaten die Neubildung von Knorpel an den Gelenksflächen zu erreichen.

Prothesen

Flatt [5] entwickelte bereits vor nahezu 20 Jahren eine Metall-Prothese zum Ersatz zerstörter Fingergelenke bei Rheumapatienten. Diese Prothesen haben sich nicht bewährt. Das Problem liegt in der Ermüdung des verwendeten Materials mit dem Auftreten von Brüchen und vor allem in der Schwierigkeit der Verankerung im Schaft der das Gelenk bildenden Knochen. Auf diesem Gebiet wurden in der Zwischenzeit Fortschritte erzielt und es stehen mehrere brauchbare Modelle zur Verfügung. Als Beispiel sei die St. Georg-Prothese genannt, die modifiziert wurde und über die Erfolgsberichte vorliegen (Englert [3, 4]). Diese Prothesen bestehen aus zwei beweglichen Teilen. Sie werden in die, das Gelenk bildenden Knochen einzementiert. Die Notwendigkeit der Einzementierung wird von verschiedenen Autoren als Nachteil empfunden, weil bei Versagen der Methode keine brauchbare Alternative gegeben ist. Englert (1977) hat aber kürzlich darauf hingewiesen, daß in solchen Fällen durchaus eine Entfernung der Prothese möglich wäre.

Platzhalter

Das Konzept des Platzhalters wurde von Swanson [15] entwickelt. Der Platzhalter besteht aus Silikon-Kautschuk in einem Stück. Die Beweglichkeit ist durch Biegung des Platzhalters gewährleistet und nicht durch ein Gegeneinanderbewegen zweier Körper, wie bei den Prothesen. Die beiden Enden des Platzhalters werden in die ausreichend aufgebohrte Markhöhle der, das Gelenk bildenden Knochen eingebracht und bleiben beweglich. Dadurch ergibt sich vielleicht eine etwas geringere seitliche Stabilität, der große Vorteil besteht aber darin, daß diese Prothesen jederzeit ausgewechselt werden können. Ein solches Auswechseln kann notwendig werden, wenn es zum Bruch der Prothese kommt. Über das Auftreten solcher Brüche wurde mehrfach berichtet. Mehrjährige Beobachtung eigener Fälle (Millesi [12]) zeigte, daß Brüche nur ausnahmsweise auftraten. Von 31 MP-Gelenken wiesen 19 nach Jahren noch eine Beweglichkeit von mehr als 45°, 7 eine Beweglichkeit zwischen 30° und 45° und nur 4 eine Beweglichkeit von weniger als 30° auf. Bei 11 PIP-Gelenken war die Beweglichkeit mehr als 45° in einem Fall vorhanden, während 7 eine Beweglichkeit zwischen 30° und 45° aufwiesen. Nur 3 PIP-Gelenke waren weniger als 30° beweglich.

Vergleichende Untersuchungen liegen nur vereinzelt vor, da die Zahl der Gelenksplastiken nach posttraumatischen Zuständen gering ist und die Mehrzahl der Autoren sich auf die eine oder die andere Methode festgelegt haben. Helbig und Buck-Gramcko [7] konnten zwei Serien vergleichen, die zum Teil mit St. Georg-Prothesen, zum Teil mit Swanson-Implantaten operiert wurden. Elf Patienten, bei denen MP-Gelenke durch St. Georg-Prothesen ersetzt wurden, wiesen präoperativ eine Durchschnittlichkeit von 20° und postoperativ eine solche von 30° auf, hatten also einen Gewinn an Beweglichkeit von 10° erzielt.

Bei 8 MP-Gelenken wurde ein Platzhalter nach Swanson [15] verwendet. Diese Fälle hatten präoperativ eine durchschnittliche Beweglichkeit von 10°, postoperativ eine solche von 32°. Es kam hier zu einem Gewinn von durchschnittlich 22°. Bei 10 PIP-Gelenken konnte keine Verbesserung erzielt werden. Dies bestätigt die Beobachtung von Swanson (Klems [8]), daß Gelenksplastiken bei MP-Gelenken zu besseren Ergebnissen führen als bei PIP-Gelenken. Bei 20 von 24 Patienten wurde Schmerzfreiheit erzielt. Das Ergebnis dieser Untersuchung spricht für eine leichte Überlegenheit der Schwanson-Implantante.

Aus dem eigenen Krankengut kann zu dieser Frage nicht Stellung genommen werden, da wir uns auf die Verwendung von Swanson-Implantaten und Corium-Arthroplastiken beschränkt haben.

Das eigenen Krankengut umfaßt 14 Fälle bei denen aufgrund eines posttraumatischen Zustandes eine Corium-Arthroplastik durchgeführt wurde und 7 Gelenke bei denen ein Silastikinterponat eingebracht wurde. Eine tabellarische Zusammenstellung würde eher verwirren, da die Zahl zu gering ist und die lokale Situation bei den Patienten so verschieden gelagert war, daß ein Vergleich unzulässig wäre. Ich muß mich daher begnügen einen kurzen Überblick über das Krankengut zu geben und die Problematik an Hand von Bilderserien einzelner Fälle aufzuzeigen.

Coriumarthroplastiken des MP-Gelenkes

Bei 8 MP-Gelenken wurde nach vollständiger oder fast vollständiger Versteifung eine Coriumarthroplastik ausgeführt. Bei allen 8 Patienten liegt derzeit, nach einer Beobachtungszeit von 8–12 Jahren eine Beweglichkeit von mehr als 45° im funktionell wichtigen Gebieten auf, die Gelenke sind stabil und schmerzfrei (Abb. 1).

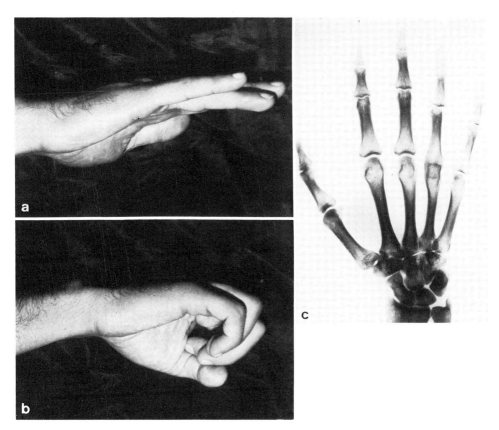

Abb. 1. 24jähriger Patient, Skiunfall vor 9 Monaten mit Verletzung an der Streckseite des rechten Ringfingers. Infektion. Länger dauernde Eiterung, Ausheilung mit knöcherner Ancylose bei 20° Beugung (a, b, c); Coriumarthroplastik am 28.9.1967. 11 Jahre nach dieser Operation ist das Gelenk stabil und schmerzfrei, die aktive Beweglichkeit liegt zwischen 0 und 45° (d, e, f) s. nächste Seite

Coriumarthroplastiken bei PIP-Gelenken

Bei 6 PIP-Gelenken wurde eine Coriumarthroplastik ausgeführt. In einem Fall kam es wieder zu einer Versteifung, allerdings in einer funktionell günstigeren Stellung. Bei 3 Gelenken besteht eine Beweglichkeit zwischen 25 und 35°, im funktionell wichtigen Bereich. Zwei Gelenke weisen eine Beweglichkeit von 70° auf. Alle Gelenke sind schmerzfrei, vier Gelenke sind völlig stabil, bei zwei Gelenken läßt die seitliche Stabilität zu wünschen übrig.

Perichondrium-Arthroplastik

Bei 2 Patienten wurde eine Arthroplastik mit Perichondriumtransplantation im Sinne von Skoog durchgeführt. Beide Fälle waren sehr ungünstig gelagert, es bestand eine vollständige Zerstörung des Streckapparates und es lag von Haus aus eine seitliche Deviation vor. Bei

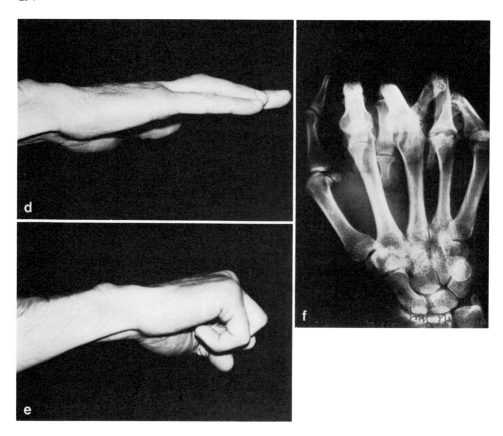

Abb. 1d–f

beiden Fällen ist der Gewinn an Beweglichkeit gering, dies muß aber nicht unbedingt der Methode zugeschrieben werden, da wie gesagt auch die anderen Strukturen schwer geschädigt waren. Bei einem dieser Fälle konnte die Neubildung von Knorpel bei einer Reoperation zur Rekonstruktion der Streckaponeurose nachgewiesen werden.

Swanson-Interponate

Bei 4 MP- und 3 PIP-Gelenken wurden Swanson-Interponate verwendet. Bei den MP-Gelenken handelte es sich durchwegs um kompliziert gelagerte Fälle im Sinne von Punkt c) der obigen Ausführungen. In einem Fall mußte die Swanson-Prothese wegen einer Nekrose der darübergelegenen Haut wieder entfernt werden. Bei den 3 anderen Fällen wurde das Hauptziel der Operation – Erhaltung der Länge, Erzielung einer Stabilität und einer, wenn auch geringen, aktiven Beweglichkeit – erreicht. Bei 3 PIP-Gelenken wurden Swanson-Prothesen implantiert. Bei 2 Patienten kam es zu einem sehr guten Ergebnis (Abb. 2 und 3). Bei dem dritten Patienten erbrachte die Einbringung des Platzhalters nur eine geringe aktive Beweglichkeit bei ausreichender Stabilität und Schmerzfreiheit.

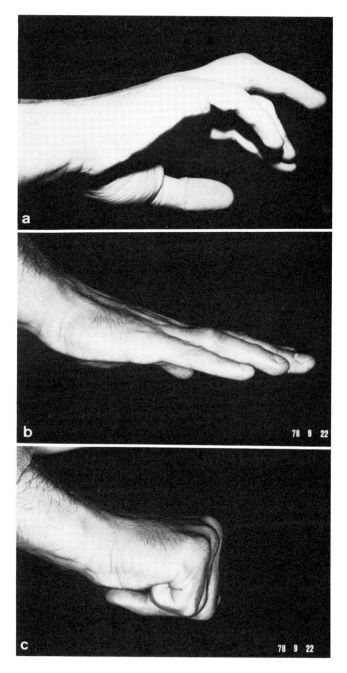

Abb. 2. 38jähriger Patient. Luxation des PIP-Gelenkes des rechten Ringfingers durch Sturz. Es besteht eine Subluxation nach volar, die Gelenksfläche ist zerstört, die aktive Beweglichkeit stark eingeschränkt. Resektion der Gelenksflächen, Einbringen von einer Swanson-Prothese. 1 1/2 Jahre nach der Operation besteht ein Bewegungsausmaß von 65° (20–85). Das Gelenk ist schmerzfrei, seitenstabil. Es besteht eine geringe seitliche Deviation

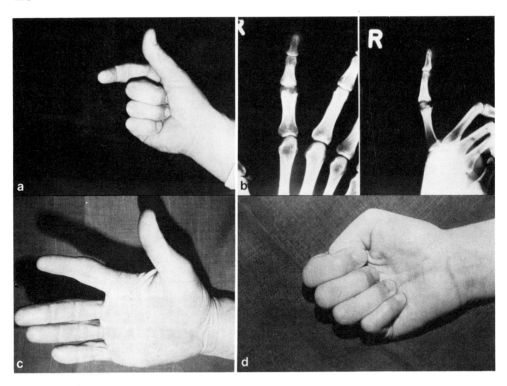

Abb. 3a–d. 29jähriger Patient. Verletzung an der Streckseite des PIP-Gelenkes des rechten Zeigefingers. Infektion und Eiterung die mehrere Incisionen notwendig machte. Versteifung des Gelenkes mit einer Restbeweglichkeit von 10°. Deutliche Krepitation. Arthroplastik mit Einbringen einer Swanson-Prothese. Derzeit 6 Jahre nach der Operation ist das Gelenk schmerzfrei, stabil und es besteht eine aktive Beweglichkeit von 75° (15–90)

Zusammenfassend kann man sagen, daß bei vorsichtiger Indikationsstellung Arthroplastiken zu befriedigenden Ergebnissen auch bei posttraumatischen Zuständen führen, wenn eine entsprechende Motivation und Kooperation des Patienten vorhanden ist. Überrascht waren wir über die guten Langzeitergebnisse der Coriumarthroplastiken. Auch die Swanson-Interponate haben bei MP-Gelenken gute Ergebnisse gebracht. Im Vergleich zu den Coriumarthroplastiken ist bei ihnen die Stabilität besser, die Beweglichkeit etwas schlechter. Zwei Patienten mit Swanson-Interponaten nach posttraumatischer Schädigung der PIP-Gelenke zeigten ein sehr gutes Ergebnis.

Inwieweit die freie Verpflanzung von Zehengelenken mit Hilfe von mikrovasculären Anastomosen im Sinne von Bunke [1] weitere Fortschritte bringen wird, muß abgewartet werden.

Literatur

1. Buncke, H.J., Buncke, M.A.: The fate of autogenous whole joints transplanted by microvascular anastomoses. Plast. reconstr. Surg. *39*, 333–341 (1967)
2. Engkvist, O., Johannson, S.H., Ohlesen, L., Skoog, T.: Reconstruction of articular cartilage using autologous perichondrial grafts. Scand. J. Plast. Surg. *9*, 203–206 (1975)
3. Englert, H.M.: Nachuntersuchungsergebnisse von Swanson-Fingergelenksendprothesen und den St. Georger-Modellen. Handchirurgie *5*, 15–18 (1973)
4. Englert, H.M.: Erfahrungen mit der Fingergrundgelenksendprothese Modell St. Georg. Z. Orthop. *113*, 487–491 (1975)
5. Flatt, A.E.: The prosthetic replacement of rheumatoid finger joints.
6. Fowler, S.B., Riordan, D.C.: Surgical treatment of rheumatoid deformities of the hand. J. Bone Jt. Surg. *40-A*, 1431 (1958)
7. Helbig, B., Buck-Gramcko, D.: Ergebnisse nach Alloarthroplastik traumatisch geschädigter Fingergelenke. Handchirurgie *9*, 213–217 (1977)
8. Klems, H.: Das Swanson-Gelenk bei traumatischen Fingergelenksteifen. Z. Orthop. *113*, 495–497 (1975)
9. Kretschy, A., Millesi, H., Siegmund, G.: Operative Korrektur der im Rahmen der chronischen Polyarthritis rheumatica auftretenden Handdeformitäten. Klin. Medizin *21*, 166–175 (1966)
10. Marmor, L.: Hand Surgery in rheumatoid arthritis. Arthritis and Rheumatol. *5*, 419 (1962)
11. Millesi, H.: Spätergebnisse der Coriumarthroplastik an den Fingergelenken. Handchir. *4*, 216–222 (1969)
12. Millesi, H.: Wiederherstellung der Fingergelenksfunktion durch Silikongummi-Interponate nach Swanson. Chir. plast. *1*, 157–165 (1972)
13. Skoog, T., Johansson, S.H.: The formation of articular cartilage from free perichondrial grafts. Plast. Reconstr. Surg. *57*, 1–6 (1976)
14. Vainio, K.: The role of surgery in the rehabilitation of rheumatoid arthritis patients. Proc. 4th Europ. Rheumat. Congress *223*, 1959
15. Swanson, A.B.: A flexible implant for replacement of arthritic destroyed joints in the hand. Surg. Cl. *48*, 1113 (1968)

Der Wert der Endoprothese nach Verletzungen

A. Renner, Budapest

Zu den mannifaltigen Bewegungen der menschlichen Hand sind gesunde Gelenke notwendig. Besonders nachteilig für die Funktion der Hand als Ganzem ist die schwere Verletzung eines Fingergelenkes. In den früheren Jahrzehnten wurde das Gelenk mit schwerer Schädigung der Funktion versteift oder der Finger amputiert.

Der mit dem Namen von Swanson verbundene Einzug der Silikon-Endoprothesen in die Wiederherstellungschirurgie machte die bewegungserhaltenden Operationen der kleinen Gelenke der Hand möglich. Diese Prothesen wurden in sehr großer Zahl in erster Linie zur Behandlung der rheumatischen Gelenksdestruktionen angewandt.

In der Unfallchirurgie konnten sie sich schwerer verbreiten, da man bei Verletzten nur selten oder überhaupt nicht alle der von Swanson formulierten Operationsbedingungen findet (Tabelle 1).

Im Zentralinstitut für Traumatologie in Budapest haben wir seit 1970 die Möglichkeit, verletzte Fingergelenke mit Endoprothesen wiederherzustellen. In Abhängigkeit von der Stelle und dem Charakter der Verletzung können wir zwischen verschiedenen Arten von Prothesen wählen.

In den Jahren 1970–1976 haben wir *52 Fingergelenkprothesen* implantiert, hauptsächlich bei jugendlichen Verletzten, unter denen die Vertreter der verschiedensten Berufe zu finden sind (Tabelle 2).

Die *Indikation zur Endoprothesenoperation* war in unseren Fällen (Tabelle 3):

Fall 1
a) Gelenktrümmerbruch im MP-Gelenk des Index. Calnan-Nicollesche Prothese. Damals besaßen wir noch keine Mathysschen Prothesen.
b) Trümmerbruch im PIP-Gelenk des Index. Swansonsche Prothese.

Fall 2
a) Banale Verletzung. Zustand nach unbehandeltem Bruch. Swansonsche Prothese.
b) 9 Jahre bestehende Steife des PIP-Gelenkes in Streckstellung nach einem Gelenksbruch. Swansonsche Prothese. Nach 1 Jahr Bruch der Prothese. Prothesenwechsel.
c) Bruch im PIP-Gelenk mit Defekt. Achsenabknickung. Instabilität. Swansonsche Prothese.

Fall 3
Mehrmonatige Luxation des PIP-Gelenkes am Index. Swansonsche Prothese.

Tabelle 1. Bedingungen der Endoprothesenoperation nach Swanson

- entsprechender Allgemeinzustand
- guter neurovasculärer Zustand des Operationsgebietes
- normale Hautverhältnisse
- funktionsfähiger Muskel- und Sehnenapparat
- gut kooperierender Patient

Tabelle 2. Alter und Beruf der Patienten bei 52 Endoprothesenoperationen

11–20	21–30	31–40	41–50	51–60	60–
7	15	12	11	5	2

Maschinenarbeiter	6	Elektriker	3
Schlosser	2	Mechaniker	1
angelernter Arbeiter	11	Goldschmied	1
Hilfsarbeiter	3	Ingenieur, Techniker	4
Maurer	2	Schüler	6
Tischler	4	Rentner	1
Schneider	2	andere Berufe	6

Tabelle 3. Vorgeschichte der Endoprothesenoperationen

	MP	PIP
1. Gelenkstrümmerbruch, der chirurgisch nicht behandelt werden kann	3	3
2. Invetierter Gelenksbruch	3	25
3. Invetierte Verrenkung	–	2
4. Ausgedehnte Bandverletzung	–	1
5. Arthrose nach Entzündung	5	4
6. Auf mehrere Finger ausgedehnte Handverletzung	2	4

Fall 4
a) Offener Bruch des MP-Gelenkes, Osteomyelitis, Defekt. 1972 aus einem Silikonblock geschnitzte Prothese.
b) Osteomyelitis nach offenem Bruch im MP-Gelenk. Die narbige Haut wurde durch einen Rotationslappen ersetzt, später erhielt die Patientin eine Swansonsche Prothese. Sie arbeitet auch heute noch als Maschinenarbeiterin.
c) Klassische Panaritium des MP-Gelenkes, Gelenksdestruktion. Swansonsche Prothese.

Fall 5
Schwere Handverletzung an mehreren Fingern. Pseudarthrose nach inadäquater Operation am Grundglied des Daumens. In der ersten Phase wurde diese mit einer Kleinfragmentplatte behandelt, dann wurde der Defekt des PIP-Gelenkes am Zeigefinger mit einer Calnan-Nicolleschen Prothese ersetzt.

Bei der *Operationstechnik* halten wir uns an die von Swanson, sind aber in vielen Fällen gezwungen, sie zu modifizieren.

Bei 33 Verletzten haben wir mit sogenannten „Ergänzungsoperationen" die Implantation der Prothese ermöglicht. Diese haben wir entweder an den Fingern, die auf die Prothese warteten, oder an den benachbarten durchgeführt. Solche Operationen waren: Hautplastik, Capsulektomie, Sehnennaht, Sehnentransplantation, Nervennaht. Für das Wichtigste halten wir die *Extensor-Bildung* über dem PIP-Gelenk aus den Seitenzügeln der Strecksehne, wenn wir am zentralen Abschnitt einen Defekt finden.

Tabelle 4. Zusatzoperationen in der Endoprothesenplastik

	Zahl der Fälle
1. Hautplastik	3
2. Beugesehnentransplantation, Nervennaht	2
3. Osteosynthese	5
4. Capsulektomie	3
Extensorplastik	
5. Transposition des Extensor indicis proprius	2
6. „Kuttenplastik" am MP Gelenk	8
7. Extensorbildung über dem PIP-Gelenk aus den Seitenzügeln	10

Ergebnisse

Unsere operierten Patienten bestellten wir bis zur Wiederaufnahme der Arbeit 4wöchentlich, später jährlich zur Kontrolluntersuchung. Die postoperative Nachbehandlung dauert im Durchschnitt 4–5 Monate.

Das Ergebnis der Operation wird an objektiven und subjektiven Faktoren abgemessen.

Da es sich um operierte Gelenke handelt, ist das Verhalten der Gelenksbewegungen in erster Linie die charakteristische Angabe: es ist zu sehen, daß sich die aktive Bewegung im Verhältnis zum Zustand vor der Operation sowohl in den MP- als auch in den PIP-Gelenken wesentlich gebessert hat. Die Mehrzahl der Patienten ist mit dem erreichten Ergebnis zufrieden.

Komplikationen

1. Bruch der Prothese in einem Fall, dieses Bild habe ich schon gezeigt.
2. In zwei Fällen wurde die Prothese wegen einer Infektion entfernt.
3. Bei einem Patienten wurde der Finger wegen sehr starker Spätschmerzen und Bewegungseinschränkung amputiert.
4. Gleichfalls wegen Spätschmerzen wurde in einem Fall die Prothese entfernt und eine Arthrodese durchgeführt.

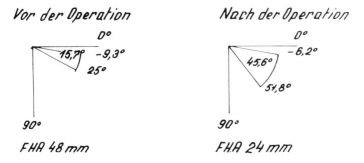

Abb. 1. Durchschnittswerte der Bewegung bei 13 MP-Gelenk-Prothesen

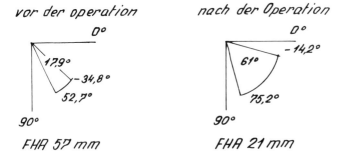

Abb. 2. Durchschnittswerte der Bewegung bei 39 PIP-Gelenk-Prothesen

Tabelle 5. Komplikationen

Bruch der Prothese	1
Infektion	2
Amputation	1
Arthrodese	1
Arthrolyse wegen Spätschmerzen, Bewegungseinschränkung	2

Von den 52 Operierten arbeiten nur 5 in einem leichteren Arbeitsgebiet als vorher, die übrigen gehen ihrem ursprünglichen Beruf nach.

Wir sind der Meinung, daß die Berechtigung der Endoprothesenplatik bei der Wiederherstellung der Gelenkverletzungen an der Hand nicht zu bestreiten ist. In erfolglosen Fällen kann die Arthrodese jederzeit durchgeführt werden.

Diskussion der Vorträge E. Herzberg bis A. Renner, S. 171-241

(Leitung A. Titze und R. Szyszkowitz, Graz)

E. PAMPURIK, Aarau: Zur Gelenksplastik etwas. Ich möchte kurz eine Grundgelenksplastik nach Bunnel präsentieren. Bei einer jungen Patientin ist es nach einer offenen Grundgelenkstrümmerfraktur am 4. Finger rechts zu einer festen Ankylose in 10° Beugung im MP-Gelenk gekommen. Wegen Strecksehnenadhärenz in Höhe des MP-Gelenkes blieb auch das Mittelgelenk in 90° unbeweglich. Der erstversorgende Chirurg entfernte hier Knochensplitter. Das ankylotische Gelenk wurde seitlich freigelegt, indem die Incisionslinie zwischen der Interosseussehne und der Streckaponeurose geführt wurde. Die fest verwachsenen Knochen des Metacarpale und der Grundphalanx wurden voneinander scharf gelöst. Die Bänder wurden durchtrennt, die Gelenkskapsel am Metacarpalknochen einen Zentimeter breit reseziert und der Knochenstumpf zur Form eines neuen Knochenköpfchens mit oscillierender Säge modelliert, so daß die vordere Fläche etwas nach palmar zeigt. Das neue Köpfchen wurde mit Corium überzogen und wegen der Sehnenadhärenz wurde auch eine Zunge von diesem Corium nach oben verlängert. Nach Wundverschluß 14 Tage Ruhigstellung. Das Resultat wurde nach krankengymnastischer Behandlung recht zufriedenstellend. Heute, nach 9 Jahren, volle Beugung und Streckung und dorsale Stabilität, weicht nicht von den gesunden Fingern ab. Bei näherer Betrachtung findet man lediglich die Grundgelenkskuppe mäßig eingesunken und den operierten Finger ein wenig kürzer.

A. TITZE, Graz: Ich danke für den operativen Hinweis. Wünscht noch jemand zu diskutieren?

R. KLEINEN, Bochum: Ich habe eine Frage. Herr Renner hat über eine gebrochene Swanson-Prothese berichtet. Ich habe selbst vor einem Jahr bei einem Patienten an der rechten Hand drei Prothesen, die gebrochen waren, entfernen müssen. Man muß dazu sagen, die Hand war sehr stark beansprucht, da dieser Mann als Rheumatiker in dieser Hand den Handstock trug. Meine Frage ist nun, ob jemand über gebrochene Prothesen berichten kann, ob solche Fälle auch anderweitig bekannt sind und ob das eine häufig Komplikation ist.

HELBIG, Kiel: Ich hatte voriges Jahr Gelegenheit, zusammen mit Herrn Professor Buck-Gramcko ein posttraumatisches Kollektiv nachzuuntersuchen. Prothesenbrüche haben wir nicht beobachten können, wohl aber die bekannte Einsteifungstendenz durch Fibrosierung und knöcherne Apposition, sowohl in St. Georg-Implantatlagern, als auch in den Swanson-Implantatlagern, wie sie Herr Professor Millesi auch schon gezeigt hat. Von Bedeutung scheint dabei, um auf die Anfrage zu antworten, daß es sich auch um hauptsächlich manuell tätige Leute handelte, die nach Versorgung mit der Endoprothese weiter im alten Beruf blieben. Trotz dieser Belastungen wurden uns jedoch keine Frakturen bekannt.

H. NARR, Tübingen: Wir haben in letzter Zeit drei Prothesenbrüche bei Stellbrink-Prothesen erlebt, keine Lockerungen. Wir haben erst vor einer Woche eine gebrochene Prothese wechseln müssen, und zwar war das technisch außerordentlich schwierig, besonders die Entfernung der Prothese. Der proximale Anteil konnte nicht entfernt werden, weil er so fest saß. Wir mußten so viel Platz einfräsen, daß der Stiel einer Swanson-Prothose eingepaßt werden konnte.

H. MILLESI, Wien: Ich möchte Stellung nehmen zur Anfrage über Brüche von Swanson-Prothesen. Dieses Problem war ja vor einigen Jahren Thema eines Symposiums in Wien. Damals wurden verschiedene Fälle von Prothesenbrüchen gezeigt und es scheint, daß verschiedene Autoren auf diesem Gebiet verschieden schlechte oder gute Erfahrungen haben. Wir hatten selbst einen einzigen Fall eines Bruches einer Swanson-Prothese, Herr Renner hat auch nur einen Fall im gesamten Krankengut. Andere Autoren beobachten das öfters. Man hat aus der Diskussion damals den Eindruck gewinnen können, daß Swanson-Prothesen eher zum Bruch neigen, wenn die Resektion nicht ausreichend war, so daß die Prothese gewissermaßen zwischen proximalen und distalen Gelenkskörper hineingedrängt wurde. Wenn die Resektion ausreichend ist, so daß die Prothese während der Bewegung genügend Platz zum Spiel hat – sie muß sich ja bewegen können, sie ist ja nicht fest – dann kommen Brüche relativ selten vor.

J. POIGENFÜRST, Wien: Ich möchte eine Form der Arthrodese und Ruhigstellung demonstrieren, die in den Vorträgen nicht erwähnt wurde und zwar die extraarticuläre Arthrodese bei einer bestehenden Infektion und Fixation mit Mini-Fixateur externe. Es handelt sich um einen 57 Jahre alten Mann, der wegen einer vor 20 Jahren erlittenen Schädelverletzung beidseits Krückstöcke verwendet. Im Dezember 1977 stürzte er und zog sich eine Luxation des ersten Mittelhandknochens nach radial zu. Diese Verrenkung wurde an anderer Stelle für 4 Wochen ruhiggestellt. Wegen eines neuerlichen Sturzes kam der Verletzte am 3.1.1978 in unsere Behandlung (Abb. 1).

Die schon damals vorgeschlagene Arthrodese hat er zunächst abgelehnt und um einen nochmaligen konservativen Behandlungsversuch gebeten. Deshalb wurde nach der Reposition eine percutane transarticuläre Bohrdrahtfixation vorgenommen und ein Gipsverband angelegt. Bereits im Gipsverband kam es zum Bruch des Bohrdrahtes und zur Reluxation.

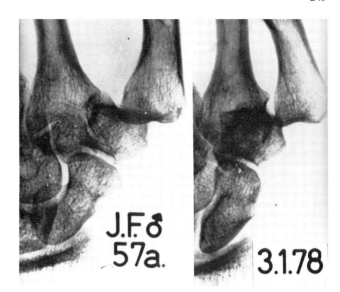

Abb. 1

Durch die Perforation des Bohrdrahtes trat eine Infektion und ein Sattelgelenksempyem mit beträchtlicher Destruktion der Gelenkskörper auf.

Am 5.4.1978 wurde der restliche Draht entfernt, der Absceß ausgeräumt und mit 3 Refobacin-Palacoskugeln aufgefüllt (Abb. 2). Die Versteifung wurde mittels eines extraarticulären Spanes vom ersten auf den zweiten Mittelhandknochen durchgeführt. Äußere Fixation mit Hilfe des Mini-Fixateur externe. Die Infektion war damit beherrscht. Der extraarticuläre Span ist eingeheilt. Der Verletzte ist schmerzfrei und kann sich wieder auf seinen Krückstock stützen. Eine Kugel wurde entfernt, die beiden anderen liegen noch (Abb. 3).

A. TITZE, Graz: Ich danke Herrn Poigenfürst, vor allem, daß er die Methode des äußeren Spanners erwähnt hat. Sie ist im ganzen Kongreß bis jetzt noch nicht erwähnt worden, wird aber noch besprochen.

G. SEGMÜLLER, St. Gallen: Ich habe, glaube ich, aus den Referaten von Willingshofer und von Reill doch gelernt, daß die Zahl der guten Indikationen sehr hoch ist und es lohnt sich dann schon, über die Technik noch einiges zu sagen, weil offenbar die Probleme ziemlich groß sind. Ich fühle mich persönlich ein bißchen schuldig an der Einführung der Schraubenarthrodese und möchte deshalb dazu kurz Stellung nehmen. Die Schraubenarthrodese ist, wenn sie wirklich korrekt durchgeführt wird, nach wie vor eine gute Technik, aber wenn sie schon den Händen von Peter Reill Schwierigkeiten macht, dann muß ich schon sagen, birgt sie einige erhebliche Möglichkeiten, daß man in Schwierigkeiten gerät. Ich benütze persönlich die Schraubenarthrodese nur noch als Alternativtechnik und daneben, eigentlich als Methode der Wahl, die Zuggurtungsarthrodese. Sie ist nun tatsächlich so einfach und sie ist so stabil, daß man, wenn man dünnes, feines Material dafür verwendet, damit viel weniger operativ-technische Probleme hat und die Heilungsquote ist sehr hoch, wenn man sich die Technik ein bißchen aneignet. Man muß nur darauf hinweisen, daß

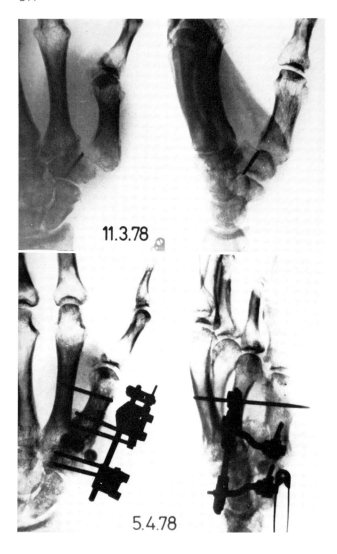

Abb. 2

die Kirschner-Drähte etwa im Bereich von 0,6 bis 0,9 mm Durchmesser liegen sollten, je nach Gelenk, und daß auch die Zuggurtungsdrähte etwa 0,6 bis 0,8 oder vielleicht 0,9 mm stark sein sollten. Wenn man natürlich stärkeres Material verwendet, dann treten wiederum Probleme auf. Aber ich möchte darauf hinweisen, daß die Quote an operativ-technischen Störungen bei der Zuggurtungsarthrodese sehr viel kleiner ist und ich möchte abschließend zu dieser großen Tabelle von Frau Doktor Willingshofer eigentlich meinen: ich möchte dazu meine Unterstützung geben. Es ist tatsächlich so, daß, wenn die Technik der Arthrodese einmal gut ausgearbeitet ist, die Zahl der Indikationen in dieser Sparte sehr hoch ist.

A. TITZE, Graz: Ich danke Herrn Segmüller. Ich wollte diese Frage an Herrn Reill auch schon stellen. Wir verwenden nämlich die Schraubenarthrodese praktisch nur noch beim Endgelenk und beim Sattelgelenk. Dort macht sie keine große Schwierigkeiten, aber wenn

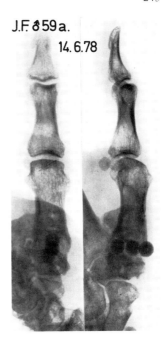

Abb. 3

Herr Reill, also ein prononcierter Handchirurg, 17mal einen Ausbruch des Schraubenkopflagers bei der Schraubenarthrodese gesehen hat, so muß man sich wirklich überlegen, ob man diese Technik weiter verwenden soll. Am Endgelenk führen wir sie so aus, daß wir eine zarte Zugschraube nehmen und mit dem Kopf distal an der Kuppe einsetzen. Vielleicht kann Herr Reill noch etwas dazu sagen.

P. REILL, Tübingen: Ich möchte zur Schraubenarthrodese nur noch eines sagen: diese 17 Ausbrüche sind natürlich bei mehreren Operationen und Operateuren passiert, nicht nur mir allein, und es ist bei weitem nicht so, daß eine Schraubenarthrodese, wenn man den Kopfraum richtig fräst und diese Brücke bricht aus, dann deshalb nicht fest sein kann. Wenn man seitlich noch ein stabiles Lager hat, dann stützt sich der Schraubenkopf seitlich ab und man erhält trotz teilweisem Ausbruch des Lagers eine brauchbare Kompression. Viele von diesen Ausbrüchen sind trotzdem fest geworden. Es ist nicht so, daß, wenn man eine Schraube einbringt und die Brücke bricht, damit in jedem Fall die Arthrodese zerstört ist und man etwas anderes machen muß. Aber der Anfänger bricht oft die ganze Brücke aus, meistens ist der Kopfraum nicht richtig aufgefräst, und dann geht es schief. Ich verwende die Schraubenarthrodese deshalb lieber, weil der Zugang nicht so groß ist, man setzt die Schraube ein, läßt sie drinnen und muß sie nie mehr herausnehmen. Das ist für meine Begriffe der Vorteil der Schraubenarthrodese.

A. TITZE, Graz: Ich glaube, wir können jetzt mit der Arthrodese schließen. Vielleicht noch etwas zu dem Thema Gelenksplastiken – Endoprothesen. Ich hätte selbst eine Frage an Herrn Millesi – ich glaube das müßte man zum Abschluß noch sagen – nämlich welche Beweglichkeit bei den verschiedenen Implantaten zu erwarten ist. Die Swanson-Implantate zum Beispiel, die man nicht als Prothese bezeichnet, sondern als Platzhalter, haben, so heißt es unter den Handchirurgen, primär eine etwas schlechtere Beweglichkeit gegenüber den Gelenksendoprothesen, auf lange Sicht aber die bessere Beweglichkeit als die Scharnierprothesen. Wie ist die Langzeiterwartung der einzelnen Prothesentypen? Das wäre vielleicht für die Herren, die nicht direkt mit der Handchirurgie arbeiten, nicht uninteressant.

H. MILLESI, Wien: Ich glaube, daß es sehr schwierig ist, Statistiken zusammenzustellen, und zwar eben deswegen, weil das Krankengut so unterschiedlich ist und die Fallzahl viel zu klein ist, als daß man wirklich brauchbare Statistiken machen könnte. Wir werden das vielleicht in einigen Jahren tun können. Es kommt ja im wesentlichen auf die Ausgangslage an, von der man ausgehen konnte. Wenn zusätzliche Sehnen- und Bandschäden und dergleichen vorliegen, spielen ja so viele Momente eine Rolle, daß man diese Fälle nicht mit anderen vergleichen kann, wo beispielsweise eben nur eine Arthrose des Gelenks besteht und die übrigen Strukturen in Ordnung sind. Ich kann nur über die Swanson- und über die Coriumarthroplastik sprechen und da muß ich sagen, daß die Ergebnisse mit der Zeit besser werden und es durchaus nicht so ist, wie das beispielsweise für die St. Georgs-Prothesen von verschiedenen Autoren berichtet wurde, daß die Ergebnisse, was die Beweglichkeit anbelangt, mit der Zeit schlechter werden. Das ist alles, was ich dazu sagen kann.

A. TITZE, Graz: Ich danke Herrn Millesi. Herr Korisek möchte zur Sekundärthrodese noch etwas sagen.

KORISEK, Kalwang: Ich bin leider bei der Arthrodese nicht rechtzeitig zum Zug gekommen. Ich wollte zu dem Referat 49 von Segmüller kurz drei Fälle zeigen, in denen wir uns auf Grund der schweren begleitenden Weichteilverletzungen zur Sekundärarthrodese entschlossen hatten. Herr Reill hatte gezeigt, daß die Konsolidierungsergebnisse bei der Sekundärarthrodese deutlich besser sind als bei der primären Arthrodese. Der erste Fall betrifft eine schwere Kreissägenverletzung der rechten Hand mit offenem Rollenbruch des Zeigefingergrundgliedes, mit offenen Brüchen und knöchernen Defekten im Bereich der Mittelgelenke des 3. und 4. Fingers und des Kleinfingermittelgliedes und mit Durchtrennung aller Strecksehnen. Primär Wundausschneidung, Reposition, Bohrdrahtfixation, beziehungsweise Arthrodese am Mittelfinger- und Ringfingermittelgelenk und am verkürzten Kleinfingermittelglied, Sehnennähte, Hautplastik, Ruhigstellung. Nach Sanierung der Weichteilverhältnisse typische Arthrodese mit Schraube, funktionell und kosmetisch durchaus befriedigendes Ergebnis. Am Daumen wurde gleichzeitig das Endgelenk nach einer acht Jahre vorbestehenden Verletzung saniert. Der nächste Fall betrifft ebenfalls eine Kreissägenverletzung mit nahezu Totaldefekt des Mittelgliedes. Primär Wundausschneidung, Naht, sekundär gestielter Hautlappen, nach acht Wochen Einsetzen eines Darmbeinspanes mit Simultanarthrodese des PIP und DIP, hier in gestreckter Stellung, um die Verkürzung des Zeigefingers auszugleichen. Der letzte Fall ist eine Explosionsverletzung mit offenem Speichenbruch, offenem Bruch des 1. und 4. Mittelhandknochens, offenem Bruch des Ringfingergrundgliedes und Zerreißung beider Beugesehnen. Nach Weichteilheilung und Konsolidierung der Speichenfraktur haben wir am Ringfingermittelgelenk die Arthrodese ausgeführt. Ausnahmsweise ist die Schraube von distal nach proximal eingebracht, um gleichzeitig die Pseudarthrose der Grundgliedbasis zu sanieren. Das Ergebnis nach sieben Jahren ist zufriedenstellend.

G. Infektionen nach Brüchen und Gelenkverletzungen

Posttraumatische Knochen- und Gelenkinfekte am Finger (Diagnostik und Therapie)

H. Spängler, Wien

Pyogene Infektionen im Fingerbereich sind oft die Ursache ernster Komplikationen und beträchtlicher Funktionseinbuße.

Unsere Betrachtungen sollen Diagnostik und Therapie zwei der schwersten Infektkomplikationen, den Befall von Knochen und Gelenk herausstellen. Nur in einem geringen Prozentsatz entsteht der tiefe Infekt durch direkte Keimeinbringung an das Periost, den Knochen oder in das Gelenk. Der häufigste Weg der Infektion ist die Fortleitung von oberflächlichen Entzündungsherden in die Tiefe. Die häufigste Lokalisation eines Knocheninfektes am Finger wird an der Endphalanx gefunden [5, 13].

Im unfallchirurgischen Alltag sehen wir die frischen Fingerverletzungen — vom Bagatelltrauma bis zur schweren offenen Knochenverletzung — die alle als infektgefährdet zu bewerten sind. Weiters haben wir es mit bestehenden Infektionen nach Wundversorgung, nach veralteten oft unbehandelt gebliebenen Fingerverletzungen und schließlich auch noch mit solchen Infekten zu tun, die nach primär aseptisch ausgeführten operativen Eingriffen auftreten [1, 11, 12, 14]. Zur rechtzeitigen *Erkennung* einer Infektkomplikation ist eine exakte Anamnese und ambulatische Überwachung in kurzfristigen Abständen und nach Möglichkeit durch ein und denselben, auf diesem Gebiet besonders erfahrenen Arzt, erforderlich; es können dadurch Fehlbeurteilungen des Krankheitsverlaufes vermieden werden [6]. Im Zweifelsfalle sollte der Patient hospitalisiert werden.

Die wesentlichen *Infektzeichen* im akuten Stadium sind bekannt, nämlich: Rötung, Schwellung und vor allem starker Schmerz. Mittelgradiger Dauerschmerz, starke Schwellung sowie Wundsekretion bzw. Fistelbildung weisen auf einen subakut bis chronisch verlaufenden Infekt im Knochenbereich hin [3, 6, 13, 14] (Tabellen 1 und 2).

Zur klinischen Diagnostik

Kolbige Anschwellung und zirkulärer, zunehmender Druckschmerz lassen mit hoher Wahrscheinlichkeit auf einen tiefen ossären Fingerinfekt schließen; spindelförmige, vorwiegend dorsale Schwellung im Gelenksbereich sowie Zug- und Stauchungsschmerz mit Bewegungseinschränkung sprechen für Gelenksbeteiligung.

Zur Röntgendiagnostik

Demineralisation oder Decalcifikation des Knochens allein bei Fehlen ausgeprägter klinischer Symptome muß noch kein sicheres Zeichen für einen Knochen- oder Gelenksbefall sein. Allein durch Schwellung und Zirkulationsstörung auf Grund eines entzündlichen Pro-

Tabelle 1. Diagnostik tiefer Fingerinfekte

Panaritium periostale et ossale, Osteomyelitis

Klinisch:	Kolbige *Schwellung* der Phalange Gleichmäßiger zirkulärer *Druckschmerz*, der sich zunehmend verstärkt Ev. *Fisteleiterung* und *Sequesterabstoßung* im fortgeschrittenen Stadium
Röntgen:	Schon nach wenigen Tagen beginnende *Demineralisation* Unruhe der *Knochenstruktur* Periphere und zentrale *Sequestration* der Phalange

Tabelle 2. Diagnostik tiefer Fingerinfekte

Panaritium articulare, Gelenksempyem

Klinisch:	Spindelförmige, vorwiegend dorsale *Schwellung* im Gelenksbereich *Zug- und Stauchungsschmerz* des Fingers *Beugestellung* des Fingers mit beträchtlicher Bewegungseinschränkung Ev. *Fistelbildung* mit serösem oder eitrigem Sekret
Röntgen:	*Konturunschärfe* des Gelenkes Ev. *Verschmelzung* des Gelenkspaltes *Demineralisation* *Defekt- oder Sequesterbildung* *Subluxationsstellung*

zesses der Nachbarschaft im Verein mit Inaktivität kann eine Decalcifikation schon relativ frühzeitig auftreten [7]. Erst die Unruhe in der Knochenstruktur und natürlich Zeichen von Sequestration etwa nach der 2. Woche zeigen den Knochenbefall an [4] (Abb. 1).

Die in der Literatur oft hervorgehobene Regenerationstendenz insbesondere der Endphalange, wird auf Erhaltenbleiben des Periostes bzw. Bestehenbleiben intakter Knochenmarksreste der Phalangenbasis zurückgeführt [5]. Unserer Erfahrung nach ist die durch Demineralisation röntgenologisch oft fast nicht mehr sichtbare Phalange meist doch nicht so stark destruiert und die röntgenologisch verifizierte „Regeneration" in einem Großteil der Fälle besser als „Recalcifikation" zu bezeichnen [8]. Als klassisches Beispiel hierfür kann die oft beträchtliche Decalcifikation bei Prattscher Bohrdrahtfixation nach Strecksehnenausrissen angesehen werden, die sich nach Drahtentfernung rasch zurückbildet.

Zur Therapie

Konservative Maßnahmen im Frühstadium sind Ruhigstellung, feuchte Verbände, gegebenenfalls Antibiotica [1, 3, 9] und eventuell Röntgen-Schwachbestrahlung [3, 10]; dazu selbstverständlich kontinuierliche ambulante Kontrollen in längstens zweitägigen Abständen. Die erste schmerzbedingt „durchwachte Nacht" ist analog den Weichteilinfekten nach wie vor eine absolute Operationsindikation (Tabelle 3).

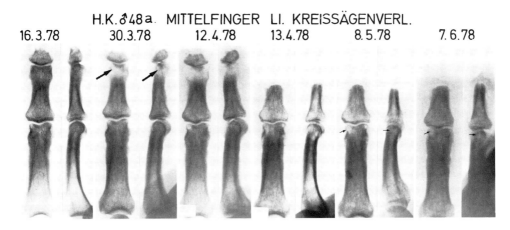

Abb. 1. Zustand nach traumatischer Amputation des linken Mittelfingerendgliedes bei einem 48jährigen Patienten M.P. Adäquate Erstversorgung ohne primäre Antibioticagabe. Zu beachten ist die Demineralisierung und spätere Strukturunruhe im Köpfchen der Mittelphalange bei noch gut erhaltener Kalkdichte und Struktur des Basisrestes der Endphalange. (Starker Pfeil): Panaritium osseum et articulare. Nachamputation und Langzeit-Antibioticagabe brachte Heilung. Beachtenswert auch die Demineralisation bzw. Decalcifikation des Köpfchens der Grundphalange (kleine Pfeile); hier jedoch keine Infektzeichen 4

Tabelle 3. Therapeutische Richtlinien bei Fingerinfekten

Anästhesie:	Subaxilläre *Leitungsanästhesie* Supraclaviculäre *Plexusanästhesie* Allgemeinnarkose Ev. Oberstsche Leitungsanästhesie (nur Fingerkuppe!)
Operation:	*Blutleere* ohne Auswickeln Strenge *Aseptik* *Schnittführung* nach *handchirurgischen Prinzipien* im Bereich der stärksten Schmerzempfindung Spindelförmige *Hautexcision* zum Offenhalten der Wundhöhle *Excision* nach gesamten nekrotischen und infizierten Gewebes auch nach eitriger Einschmelzung *Gummilaschendrainage* (Keine Gazetamponade!) *Spüldrainage* bei Knochen- und/oder Gelensbeteiligung *Abstrich* für Bakteriogramm
Postoperativ:	*Ruhigstellung* in *Funktionsstellung* der Hand *Kontinuierliche Überwachung*

Zur Operationstaktik

Blutleere ist angezeigt, jedoch ohne Auswickeln um Keimverschleppung zu verhindern; lediglich Hochhalten der Extremität für 1–2 min.

Strenge aseptische Kautelen sollen zusätzliche Superinfektion von Hospitalkeimen verhindern.

Die Schnittführung darf niemals über Beugefalten der Finger geführt werden, sondern soll vom Punkt der stärksten Schmerzempfindung aus den handchirurgischen Prinzipien Rechnung tragen [2, 13, 14] (Abb. 2).

An der Fingerbeere soll mittels „Hockeystock"-Schnitt [2] incidiert werden; vom früher geübten Froschmaulschnitt ist man weitgehend abgegangen (Abb. 3). Wichtig ist auch die Excision des gesamten nekrotischen und infizierten Gewebes auch nach eitriger Einschmelzung.

Zum Offenhalten der Wundhöhle dient eine spindelförmige Hautexcision und Gummilaschendrainage (keine Gazetamponade!); in besonders gelagerten Fällen Anlegung einer Spüldrainage.

Wundabstrich zur Erstellung eines Bacteriogrammes sollte nicht unterbleiben.

Zur postoperativen Therapie

Der operativen Versorgung soll eine Ruhigstellung von Finger und Hand in Funktionsstellung angeschlossen werden (Abb. 4). Bei uns hat sich eine Verbandanordnung [9] bewährt, bei welcher neben der Fingerschienung das Handgelenk durch eine volare und dorsale dick gepolsterte Gipsschiene ruhiggestellt wird; gegebenenfalls unter Anlegen einer Spülsonde (Abb. 5).

Die kontinuierliche Überwachung des weiteren Verlaufes ist unbedingt erforderlich.

Zum operativen Vorgehen bei tiefen Fingerinfekten

Anaesthesie und Vorbereitung wie oben erläutert.

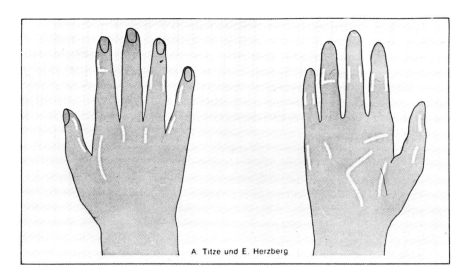

Abb. 2. Schnittführung an Finger und Hand zur Eröffnung von Eiterherden. (Achtung am Daumenballen auf den motorischen Ast des N. medianus!)

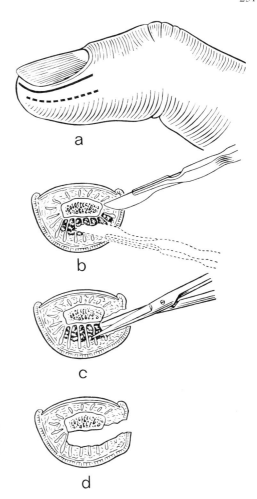

Abb. 3a–d. „Hockeystock"-Schnitt. a, b korrekte und inkorrekte Schnittführung; c, d Durchtrennung der Bindegewebssepten und Entfernung allen nekrotischen Gewebes (nach Buck-Gramcko)

Beim Knocheninfekt. Incision im seitlichen Fingerbereich mit Freilegung des Knochens, subperiostale und tiefe Sequestrotomie, Spülung, Laschen- oder Spüldrainage nach Bedarf, gegebenenfalls Gegenincision und Abstrich für Bacteriogramm.

Beim Gelenksinfekt. Dorsaler Bogenschnitt mit Gelenkseröffnung (Abb. 6); es entleert sich seröses oder eitriges Sekret, Abstrich, lokale Spülung, Einlage eines dünnen Spüldrains zur intermittierenden Spülung im postoperativen Verlauf [16]. Bei ausgedehnter Destruktion gegebenenfalls Gelenksresektion und spätere Arthrodese in Funktionsstellung des Fingers.

Bei Infekten nach Osteosynthesen am Finger sollte unserer Meinung nach, solange die Osteosynthese stabil ist, der Versuch unternommen werden, mit Wundrevision, antibiotischer Therapie und Spülungen den Infekt zu beherrschen. Andernfalls muß das Metall entfernt und eine äußere Fixation durchgeführt werden, wofür die Verwendung des „Mini-Fixateur externe" aussichtsreiche Aspekte eröffnet.

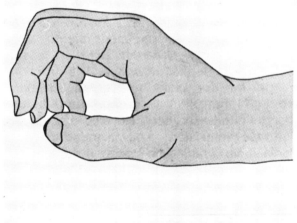

A. Titze und E. Herzberg

Abb. 4. Funktionsstellung der Hand: In dieser Stellung müssen Hand und Fingergelenke stets immobilisiert werden. Aus dieser Stellung heraus sind auch die geringsten Bewegungsausschläge funktionell noch wertvoll

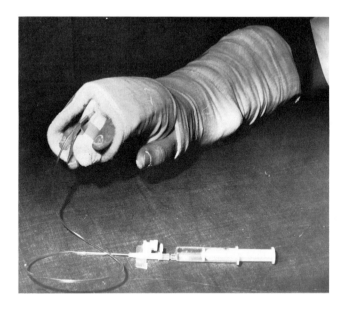

Abb. 5

Zur antibiotischen Therapie

Beim lokalisierten Weichteilinfekt geben wir nach entsprechender chirurgischer Versorgung vorerst keine adjuvante antibiotische Therapie. Gegebenenfalls leiten wir bis zum Einlangen des Antibiogramms eine „empirische Initialtherapie" ein, bestehend aus einer Kombination

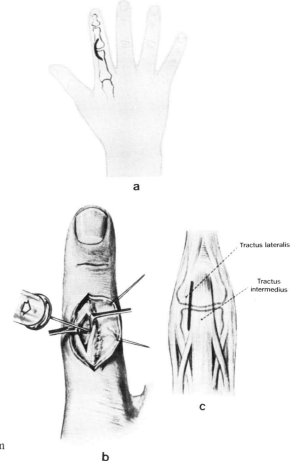

Abb. 6. Incision bei Panaritium articulare (nach Wachsmuth)

eines herkömmlichen mit einem penicillinasefesten oralen Penicillins. Bei stationärer Behandlung wird eine analoge parenterale Therapie durchgeführt. Bei Penicillinallergie kann auf Cephalosporine gewechselt werden.

Starke Nekrosenbildung und übelriechendes Sekret lassen die Vermutungsdiagnose einer *anaeroben* Infektion zu; in solchen Fällen wird am besten ein Clindamycinpräparat gegeben, das auch ein gramnegatives Spektrum besitzt.

Bei gesichertem Knochen- und/oder Gelenksinfekt ist neben den chirurgischen Maßnahmen eine antibiotische Langzeittherapie angezeigt. Bessert sich die Situation innerhalb der ersten zwei Wochen, so kann die Therapie bis zu drei Monaten fortgesetzt werden, wobei das Antibiotcum zur Vermeidung von Resistenzentwicklungen („die Keime sind klüger als wir") alle 2–3 Wochen zu wechseln ist. Eine Amputation sollte dann erst die ultima ratio sein.

Zusammenfassend ist zu sagen: Vorbeugung tiefer Fingerinfekte durch exakte frühzeitige Erstbehandlung. Bei eingetretenem Infekt baldmöglichste chirurgische Intervention, Spüldrainage und Ruhigstellung. Antibiotische Hilfstherapie nach Bacteriogramm, gegebenfalls auch Langzeittherapie. Röntgendiagnostik erst nach etwa 10–12 Tagen beweisend. Verlaufskontrollen nach Möglichkeit durch ein und denselben Arzt, um Fehlbeurteilungen zu vermeiden.

Literatur

1. Brug, E., Geldmacher, J.: Handchir. *3*, 93 (1971)
2. Buck-Gramcko, G.: Breitner, Op. Lehre VI, Ergänzung 20 (1975)
3. Buck-Gramcko, D., Reichmann, W., Geldmacher, J.: Langenbecks Arch. Kongreßbericht *334*, 509 (1973)
4. Bürgel, E., Bierling, G.: Handbuch d. med. Radiologie. Röntgendiagnostik der Skeletterkrankungen, Teil 2, 38–254. Berlin, Heidelberg, New York: Springer 1973
5. Freilinger, G.: Klin. Med. *19*, 33 (1976)
6. Geldmacher, J.: Langenbeck's Arch. Kongreßband *334*, 491 (1973)
7. Haussmann, P.: Unfallheilk. *79*, 403 (1976)
8. Hudacsek, E.: zit. bei 4
9. Menschik, A.: Chir. praxis *16*, 77, 265, 431 (1972)
10. Pape, R.: Die Röntgenschwachbestrahlung. Wien: Verlag Hollinek 1974
11. Reichmann, W.: Handchir. *2*, 114 (1970)
12. Reichmann, W.: Langenbeck's Arch. Kongreßbericht *334*, 499 (1973)
13. Snedon, J.: Infektion der Hand. Stuttgart, New York: Schattauer 1974
14. Titze, A., Herzberg, E.: Chir. praxis *51*, 403 (1971)
15. Tscherne, H., Trentz, O.: Langenbeck's Arch. Kongreßbericht *334*, 521 (1973)
16. Wachsmuth, W.: Kirschner Op. Lehre 10, Bd. III, S. 384. Berlin, Heidelberg, New York: Springer 1972
17. Wendt, H.: Chir. praxis *3*, 375 (1961)

Infektionen nach offenen Knochen- und Gelenkverletzungen an der Hand

F. Povacz und F. Magerl, Wels

Die Wunde ist die häufigste Verletzung, mit der der Unfallchirurg zu tun hat. An der Unfallabteilung Wels wurden vom 1.1.1975–31.12.1977 insgesamt 39.035 Verletzte behandelt, 10.546 davon wegen Wunden.

Für diese Mitteilung wurden 7.820 Krankengeschichten von ambulant behandelten Wunden und offenen Knochenbrüchen bezüglich chirurgischer Versorgung und Heilverlauf analysiert (Tabelle 1).

Die chirurgische Behandlung bestand in der Wundausscheidung innerhalb der 6-Stunden-Grenze, möglichst spannungsfreier Hautnaht, aktiver Tetanusschutzimpfung und bei Knochen-, Gelenk- und Sehnenverletzungen sowie bei größeren Wunden an der Hand in zusätzlicher Ruhigstellung mit Fingerschiene oder Gipsschiene.

Die meisten Wunden wurden von Turnusärzten versorgt, die im Rahmen ihrer Ausbildung zum praktischen Arzt 3–6 Monate an der Unfallabteilung arbeiten. Antibiotica wurden primär nicht verabreicht.

Tabelle 1

Gesamtzahl der von 1.1.1975–31.12.1977 ambulant behandelten Wunden	7.820
davon Wunden an der Hand	3.416
offene Knochenbrüche und Gelenkeröffnungen an der Hand	458

Ergebnisse

Die Gesamtinfektionsrate aller 7.820 Wunden betrug 1,8%, die 3.416 Wunden an der Hand zeigten 90 Infektionen − 2,63%. Bei den offenen Knochen- und Gelenkverletzungen stieg die Rate auf 6,5% − 28 von 458.

Dies entspricht in etwa den von Lorenz Böhler mitgeteilten Ergebnissen (Tabelle 2).

Zu den 28 Wundheilungsstörungen nach offenen Knochenbrüchen und Gelenksverletzungen: 25 Männer und 3 Frauen waren betroffen. 22mal war ein End-, zweimal ein Mittel- und einmal ein Grundglied gebrochen, 3mal war ein Mittelgelenk eröffnet. Kreissäge und Fräse (9) und eingeklemmt werden (15) waren die häufigsten Unfallursachen.

Die eingetretene Infektion wurde mit Nahtentfernung und weiterer Ruhigstellung behandelt. In 27 Fällen heilte sie damit aus und blieb auch auf den Ort der Verletzung beschränkt.

Einmal mußte wegen fortschreitender Infektion ein Fingerglied amputiert werden. Ein Verletzter erhielt Penicillin oral.

Die durchschnittliche Behandlungsdauer betrug 33 Tage mit einem Minimum von 13 Tagen und einem Maximum von 60 Tagen. Das rasche Abklingen der Entzündungserscheinungen nach Nahtentfernung zeigt, daß eine zu starke Spannung nach der Wundnaht als häufigste Infektionsursache anzusehen ist. In 3 Fällen, bei denen es zu einer Hautnekrose kam, wurde offenbar das Ausmaß der primären Hautschädigung unterschätzt.

Zusammenfassung

Die Analyse von 7.820 ambulant behandelten Wunden und offenen Fingerbrüchen zeigt, daß die Wundexcision nach Fridrich in mehr als 98% der Verletzungen zu einer ungestörten Wundheilung führte.

Tabelle 2. Infektionshäufigkeit nach chirurgischer Wundversorgung

Autor	Zahl d. Verl.	ps. Heilung	örtliche Entzündung	fortschreitende Entzündung
L. Böhler 2. Hj. 1934	1.080	1,7%	1,4%	0,3%
L. Böhler 1954	7.542	2,5%	2,5%	0,01%
Unfallabtlg. Wels 1975–1977[a]	7.820	1,8%	1,8%	0,01%

[a] nur ambulant behandelte Wunden

Voraussetzung für diese Erfolgsrate ist eine entsprechende Organisation, die es ermöglicht, jede Wunde innerhalb der 6-Stunden-Grenze zu versorgen, eine subtile chirurgische Technik, eine spannungsfreie Hautnaht und im Bedarfsfall die zusätzliche Ruhigstellung.

Die lokale antibiotische Behandlung bei Knochen- und Gelenkinfektionen

A. Renner, Budapest

Seit der Entdeckung des Penicillin und der anderen Antibiotica kann die Fachliteratur über die klinischen Erfahrungen ganze Bibliotheken füllen. Die Fragen zur Antibioticumtherapie gehören auch in unseren Tagen zu den vielumstrittenen Fragen der Medizin.

Die Chirurgie und innerhalb dieser die Handchirurgie bilden ein spezielles Gebiet bei der Behandlung mit Antibiotica. Bei den pyogenen Infektionen der Hand — besonders bei den Knochen — und Gelenkprozessen — sichert die allgemeine Antibioticumtherapie die notwendigen Konzentration im Infektionsherd selbst bei toxischen Dosen nicht, d.h. die Wundbarriere läßt das Antibioticum nicht durch. Diese Behandlungsmethode dämpft nur die klassischen Symptome der Entzündung und schläfert die Wachsamkeit des Chirurgen ein. Häufig sind wir Zeugen, daß sich ein viel schlimmerer Zustand als zu Beginn entwickelt. Dabei ist es vom Gesichtspunkt der Funktion der Hand her unsere Aufgabe, den Entzündungsprozeß so schnell wie möglich zu beheben.

Es lag also der Gedanke auf der Hand, die Antibiotica unmittelbar in den Entzündungsherd oder in die ihm umgebenden Gewebe zu bringen und so die Bakterien an Ort und Stelle zu vernichten.

Der Gedanke der lokalen antibiotischen Behandlung wurde nicht heute geboren.

Die einzelnen Autoren benutzten in den verschiedensten Stadien des pyogenen Prozesses lokal die verschiedensten Antibiotica, teilweise mit abortivem Ziel, teilweise als Ergänzung der chirurgischen Behandlung. Auch die Art der Anwendung ist sehr unterschiedlich. Ohne mich um Vollständigkeit zu bemühen, möchte ich einige erwähnen: Scoth benutzte 1949 eine wässrige Lösung des Penicillin. Winkelmeyer und andere gaben das Antibioticum in den Entzündungsherd. Kaplan und Rabin warnten vor der Steigerung der Gewebespannung. Wachsmuth gab Antibiotica bei Gelenkinfektionen mit abortivem Ziel, Taylor, Winkelbauer als Instillation bei chronischer Osteomyelitis, Kosachev als „regionale intraosseale Infusion". Klapp und Beck gaben zum Betäubungsmittel Antibiotica. Beck brachte in die chirurgisch entleerte Sehnenscheide Depot-Penicillin.

Menschik infiltrierte im Wiener AUKH die entzündeten Gewebe nach der chirurgischen Freilegung mit sehr hochdosierter Penicillinlösung, mit sehr überzeugenden Ergebnissen.

Die engen Gewebeverhältnisse der Hand bestimmen von vorneherein die Art der lokalen antibiotischen Behandlung. Es ist ein solches Antibioticum notwendig, das den von Menschick aufgezeichneten Bedingungen entspricht. Diese sind die folgenden:
— Die Wirkung soll lange genug anhalten.
— Es soll in jeden Teil des behandelten Gebietes gelangen.
— Seine therapeutische Wirkung habe ein breites Spektrum.

— Es muß in der notwendigen Konzentration dosiert werden können.
— Es sei nicht gewebereizend.
— Es löse keine allergischen Reaktionen aus.

Diesen Bedingungen entsprechen bei der lokalen Anwendung am besten die Antibiotica der Neomycingruppe, denn sie können, wenn auch mit verschiedenem Wirkungsgrad, sowohl gegen die Gram-positiven, als auch gegen die Gram-negativen Krankheitskeime erfolgreich angewandt werden. Ihre Vorteile sind:
— Sie sind von starker baktericider Wirkung.
— Die Ausbildung der Resistenz ist langsam und stufenförmig.
— Wegen ihrer Toxicität sind sie in erster Linie zur lokalen Behandlung geeignet.

Auf unserer Handchirurgischen Abteilung haben wir von 1967 bis 1977 bei 64 Patienten die lokale antibiotische Behandlung mit einer 10%igen Mycerinlösung (einem Neocycinabkömmling) zur Ergänzung der sorgfältigen chirurgischen Behandlung angewandt.

Die Verteilung nach der Lokalisation der Infektion zeigt die Tabelle 2: Es handelt sich um 10 Sehnenscheiden-, 25 Knochen-, 22 Gelenk- und 7 gemischte Infektionen. In Verbindung mit der geringen Zahl der Fälle möchte ich bemerken, daß wir in unserem Institut

Tabelle 1. Bedingungen der Lokalbehandlung mit Antibiotica

1. Fachgerechte chirurgische Freilegung
2. Entsprechendes Antibioticum
   — die Wirkung halte entsprechende Zeit an
   — es gelange in jeden Teil des behandelten Gebietes
   — verfüge über ein Breitbandspektrum
   — sei in der notwendigen Konzentration zu dosieren
   — habe keine gewebereizende Wirkung
   — löse keine allergische Reaktion aus

Tabelle 2. Lokalbehandlung mit Antibiotica 1976—1977

Enzündungsort	Fälle
Sehnenscheide	10
Knochen	25
Gelenk	22
Gemischt	7
Insgesamt	64

Tabelle 3. Bei 64 Infektionen wurde die primär bakteriologische und Antibioticums-Empfindlichkeitsuntersuchung in 51 Fällen durchgeführt

Staphylococcus	41
Streptococcus	6
Coliforme Bakterien	4
Neomycinempfindlichkeit	44

keine septische Sprechstunde abhalten, den größten Teil der Fälle erhielten wir als Komplikationen.

In 51 unserer Fälle erfolgte primär die bakteriologische Untersuchung und Probe auf Antibioticumempfindlichkeit und in 44 Fällen erwiesen sich die gezüchteten Bakterien als Neomycinempfindlich.

Die Methode der Anwendung war die folgende:
— Chirurgische Freilegung, Entleerung.
— Durch eine gesonderte Hautöffnung wird ein Polyäthylen- oder Siliconschlauch in das freigelegte Gebiet zur Antibioticuminstillation eingeführt (Abb. 1). Früher haben wir auch noch 1–2 dünne Gummistreifen eingelegt.
— Die Wunde wird mit lockeren Nähten geschlossen. In der postoperativen Phase wird sie täglich kontrolliert.
— In Abhängigkeit von der Größe der Wundhöhle werden 8stündlich 1–1,5 ml 10%ige Mycerinlösung so instilliert, daß kein Spannungsschmerz verursacht werde.
— Ruhigstellung im Gipsverband.

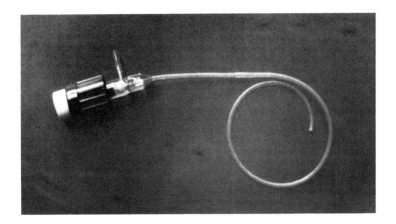

Abb. 1

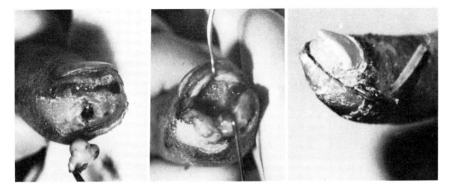

Abb. 2

Einige Fälle möchte ich vorführen:

Fall 1. Ein Absceß an der Daumenspitze. Osteomyelitis am Processor des Nagelgliedes. Sequestrotomie, lokale antibiotische Behandlung 4 Tage lang (Abb. 2).

Fall 2. Dornenstich am Endglied des Daumens, direkte Knocheninfektion. Die kleine Wunde wurde excochleiert. Lokale antibiotische Behandlung 5 Tage lang (Abb. 3).

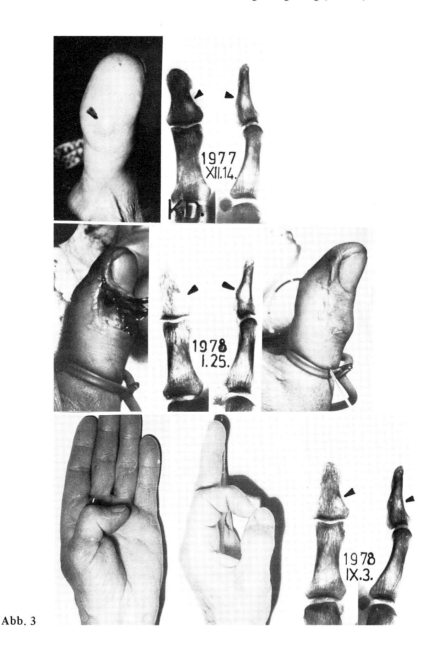

Abb. 3

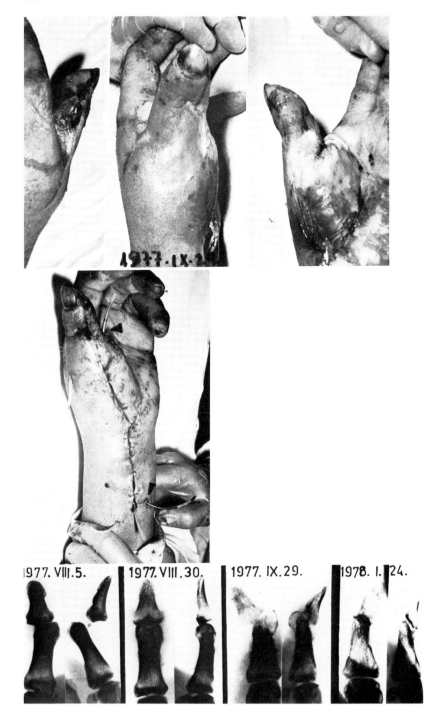

Abb. 4a

Fall 3. Eine offene Luxation im interphalangealen Gelenk des Daumens. Primäre Wundversorgung, Reposition. Später Inflammation, Reluxation, Freilegung, Entfernung des Sequester, 8 Tage lang antibiotische Drainage, Ruhigstellung im Gipsverband (Abb. 4a, b).

Fall 4. Ein offener Bruch im interphalangealen Gelenk des Daumens. Es tritt eine Inflammation auf, welche die antibiotische Behandlung „einschläfert". Zwei Wochen später hat sich das abgebrochene Knochenstückchen schon sequestriert. Freilegung, Entleerung, 6 Tage lang lokale antibiotische Behandlung (Abb. 5).

Fall 5. Bohrverletzung im interphalangealen Gelenk des Daumens. Inflammation, die 2 Wochen lang mit Antibiotica behandelt wird. Danach wird eine Röntgenaufnahme angefertigt, auf der schon die Destruktion des MP Gelenkes zu sehen ist. Freilegung, Sequestrotomie, doppelte antibiotische Drainage, achttägige Behandlung. Beide Gelenke sind mit spontaner Versteifung geheilt (Abb. 6).

Fall 6. Perforierende Verletzung am Handgelenk durch eine Preßluftpistole. Es tritt eine schwere Infektion auf, die man versucht mit Antibiotica zu dämpfen. Wir entleeren den Absceß dorsal. Lokale antibiotische Therapie 9 Tage lang (Abb. 7).

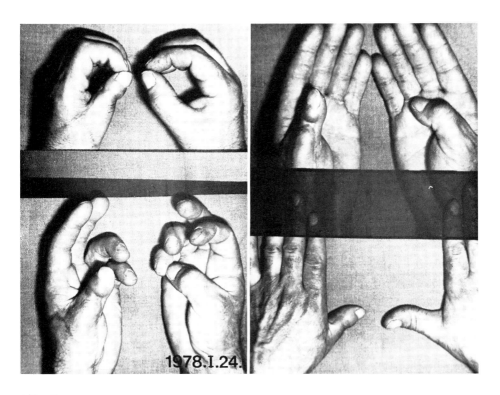

Abb. 4b

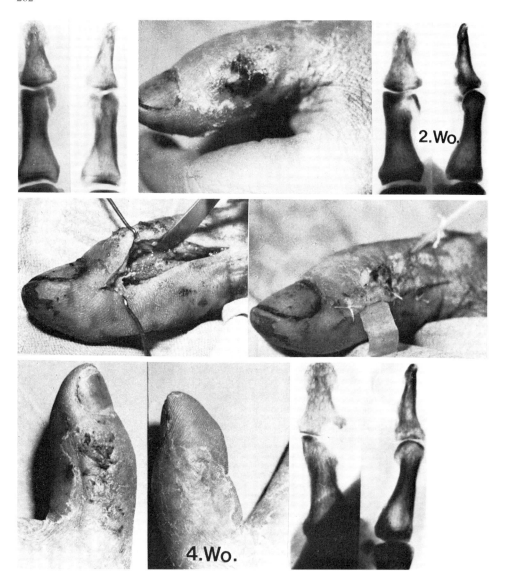

Abb. 5

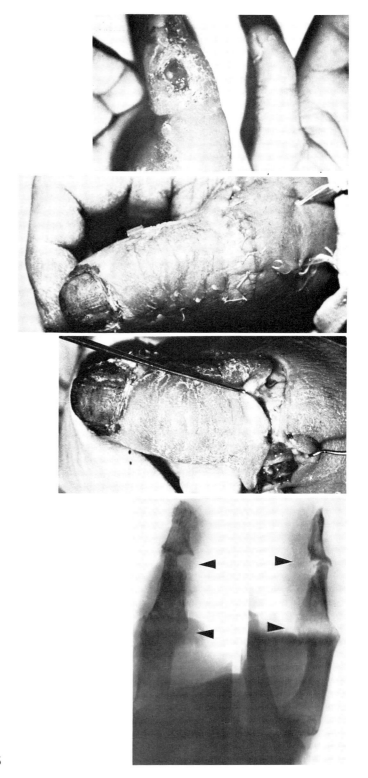

Abb. 6

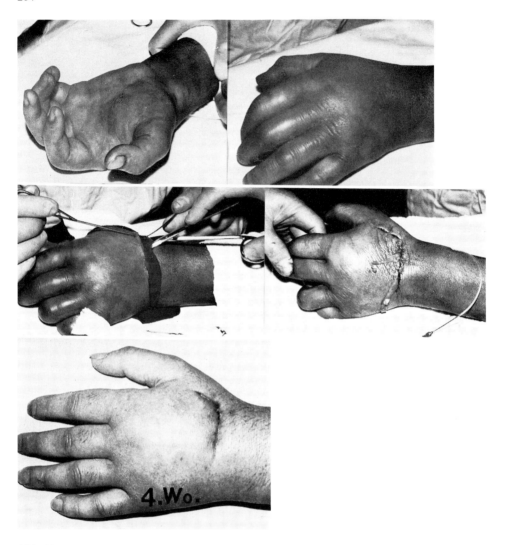

Abb. 7

Fall 7. Ein Furunkel in der Handgelenkgegend wird freigelegt. Die Wunde „heilt nicht". Wochen später eine Röntgenaufnahme: ein großer Teil der Handwurzelknochen ist destruiert. Sequestrotomie, Fistelausräumung, gleichzeitig ein Verschiebelappen, bei antibiotischem Schutz 10 Tage lang (Abb. 8).

Vorteile und Erfolge der Behandlungsmethode:
- Der Neomycinabkömmling erfüllt die vorher geschilderten Bedingungen.
- In komplikationsfreien Fällen ist bei dieser Behandlung die allgemeine antibiotische Therapie nicht notwendig.
- Die durchschnittliche Dauer der lokalen antibiotischen Behandlung beträgt 5–6 Tage.

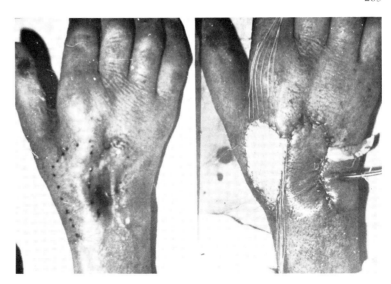

Abb. 8

- Die Dauer der stationären Behandlung verkürzt sich. Sie beträgt im Durchschnitt 4 Tage.
- Der Wundschluß nach der Freilegung mindert die Gefahr der Superinfektion.
- Die Zahl der Reoperationen kann auf ein Minimum gesenkt werden, in unserem Krankengut waren es 2 Fälle.
- Kein einziger Finger mußte amputiert werden.
- Zur Zeit der chirurgischen Freilegung, wenn die anwesenden Bakterien und ihre Empfindlichkeit Antibiotica gegenüber nocht nicht bekannt sind, war das Neomycin, wie es unsere Fälle beweisen, das geeignete Medikament. In den anderen Fällen konnte im Besitz des Antibiogrammes die Behandlung „gezielt" fortgesetzt werden.

„Gegen die schwersten Krankheiten sind die stärksten Heilmethoden mit großer Vorsicht angewendet die besten." (Hippokrates)

Die Folgen traumatischer Fingergelenksempyeme

H. Schneider, Kalwang

Von 1968–1976 können wir über 45 Patienten mit Fingergelenksempyemen berichten. Wir konnten außer 3 verstorbenen und 7 verzogenen Patienten alle nachuntersuchen. Krotscheck berichtete 1965 am VI. Sympsoium für Handchirurgie in Wien über 99 Gelenksempyeme in 8 Jahren aus dem Krankengut des Arbeitsunfallkrankenhauses Meidling. Im Vergleich zu dem großen Krankengut eines Wiener Unfallkrankenhauses ist die Zahl von 45 Gelenksempyemen in annähernd demselben Zeitabschnitt relativ hoch. Wir führen dies darauf zurück, daß die ländliche Bevölkerung anscheinend erst wesentlich später einen Arzt aufsucht.

Das Durchschnittsalter der Verletzten betrug zur Zeit der Behandlung 44 Jahre. Praktisch bei allen Patienten konnten Traumen nachgewiesen werden. In der Mehrzahl handelt es sich um Arbeitsunfälle.

Am häufigsten betroffen war der Zeigefinger (35%) mit dem Mittelgelenk, am seltensten der Ring- und Kleinfinger mit den jeweiligen Grundgelenken (Abb. 1).

Die Verletzten kamen im Durchschnitt 26 Tage nach dem Unfall in unsere Behandlung, also sehr spät. In ca. 1/3 (35.2%) der Fälle wurde nach Incision und Gegenincision das betroffene Gelenk drainiert, instilliert und ruhiggestellt. Fast bei der Hälfte (42%) der Fälle war wegen fortschreitender klinischer und röntgenologischer Destruktion bzw. bereits eingetretener Zerstörung des Gelenksknorpels die Resektion nötig. Bei 13% war wegen weitgehender röntgenologische Destruktion, fortgeschrittener Infektion des Weichteilmantels und Gefährdung der übrigen Finger die sofortige Amputation proximal des betroffenen Gelenkes notwendig. Das Durchschnittsalter der primär Amputierten betrug 53 Jahre und war somit ca. 10 Jahre höher als bei den Patienten die reseziert und anschließend versteift wurden. Außerdem fand sich bei all diesen Verletzten eine bereits eingetretene schmerzhafte Einschränkung der übrigen Finger und des Schultergelenkes. Bei 4 Patienten erfolgte nach chirurgischer Behandlung die spontane Versteifung des Gelenkes nach entsprechender Ruhigstellung. Bei 13 Patienten wurde nach Resektion des Gelenkes eine Arthrodese mit Bohrdrähten oder Schraube notwendig.

Der mittlere stationäre Aufenthalt betrug 9,8 Tage, wobei in dieser Zeit die Aufnahme zur Incision, Resektion und Arthrodese enthalten ist. Die Dauer der ambulanten Behandlung erstreckte sich im Durchschnitt über 35.7 Tage.

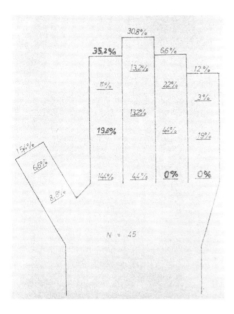

Abb. 1

Die Nachuntersuchung zeigte, daß bei einem Fünftel nach frühzeitiger Incision und Spüldrainage eine Bewegungseinschränkung zurückblieb, allerdings bestand weitgehende Beschwerdefreiheit.

Nur bei einem Patienten kam es, wahrscheinlich aufgrund seiner Jugend, trotz massiver röntgenologischer Destruktion, aber weitgehend erhaltenem Knorpel zu einer vollen klinischen Restitution. Die Verletzung lag ca. 5 Tage zurück (Abb. 2).

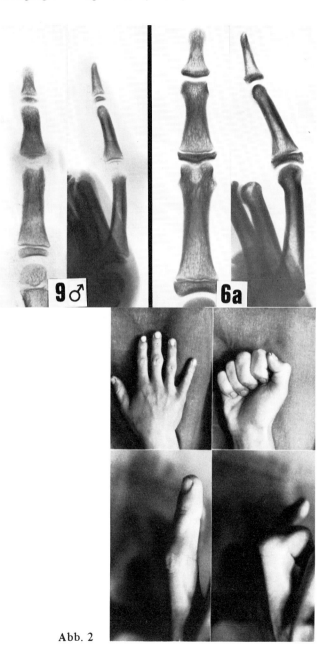

Abb. 2

268

Zeigte sich in einem Gelenk bereits eine Knorpeldestruktion war die Gelenksresektion mit nachfolgender Arthrodese in der Mehrzahl der Fälle unausbleiblich. Zur spontanen Versteifung kam es lediglich bei Gelenken, bei denen nur eine Entknorpelung bzw. sparsamste Resektion möglich war (Abb. 3).

Eine Ausnahme besteht beim Daumenendgelenk. Durch das kräftemäßige Gleichgewicht des Streckers und Beugers kann es nach der Gelenksresektion zur Nearthrosebildung kommen. Die Funktion des Endgelenkes bleibt dann bei Schmerzfreiheit und leichter Verkürzung des Daumens weitgehend erhalten (Abb. 4).

Zusammenfassend wäre zu sagen, daß nur die sofortige und frühzeitige chirurgische Intervention eine Chance auf Erhaltung des Gelenkes und dessen Funktion in Aussicht stellt. Die Entscheidung, ob eine Incision und Instillation oder Entknorpelung bzw. Resektion erforderlich ist, hängt weitgehend vom klinischen Befund bei der Operation ab, da ein

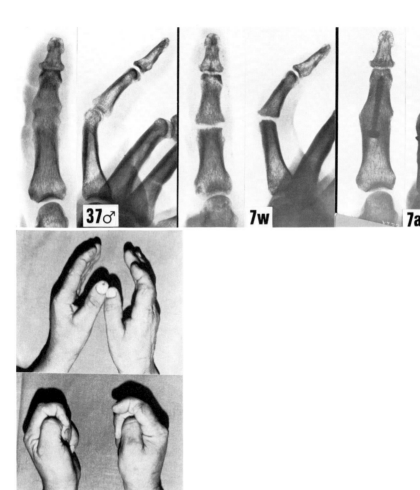

Abb. 3

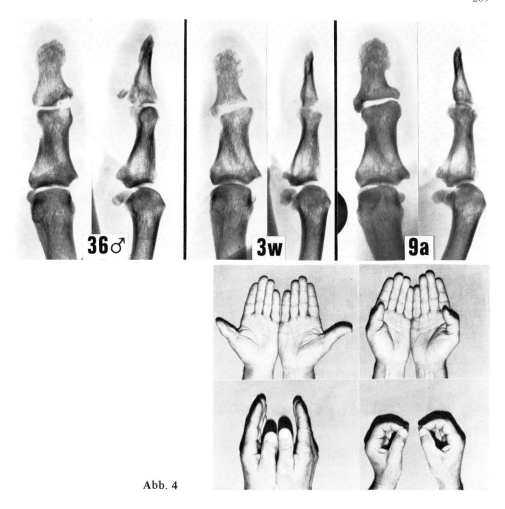

Abb. 4

röntgenologisch oft noch unauffälliges Gelenk, klinisch bereits Destruktionsmerkmale zeigt.

Bei röntgenologisch bereits destruiertem Gelenk und klinisch fortgeschrittener Infektion sowie entsprechendem Alter zögern wir nicht, bei Gefahr für die übrigen Finger und Armgelenke sofort zu amputieren.

Behandlung von Pseudarthrosen mit dem Minifixateur externe

G. Asche, H.G. Haas und K. Klemm, Frankfurt/Main

Die guten Erfahrungen mit dem Fixateur externe nach Hoffmann in der Behandlung von Pseudarthrosen an großen Röhrenknochen legten es nahe, auch in der Handchirurgie einen Fixateur externe des gleichen Bauprinzips zur Anwendung zu bringen. Hierbei wurde der von Jaquet vor 3 Jahren entwickelte Minifixateur externe eingesetzt (Abb. 1).

Der Aufbau eines einfachen stabilen Rahmens ist mit nur wenigen Teilen möglich. In die Fragmente der zu stabilisierenden Pseudarthrose werden jeweils 2 Knochennägel mit selbstschneidendem Gewinde eingebohrt. Auf die herausstehenden Knochennägel wird eine Halterung befestigt und auf dieser wiederum wird der äußere Rahmen fixiert. Der äußere Rahmen besteht aus einem einfachen Kugelgriff, einem gleitenden Kugelgriff und einem Verbindungsstab.

Der Bewegungsausschlag von 90° im Gelenk des Kugelgriffes und die Drehbarkeit des Kugelgriffes auf der Halterung läßt Achsenkorrekturen in allen Ebenen zu. Der Minifixateur nach Jaquet erlaubt somit das Einbringen der Knochennägel gemäß den anatomischen Gegebenheiten. Der äußere Rahmen läßt sich der Position der Nägel leicht anpassen.

Der Minifixateur externe wurde in der Behandlung von Pseudarthrosen immer dann eingesetzt, wenn es sich um infizierte Pseudarthrosen handelte, bei denen es darauf ankam, das zur Stabilisierung notwendige Metall außerhalb des Infektherdes zu plazieren.

Zur Sanierung einer infizierten Pseudarthrose müssen zunächst die den Infekt unterhaltenden Sequester entfernt werden. In die entstandene Defektstrecke werden Gentamycin-

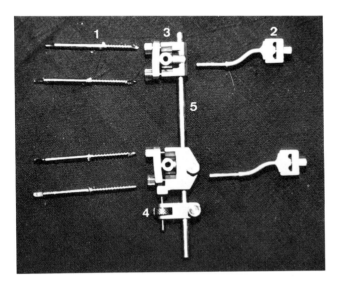

Abb. 1. Bauteile des Minifixateur externe, 1. Knochennägel, 2. Halterung, 3. einfacher Kugelgriff, 4. gleitender Kugelgriff, 5. Verbindungsstab

PMMA-Miniketten eingebracht. Durch das prothrahierte Austreten von Gentamycin aus dem als Trägersubstanz benutzten Knochenzement entstehen hohe lokalwirksame Antibioticum-Konzentrationen. Die speziell für die septische Chirurgie der Hand entwickelten Gentamycin-PMMA-Miniketten dienen außerdem als Platzhalter für die nach Infektberuhigung geplante Spongiosaplastik (Asche [1]).

Der zur Stabilisierung benutzte Minifixateur stellt lediglich die Pseudarthrose ruhig und ermöglicht die Bewegung in allen benachbarten Gelenken. Wenige Wochen nach der Infektberuhigung wird die Spongiosaplastik mit Beckenkammspongiosa vorgenommen. Die als Platzhalter benutzten Gentamycin-PMMA-Miniketten werden entfernt. Der Pseudarthrosenspalt wird nach Säuberung von Granulationsgewebe durch das Verschieben des gleitenden Kugelgriffes auf dem Verbindungsstab erweitert. Beckenkammspongiosa wird nun eingepaßt und durch erneutes Verschieben des gleitenden Kugelgriffes unter Kompression gesetzt. Zwei Beispiele sollen das Verfahren erläutern (Abb. 2 und 3).

Fall 1. Der 21jährige Soldat erlitt bei einer Schußverletzung eine Trümmerfraktur des linken 2. Fingers. Das Grundglied wurde mit Kirschner-Drähten stabilisiert, der Hautdefekt mit einem gekreuzten Fingerlappen gedeckt. Sechs Wochen später kam es zur Osteomyelitis mit Rötung, Schwellung und Klopfschmerz. Im Röntgenbild war ein Sequester zu sehen. Nach Metallentfernung und Sequestrotomie wurden in die Defektstrecke Gentamycin-PMMA-Miniketten eingelegt, die neben ihrer antibiotischen Wirkung als Platzhalter dienten. Nach 8 Tagen lagen reizlose Wundverhältnisse vor, nach weiteren 3 Wochen wurde die Gentamycin-PMMA-Minikette entfernt und in den Defekt ein Beckenkammspongiosaspan eingelegt. Die Stabilisierung erfolgte mit dem Minifixateur externe (Abb. 4 und 5).

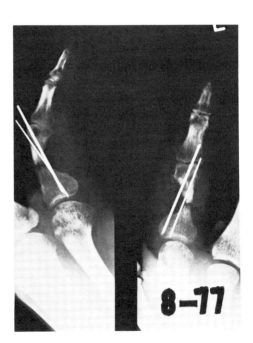

Abb. 2. Sequester in einer infizierten Pseudarthrose der Zeigefingergrundphalanx

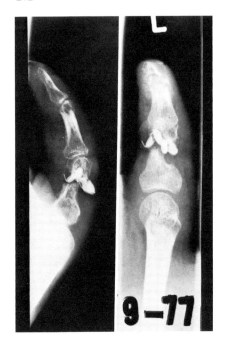

Abb. 3. Zustand nach Sequestrektomie und Einbringung von Gentamycin-PMMA-Miniketten

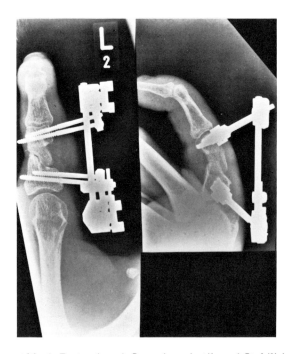

Abb. 4. Zustand nach Spongiosaplastik und Stabilisierung mit Minifixateur externe

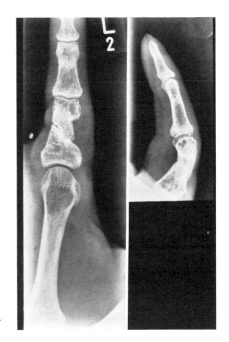

Abb. 5. Ausheilungsergebnis einer infizierten Pseudarthrose nach Infektsanierung und Spongioplastik

Bei der Operation wurde mit Hilfe des gleitenden Kugelgriffes die Defektstrecke distrahiert, der Span eingebracht und durch Drehbewegungen am gleitenden Kugelgriff wieder unter Kompression gesetzt. Bereits wenige Tage nach der Operation konnte mit Bewegungsübungen der benachbarten Gelenke begonnen werden. Durch die Ruhigstellung der Defektstrecke mit dem Minifixateur blieben die nicht verletzten benachbarten Gelenke voll funktionsfähig. Der Spongiosaspan war fest eingebaut, eine Infektion war nicht wieder aufgetreten (Abb. 6 und 7).

Fall 2. Der 34jährige Patient quetschte sich den linken 2. Finger und zog sich dabei eine Trümmerverletzung des rechten 2. Fingergrundgliedes zu. Primär erfolgte die Stabilisierung mit Kirschner-Drähten. Vier Wochen später kam es zur Infektion, so daß die Kirschner-Drähte vorzeitig entfernt werden mußten. Es entstand eine Pseudarthrose mit schmerzhaften Wackelbewegungen (Abb. 8, 9, 10). Nach Entfernung eines kleinen Knochensequesters wurde in die Defektstrecke Beckenkammspongiosa eingebracht und die Pseudarthrose mit einem Minifixateur externe stabilisiert. Durch Drehbewegungen an dem gleitenden Kugelgriff wurde die Spongiosa unter Druck gebracht. Nach 2 1/2monatiger Ruhigstellung war die Spongiosa fest eingebaut, so daß der Minifixateur wieder entfernt werden konnte.

Von den bisher nach diesem Verfahren behandelten 10 Pseudarthrosen kamen alle nach durchschnittlich 80tägiger Ruhigstellung zu einer solchen Festigkeit, daß die äußere Stabilisierung entfernt werden konnte.

Der Minifixateur externe nach Jaquet mit seiner guten Stabilität und Variabilität stellt für die Behandlung infizierter Pseudarthrosen eine Bereicherung auf dem Gebiet der septischen Chirurgie der Hand dar.

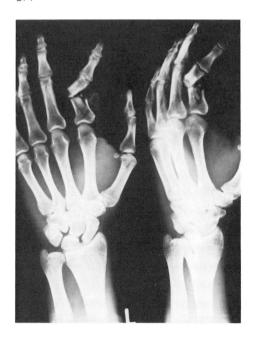

Abb. 6. Offener Trümmerbruch

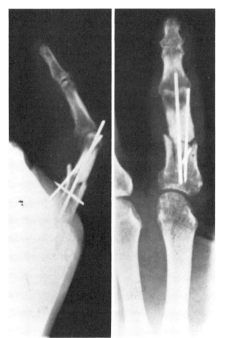

Abb. 7. Stabilisierung einer offenen Fraktur mit Kirschner-Drähten

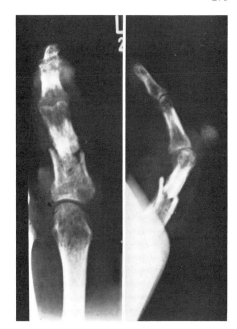

Abb. 8. Falschgelenk mit Knochensequester

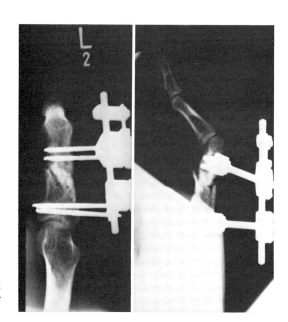

Abb. 9. Zustand nach Spongiosaplastik und Stabilisierung mit Minifixateur externe

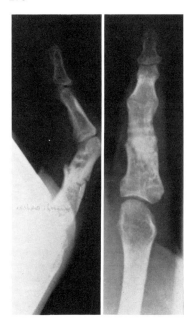

Abb. 10. Ausheilungsergebnis. 3 Monate nach Spongiosaplastik und Stabilisierung mit Minifixateur externe

Literatur

1. Asche, G., Haas, H.G., Klemm, K.: Lokalantibiotische Behandlung mit Gentamycin-PPMA-Miniketten in der septischen Chirurgie der Hand. Kongreßband 15. Tagung der Österreichischen Gesellschaft für plastische Chirurgie 1977
2. Klemm, K.: Die Behandlung chronischer Knocheninfektionen mit Gentamycin-PMMA-Ketten und -Kugeln. Sonderheft Unfallchirurgie 20—25 (1977)
3. Dingeldein, E., Wahlig, H.: Gentamycin-Konzentrationen in Körperflüssigkeiten von Patienten nach Implantation von Gentamycin-PMMA-Kugeln. Sonderheft Unfallchirurgie 8—10 (1977)

Diskussion der Vorträge H. Spängler bis G. Asche, S. 247-276

(Leitung R. Szyszkowitz und A. Titze, Graz)

R. SZYSZKOWITZ, Graz: Wir kommen jetzt zur verkürzten Diskussion der letzten fünf Vorträge über die Infektionen nach Brüchen und Gelenksverletzungen und ich bitte um Wortmeldungen.

VESCEI, Wien: Zuerst ein Bekenntnis. Ich habe mich für die Lokalbehandlung von Infektionen sehr exponiert. Nun erlaube ich mir aber trotzdem, zum Vortrag des Herrn Renner eine kurze Bemerkung anzufügen. Man muß einschränken, daß die Prinzipien für die lokale antibiotische Behandlung der Finger nur unter der Voraussetzung gelten, daß die Infektion lokal begrenzt. Wenn phlegmonöse Entzündungen, wie sie zum Beispiel in manchen Abbildungen gezeigt worden waren, ausschließlich einer lokalen Behandlung zugeführt werden und zusätzlich dann primär und schön abheilen, dann kann man dem Behandelnden nur gratulieren, aber man kann diesen Erfolg nicht immer abwarten und ich würde dringend raten, im Bereich der Hände und der Finger stets auch systemisch antibiotisch zu behandeln wenn tiefe Weichteile in die Infektion mit einbezogen sind.

R. SZYSZKOWITZ, Graz: Danke für den Hinweis, wir kommen da etwas in die Problematik, die ja vorhin angeklungen ist, hinein: systemische Antibiotica oder nicht, und ich glaube, das war ein Hinweis darauf, daß wir Antibiotica dann systemisch geben, wenn eine ausgedehnte Infektion vorliegt, von der nicht abzusehen ist, daß sie innerhalb weniger Tage oder schon am nächsten postoperativen Tag abklingt, d.h. der Lokalbefund im Sinne der Entzündung zurückgegangen ist. Sonst müßten wir doch vorzeitig, also am zweiten Tag, oder bei phlegmonösen Entzündungen und chronischen Entzündungen doch gleich ein Antibioticum geben.

SPÄNGLER, Wien: Ich wollte nur kurz zu den lokalen Spülungen sagen, daß sich heute wohl zweifellos auch die antiseptischen Lösungen neben der mechanischen Spülung eines Gelenkes recht gut bewähren und wir doch in vielen Fällen von einer nicht kontrollierten lokalen antibiotischen Spülung abgehen können. Unter den antiseptischen Lösungen steht im Vordergrund das Betaisadona, aber auch das alte gute Wasserstoffsuperoxyd oder andere, früher gerne verwendete Antiseptica, wie Cetaphlon, sind wieder im Kommen.

R. SZYSZKOWITZ, Graz: Danke für den Hinweis. Das Baden in Betaisadona hat sich bei uns auch sehr gut bewährt.

E. TROJAN, Wien: Ich wollte nur eine kleine Ergänzung sagen. Es ist mir sowohl bei den Pseudarthrosen als auch jetzt bei den infizierten Frakturen aufgefallen, daß es oft offene Brüche waren, die mit sogenannten Minimalosteosynthesen versorgt wurden. Ich glaube, daß das schlecht ist. Man soll doch bei den offenen Brüchen, auch an den Fingern, versuchen, möglichst stabile Verhältnisse zu schaffen, dann wird man oft auch Pseudarthroseninfektionen vermeiden.

R. SZYSZKOWITZ, Graz: Wenn ich dazu auch noch etwas ergänzen darf, was mir in der letzten Sitzung schon auf der Zunge gelegen ist, es ist die primäre Spongiosaplastik. Vorhin wurden Fälle von offenen Frakturen gezeigt, die bei Defekten, Trümmerzonen usw. mit Kirschner-Drähten oder Cerclagen oder einfach mit Wundverschluß versorgt worden sind und dann ruhiggestellt. Bei Defektbrüchen und ausgedehnten Trümmerbrüchen ist wie in allen anderen Regionen unbedingt die primäre Spongiosaplastik zu bedenken. Mit zusätzlicher stabiler Fixation wird die Pseudarthrosenrate sicher niedriger sein.

H. KROTSCHECK, Kalwang: Eine andere Möglichkeit wäre auch: primär nichts! Guter Hautverschluß, exakte Excision, entsprechende Ruhigstellung, eine Hand die schmerzfrei ist, dann sind die anderen Finger nicht gefährdet. Ich verliere dadurch maximal drei Wochen und nach drei Wochen kann ich den Zeitpunkt der Operation wählen und kann das beste Verfahren für den Finger wählen.

R. SZYSZKOWITZ, Graz: Ich würde persönlich dem zustimmen, was die Osteosynthese betrifft, aber bei einem Defekt gleich Spongiosa beilegen.

H. Rehabilitation

Rehabilitation nach Brüchen und Verrenkungen im Bereich der Hand

G. Zöch, Graz

Während wir in der akuten Handchirurgie nur eine postoperative konservative Phase brauchen, ist in der sekundären wiederherstellenden Handchirurgie auch eine präoperative konservative Phase von größter Bedeutung. Die konservative und operative Phase bilden in der Handchirurgie eine untrennbare Einheit. Beide zusammen geben uns die Garantie für einen größtmöglichen Erfolg. Die Operation ist zwar der dramatische Höhepunkt der Behandlung, muß jedoch für sich alleine ohne konservative Nachbehandlung unwirksam bleiben. Ich möchte die wiederherstellende Chirurgie der Hand in drei Phasen einteilen:

Präoperative Phase mit physikalischer Therapie und Ergotherapie, eventuell Operation und postoperative konservative Phase.

In der präoperativen konservativen Phase suchen wir die musculären und articulären Voraussetzungen der geplanten operativen Wiederherstellung zu schaffen. Der Zeitpunkt und die Art des sekundär plastischen Eingriffes wird immer vom Erfolg oder Mißerfolg der konservativen Vorbehandlung abhängig gemacht werden müssen. Beispielsweise muß für eine sekundäre Beugesehnenplastik durch die konservative Behandlung eine passiv freie Beweglichkeit der Gelenke erreicht werden. Im anderen Fall müssen die teilversteiften Gelenke durch eine Arthrodese oder eine Tenodese schmerzfrei stabilisiert werden. Ein wesentlicher Bestandteil der präoperativen konservativen Phase bildet die Ergotherapie. Durch sie haben wir die Möglichkeit, durch gezielten physiologischen Einsatz der Hände die noch vorhandenen primären Greifformen zu verbessern. Bei fehlenden primären Greifformen werden sekundäre oder Ersatzgreifformen, wie von Zrubecky 1960 beschrieben, vom Versehrten entwickelt.

Ein nicht unwesentlicher Faktor bei sekundären operativen Eingriffen ist die Überwindung des psychologischen Widerstandes des Verletzten. Ist der Frischverletzte mit der primären Operation praktisch immer einverstanden, so hat sich vielfach der länger Versehrte mit der Situation abgefunden oder hat sich an seine Rente gewöhnt, die er nun Angst hat, zu verlieren. Bei der physikalischen Therapie und auch der Ergotherapie zeigt sich die Intelligenz und auch der Wille zur Kooperation, der für einen operativen Eingriff von wesentlicher Bedeutung ist. Nur wenn die Vorbedingungen gegeben sind, ist eine Operation indiziert, da nur der ehrliche Wille zur Mitarbeit vor und nach der Operation einigermaßen Erfolg verspricht. Andererseits ist eine Operation sicher zum Scheitern verurteilt.

Die Hand ist eine funktionelle Einheit aus Gefühl und Bewegung. Unser Ziel muß die Erhaltung des Spitz- und Grobgriffes, oder der Ausbau einer nach der Zerstörung dieser primären Greifformen vom Verletzten physiologisch entwickelten sekundären oder Ersatzgreifform sein. Die Hand muß mit aktiver Beweglichkeit und Hautgefühl ausgestattet sein. In einer genauen Untersuchung wird das Ausmaß der Beweglichkeit und das Hautgefühl festgestellt, danach richtet sich dann der Behandlungsplan, der nach folgenden Gesichtspunkten aufgestellt wird:

1. Muß die konstitutionell bedingte Handform berücksichtigt werden.
2. Man muß feststellen, welche primären oder sekundären Greifformen der Hand vorhanden sind. Diese sollen dann nach Möglichkeit verbessert oder bei gegebenen Möglichkeiten neu gebildet werden.

In der konservativen Phase stehen uns hier wieder mehrere Methoden zur Verfügung:

1. die aktiven Übungen des verletzten Handabschnittes
2. die passiven Übungen.

Bei den passiven Übungen besteht jedoch die Gefahr, daß durch zu gut gemeintes, intensives Bemühen der Krankengymnastinnen es zu schmerzhaften Schwellungen und Durchblutungsverminderung kommt. Dadurch kommt es wiederum zu einer Verschlechterung der Beweglichkeit. Aus diesen Gründen lehnen wir passive Bewegungsübungen in der Wiederherstellungschirurgie der Hand ab.

Die Ergotherapie hat die Aufgabe, vorhandene Greifformen zu verbessern und einzuüben oder physiologisch neugebildete Greifformen zu finden. Bei dieser Therapie wird immer die ganze Hand bei einfachen Arbeiten eingesetzt.

Schienen- und Quengelverbände

Reicht die eigene Muskelkraft zur Dehnung des verkürzten Kapselapparates jedoch nicht aus, so überlassen wir die jetzt noch notwendige passive Mobilisierung nicht dem Eifer eines Masseurs, sondern wir versuchen, die Beweglichkeit durch schonende und schmerzfrei redressierende Quengelverbände zu verbessern. Grundsätzlich ist zur Quengelbehandlung zu sagen:

1. Sie darf keine Schmerzen verursachen.
2. Der Zug des Quengelverbandes muß so zart sein, daß die Versehrten die Verbände auch ohne weiteres in der Nacht tragen können.

Der Zug der Schienenverbände muß so schonend und zart sein, daß gegen den Feder- oder Gummizug aktive Bewegung durchgeführt werden kann. Zu diesen Übungen müssen die Versehrten auch immer angehalten werden.

Ich möchte hier jetzt einige typische Beispiele solcher Quengelverbände zeigen. Der einfachste Quengelverband ist die Abspreizquengel (Abb. 5) nach einem Vorschlag von Moberg, der aus einem Gummischlauch besteht. Krukenberg hatte die Idee des Beugehandschuhes zum Ausgleich einer Beugehemmung, wobei die Finger durch zarte Gummizüge zum Handgelenk gebeugt werden (Abb. 11, 12, 13). Ein sehr häufig verwendeter und sinnvoller Quengelverband ist der von Bunell angegebene Knuckle-bender-splint, der in den verschiedenen Ausführungen und Größen im RZ-Tobelbad verwendet wird (Abb. 9–20).

Ich möchte hier einige Beispiele anhand von Diapositiven zeigen. Alle diese Quengelverbände beruhen auf dem Prinzip zarter elastischer Züge. Zur Wiederherstellung eines Faustschlußes legen wir dem Versehrten einen Faustverband an (Abb. 6) der wieder in mehreren Etappen durchgeführt werden kann. Ist die Beugung der Langfinger noch sehr stark behindert, wird dem Versehrten in die Hohlhand eine mit Schaumgummi überzogene Rolle (Abb. 7) eingelegt und darüber ein Faustverband angelegt. Wenn dies nach einiger Zeit leicht durchgeführt werden kann, wird die Rolle entfernt und ein kompletter Faustwickel gemacht (Abb. 8).

Ich möchte Ihnen noch einige Diapositive mit einfachen therapeutischen Hilfsmitteln wie Knetmassen, Paraffinpackungen, einfache Steckspiele, die Greifübungen usw. zeigen (Abb. 1, 2, 3, 4 und 21).

Ich hoffe, es ist mir gelungen, die Wichtigkeit der konservativen Phase im Rahmen der Wiederherstellungschirurgie der Hand darzustellen.

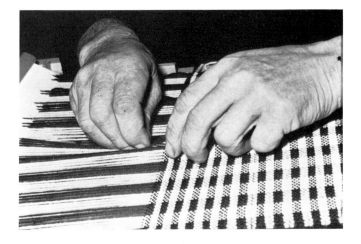

Abb. 1

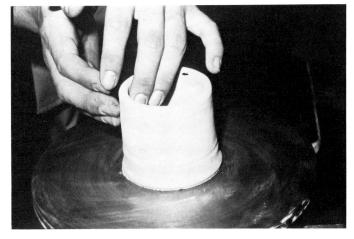

Abb. 2

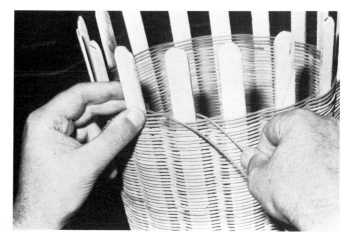

Abb. 3

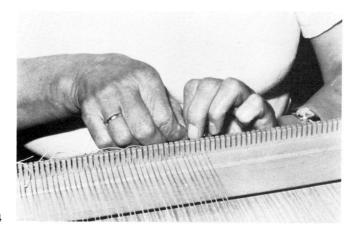

Abb. 4

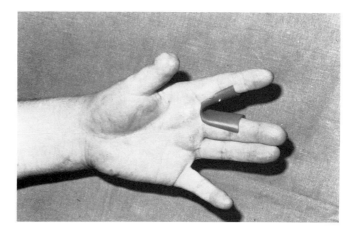

Abb. 5

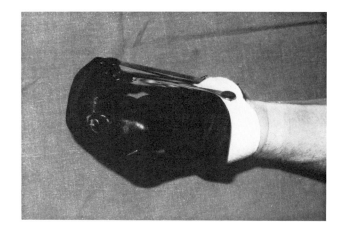

Abb. 6

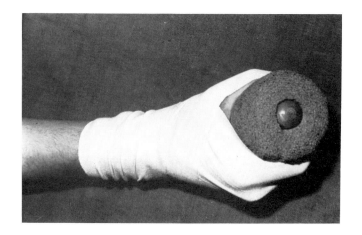

Abb. 7

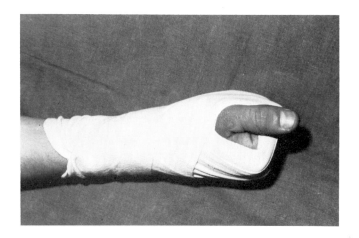

Abb. 8

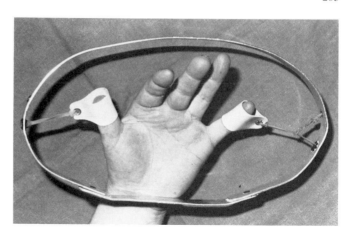

Abb. 9

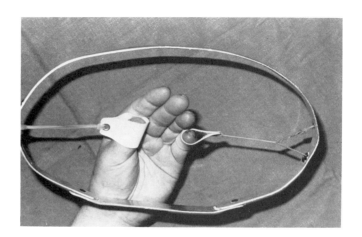

Abb. 10

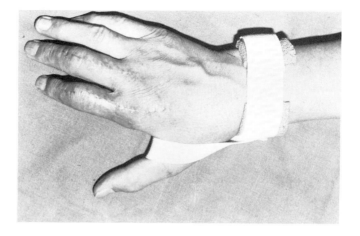

Abb. 11

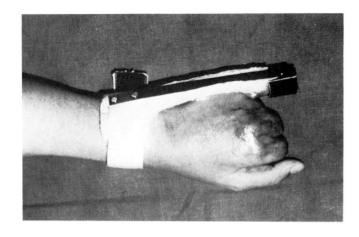

Abb. 12

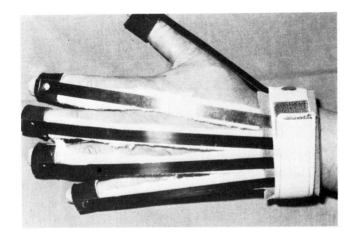

Abb. 13

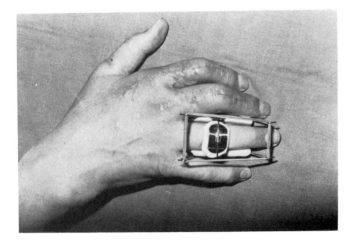

Abb. 14

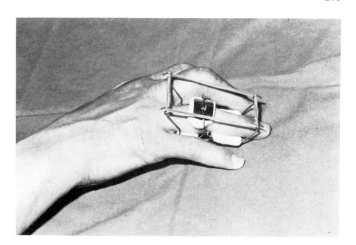

Abb. 15

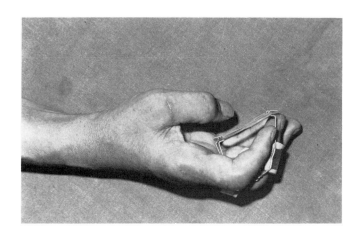

Abb. 16

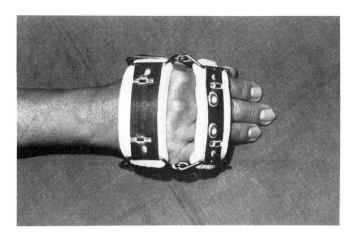

Abb. 17

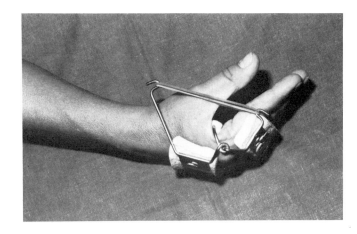

Abb. 18

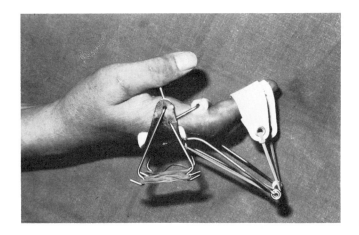

Abb. 19

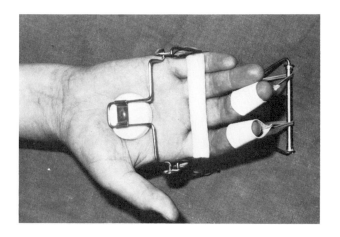

Abb. 20

Ich möchte noch einmal feststellen; die konservative Therapie und Operation sind eine nicht zu trennende Einheit. Die erste Phase der Wiederherstellung ist die Ergotherapie und die physikalische Therapie (Abb. 22); sie dient der Feststellung der noch vorhandenen Funktionsmöglichkeiten. Vom Ergebnis der konservativen Therapie machen wir abhängig, ob eine Operation notwendig ist oder nicht und wenn ja, welche. Die letzte wichtige Rehabilitationsstufe ist die postoperative konservative Phase. Nur unter solchen Bedingungen scheint uns die größtmögliche Sicherheit zur Wiederherstellung der Funktion der Hand gegeben zu sein.

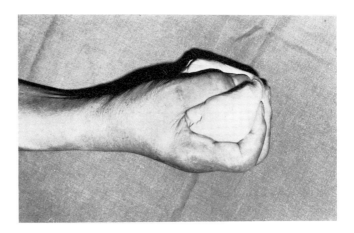

Abb. 21

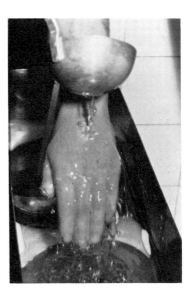

Abb. 22

Ergotherapeutische Maßnahmen bei Fingerverletzungen

E. Reiner, Bad Häring/Tirol

Im wesentlichen lassen sich die ergotherapeutischen Maßnahmen bei Fingerverletzungen in 4 große Arbeitsbereiche einteilen, deren Aufzählung nun ohne Wertigkeit der Reihenfolge die Aufgabe dieses Vortrages sein soll.

1. Die Übungen zur Selbsthilfe, das ADL-Training. Der Sinn dieses Teilbereiches der Ergotherapie ist es, den Patienten mit einer bestimmten Behinderung nach einer Verletzung die täglichen Verrichtungen mit oder ohne einen orthopädischen Behelf beherrschen zu lehren. Die Abb. 1–3 zeigen einige dieser Tätigkeiten wie Haare kämmen, das Essen zubereiten und das Essen selbst mit Messer und Gabel. Alle diese drei Beschäftigungen sind ohne orthopädischen Behelf auch bei schwer versehrten Händen möglich. Die Herstellung eines eventuell notwendigen orthopädischen Behelfes zur Selbsthilfe ist integriert in die Ausbildung der Ergotherapie und obliegt bei uns deswegen auch der Ergotherapie und nicht der Orthopädietechnik.
2. Die Aufgabe der Ergotherapie ist auch die Herstellung von Lagerungs- und wenn überhaupt notwendig von Quengelschienen. Diese beiden Schienentypen sind heute aber auch käuflich. In Abb. 4 sehen Sie einige dieser fertigen Quengel. Fertigt man die Schienen selbst, dann kommen die verschiedensten Materialien zum Einsatz, welche bei ihrer Verarbeitung auch verschiedene Temperaturen verlangen. Wir unterscheiden etwas vereinfacht dargestellt 2 Gruppen und zwar jene, welche am Patienten direkt anmodelliert werden und jene, welche über ein Positivmodell der Hand angepaßt werden. Die ergotherapeutischen Maßnahmen bei Fingerverletzungen verlangen geradezu die Low-temperature-Anfertigung direkt an der Hand, da man dabei auf die individuellste auf den jeweiligen Fall ausgerichtete Art arbeiten kann und je nach Bedarf durch neuerliches Er-

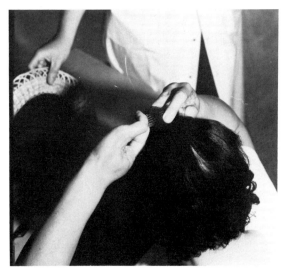

Abb. 1. Kämmen der Haare

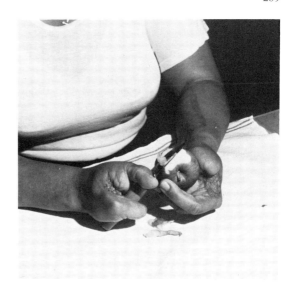

Abb. 2. Zubereiten des Essens

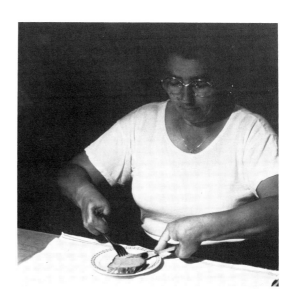

Abb. 3. Essen mit Messer und Gabel

wärmen in warmem Wasser (60–76°C) die Schienenstellung korrigieren kann. Abb. 5 stellt eine unfertige Schiene dar und Abb. 6 demonstriert einige selbst angefertigt Schienen. Hinzuweisen ist bei diesem Dia auf die verschiedenen Materialien.
3. Einen breiten Raum nehmen verschiedenste Beschäftigungen und Spiele auf der Palette der Therapiemöglichkeiten ein. Sie dienen teils lediglich der Beübung der verletzten Region und stellen damit eigentlich die Überleitung aus der Physiotherapie dar. Dazu gehört das Gymnastikbrett (Abb. 7 und 8), welches durch Auswechseln mannigfacher Zusätze mehrfach Anwendung erlaubt. Die folgende Abbildung zeigt eine kleine Appa-

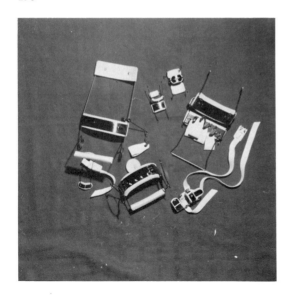

Abb. 4. Käuflicher, industriell gefertigter Quengel

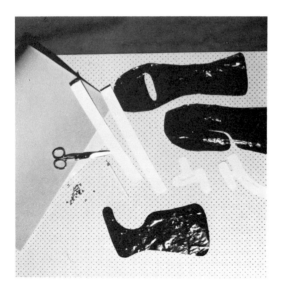

Abb. 5. Eine Schiene vor Zusammenstellung

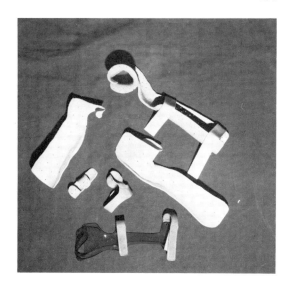

Abb. 6. Selbst gefertigte, abgeschlossene Schiene

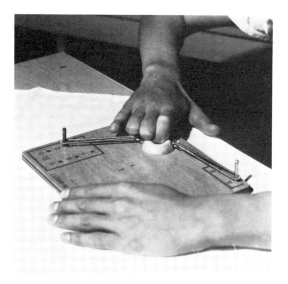

Abb. 7. Gymnastikbrett in verschiedener Anwendung

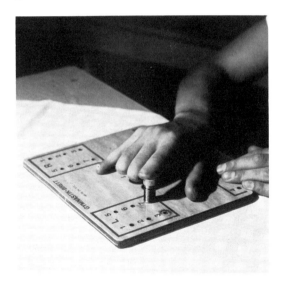

Abb. 8. Text s. Abb. 7

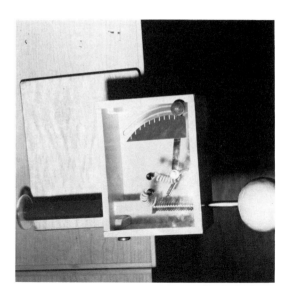

Abb. 9. Kleiner Apparat für einfache Griffübungen mit dosierbarem Widerstand

ratur zu einfachen Greifübungen mit dosierbarem Widerstand. Zu einem weiteren Teil stellen die verschiedenen Arten der folgend dargestellten Arbeitstechniken aber außer Beübung der einzelnen Greifformen mit komplexen Bewegungsmustern auch eine Anregung zu eigenem kreativen Handeln des Patienten dar. Trotzdem bleibt der funktionelle Charakter erhalten, deswegen auch der Name funktionelle Ergotherapie. Die folgenden Bilder erklären das Vorhergesagte besser. Tonarbeit (Abb. 10), Töpferscheibe (Abb. 11), Bemalen des hergestellten Gebrauchsgegenstandes (Abb. 12), Therapiekitt

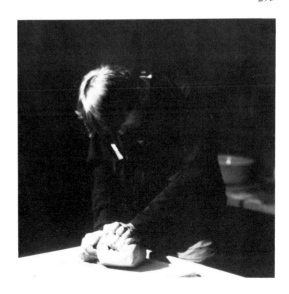

Abb. 10. Bearbeiten des Tons

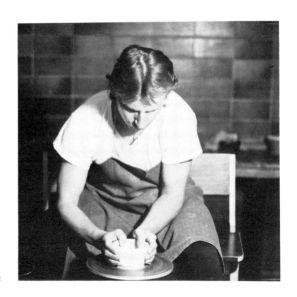

Abb. 11. Arbeit an der Töpferscheibe

(Abb. 13), Greif- und Steckspiele verschiedener Art mit Zusatz von Kreuzzange (Abb. 14 und 15) oder Spreitzschere (Abb. 16), Mosaikarbeit (Abb. 17), Linoldruck (Abb. 18), Knüpfarbeiten (Abb. 19), Fadentechnik über eingeschlagene Nägel und Darüberspannen des Fadens zu einem Fadenbild (Abb. 20), Flechten (Abb. 21), Laubsägearbeit (Abb. 22), etc. Die Serie ähnlicher funktioneller Beschäftigungen läßt sich beliebig fortsetzen.

4. Als abschließende Aufgabe stellt sich uns in der Ergotherapie oft das Problem, den Erfolg unserer Therapie objektiv festhalten zu können. Die Muskelfunktionsprüfungen zur Fingerbeweglichkeit bieten sich dabei an. Hier wird die Unterteilung getroffen in: Keine aktive Bewegung und Fasciculation der Muskulatur, Bewegung unter Ausschaltung

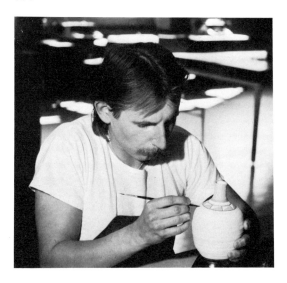

Abb. 12. Bemalen des an der Töpferscheibe hergestellten Gebrauchsgegenstandes

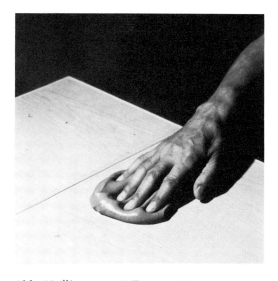

Abb. 13. Übungen mit Therapiekitt

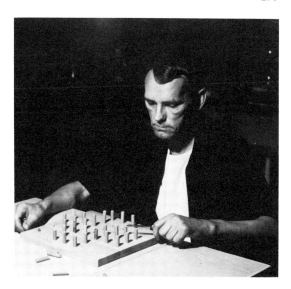

Abb. 14. Greif- und Steckspiel

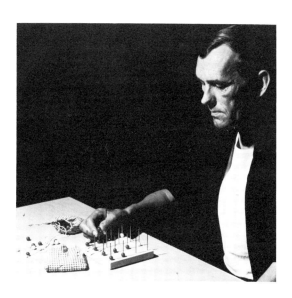

Abb. 15. Textf. s. Abb. 14

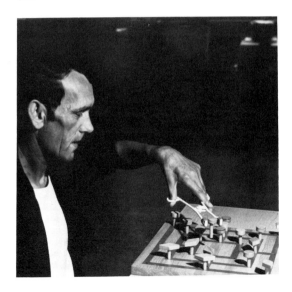

Abb. 16. Spreizschere

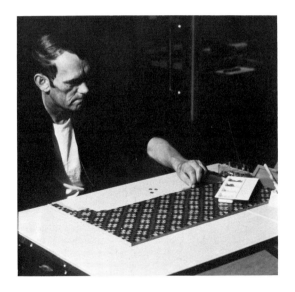

Abb. 17. Mosaikarbeiten

der Schwerkraft, Bewegung gegen die Schwerkraft, Bewegung gegen die Schwerkraft und Widerstand und normale Kraft. Die Benützung von Federwaagen oder anderer kleiner Apparate ist ebenso möglich. Neben diesen Einteilungen, welche in der Physiotherapie gemacht werden und bei Fingerbewegungsprüfung wohl schwer durchführbar sind haben wir im Rehabilitationszentrum Häring der Allgemeinen Unfallversicherungsanstalt Österreichs einen Funktionstestplatz entwickelt, an welchem wir folgende Parameter quantitativ erheben.

a) Die Wegstrecke eines auf einen Stempel (Druckeinheit) drückenden Fingers (Abb. 24).

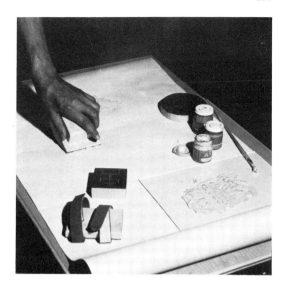

Abb. 18. Linoldruck

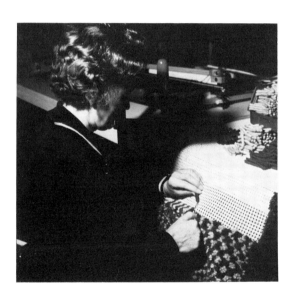

Abb. 19. Knüpfen

b) Der Gegendruck, welchen der Finger überwinden muß (Abb. 15). Die beiden Abbildungen zeigen den Aufbau einer einzelnen Druckeinheit.
c) Die Kontrolle der Punkte a und b geschieht durch die grüne Anzeigeeinheit, auf welcher die in regelmäßigen Zeitabständen wechselnden Einer-, Zehner-, Hunderterziffern nur bei vollständiger Leistung Weg und Druck stoppen. Der Unterarm wird in einer Schiene gelagert. Die geschilderten Parameter werden graphisch festgehalten, zu verschiedenen Zeiten wiederholt gleichsam als Automatenspiel und stellen die objektive Kontrolle des Therapieverlaufes dar.

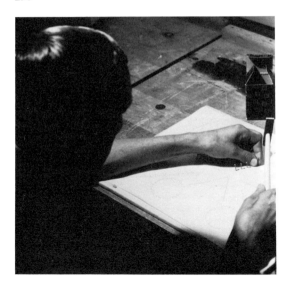

Abb. 20. Fadentechnik

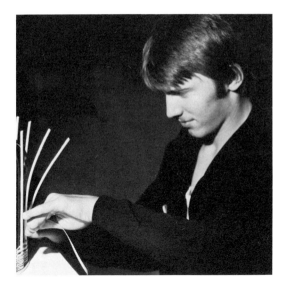

Abb. 21. Flechten

Abschließend darf ich festhalten, daß die ergotherapeutischen Maßnahmen bei Fingerverletzungen einen hohen Stellenwert sowohl bei der konservativen Behandlung haben, als auch in der postoperativen Phase vor allem bei übungsstabilen Osteosynthesen zum Einsatz kommen sollten. Ich danke für Ihre Aufmerksamkeit.

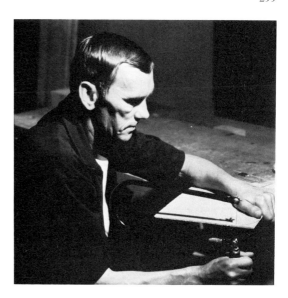

Abb. 22. Laubsägearbeit

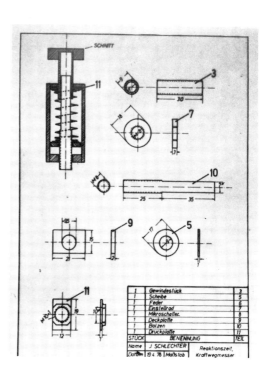

Abb. 23. Planzeichnung über die Druckeinheit des Funktions-Testplatzes

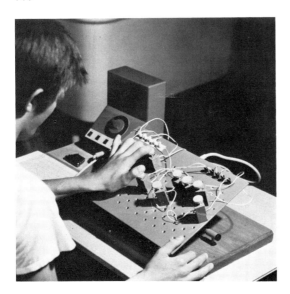

Abb. 24. Ansicht des Funktions-Testplatzes

Funktionsergebnisse der verschmälerten Hand

J. Buch, H. Geisl, und E. Spritzendorfer, Wien

Bei einer schweren isolierten Zeigefingerverletzung, sei es einer traumatischen Amputation proximal des Mittelgelenkes, sei es einer Verletzung, die eine Amputation in dieser Höhe erfordert, gibt es zwei Behandlungsmöglichkeiten, nämlich die Erhaltung eines Grundgliedstumpfes (GG) oder die Handverschmälerung (HV) durch basisnahe Resektion des 2. Mittelhandknochens. Die Möglichkeit einer Replantation bleibt hier unberücksichtigt. Sie ist nur gewissen Zentren vorbehalten und auch dort wird die Indikation bei einer isolierten Zeigefingerverletzung mit Vorsicht gestellt.

Bei Durchsicht der uns vorliegenden Literatur ergab sich eine deutliche Tendenz zur verschmälerten Hand, die kosmetisch schöner sei und keine funktionelle Einbuße brächte, da der Mittelfinger die Aufgaben des Zeigefingers übernimmt. Der Grundgliedstumpf hingegen sei kosmetisch nicht ansprechend, er neige zu Verletzungen, er störe meist und werde aktiv nicht verwendet sondern in Streck- oder Überstreckstellung gehalten.

Deshalb führen Mahoney, Phalen und Frackelton sowie Kukla [4] bei diesen Verletzungen die Handverschmälerung durch, Slocum [6, 7] beläßt den Stumpf nur bei Arbeitern und verschmälert bei Feinarbeitern und aus kosmetischen Gründen, Murray [5] führt die Verschmälerung sekundär durch, da einige Patienten den Stumpf doch verwenden und er ihnen wertvoll erscheint.

Um beide Methoden auch an unserem Patientengut zu beurteilen, haben wir 40 schwere Zeigefingerverletzungen, die in den letzten sieben Jahren im Lorenz Böhler Krankenhaus behandelt wurden, vorgeladen, davon erschienen 24 zur Nachuntersuchung, wobei 17 Patienten mit einem Grundgliedstumpf sieben Patienten mit einer verschmälerten Hand gegenüber standen.

Nach dem subjektiven Gesamteindruck befragt, bewerteten beide Gruppen in ca. 30% das Ergebnis mit schlecht, allerdings wurde die verschmälerte Hand nur in 14% für gut, sonst nur für annehmbar erachtet. Überraschend für uns war, daß das kosmetische Ergebnis beim Grundgliedstumpf nur in 6%, bei der Handverschmälerung aber in 43% als störend empfunden wurde. Wieweit dies durch die Patientenauslese bedingt ist, die wir als Arbeitsunfallkrankenhaus haben, konnten wir nicht beurteilen. Jedenfalls erschien den manuell Tätigen die verschmälerte Hand verkrüppelnder als ein Grundgliedstumpf.

Schmerzen, Druckempfindlichkeit und Sensibilitätsstörungen fanden wir bei der Handverschmälerung häufiger. Eine Verletzungsneigung des Stumpfes wurde in 35%, ein Hängenbleiben in 29% beklagt.

Bei Fein- und Feinstarbeit wird der Stumpf nicht verwendet und stört. Er wird in Streck- oder Überstreckstellung gehalten. Beim Schreiben allerdings wird er bei einigen als zusätzliche Führung verwendet. Beim Auf- und Zuknöpfen haben beide Gruppen anfangs Schwierigkeiten.

Bei grober Arbeit konnten wir die Aussage von Kukla, daß der Stumpf meist störe, nicht bestätigen, denn über 2/3 (71%) der Patienten verwendeten hierbei den Stumpf mit.

Tabelle 1. Kraftreduktion in Prozent. (Der Unterschied zwischen dominanter und nicht dominanter Hand wurde durch Messungen an 100 gesunden Probanden errechnet)

	HV	GG
Spitzgriff (D I–D III)	19	7
Schlüsselgriff	21	5
Grobgriff	30	7
Pronation	37	34
Supination	26	12

Tabelle 2. Angaben in %

		HV	GG
Gesamteindruck:	gut	14	70
	annehmbar	57	0
	schlecht	28	30
Kosmetik:	gut	42	82
	annehmbar	14	12
	störend	43	6
Schmerzen		86	41
Druckempfindlichkeit		86	12
Sensibilitätsstörung		71	47

Messungen mit dem Vigorimeter von Martin und einer Federwaage ergaben, daß sämtliche Greifformen wie auch die Supination und Pronation bei der verschmälerten Hand stärker reduziert sind, als bei belassenem Stumpf.

Es erachten auch 65% der Patienten den Stumpf für wertvoll und nur 18% für nicht wertvoll. Stünden die Patienten wegen dieser Verletzung nochmals vor einer Behandlungswahl, so wären 53% nach wie vor gegen eine Verschmälerung, 23% glauben, sie wären mit einer Handverschmälerung besser versorgt, sind jedoch jetzt zu einem Zweiteingriff nicht bereit, weitere 23% könnten sich nicht entscheiden und würden die Therapie gänzlich dem Arzt überlassen. Die Patienten mit verschmälerter Hand würden sich durchwegs nochmals für die gleiche Behandlung entscheiden (Abb. 1 und 2).

Demnach dürften bei isolierten schweren Zeigefingerverletzungen mit Amputation des Zeigefingers proximal des Mittelgelenkes in Anlehnung an Slocum und Murray folgende Richtlinien Geltung haben: Ein Grundgliedstumpf soll bei manuellen (Schwer-) Arbeitern, jedoch nur bei einwandfreier Stumpfdeckung, erhalten werden. Eine Handverschmälerung ist angebracht bei Verletzungen mit „Erhaltungsversuch" des Zeigefingers oder Stumpfes, bei gleichzeitig schweren Verletzungen des Grundgelenkes oder des Mittelhandköpfchens, bei Feinarbeitern und aus kosmetischen Gründen.

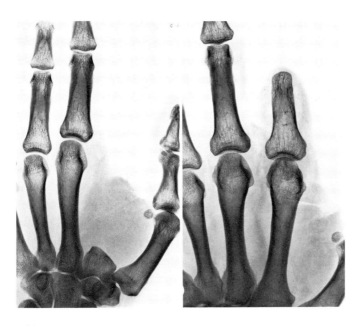

Abb. 1

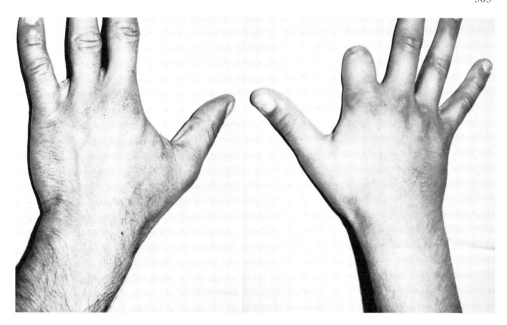

Abb. 2

Literatur

1. Biemer, E.: Persönliche Mitteilung 1978
2. Chase, R.A.: The damaged index digit. J. Bone Joint Surg. *50-A*, 1152–1160 (1968)
3. Eversman, W.W., Burkhalter, W.E., Dunn, C.: Transfer of the long flexor tendon of the index finger to the proximal phalanx of the long finger during index-ray amputation. J. Bone Joint. Surg. *53-A*, 769–773 (1971)
4. Kukla, D.: Zur Problematik der Handverschmälerung. Hefte zur Unfallheilk. *78*, 92–94 (1964)
5. Murray, J.F., Wayne, C., McKenzie, J.K.: Transmetacarpal amputation of the index finger: A clinical assessment of hand strength and complications. J. Hand Surgery *2*, 471–481 (1977)
6. Slocum, D.B., Pratt, D.R.: The principles of amputation of the finger and hand. J. Bone Joint Surg. *26*, 535–546 (1944)
7. Slocum, D.B.: Amputation of the fingers and the hand. Clinical Orthopaedics *15*, 35–59 (1959)
8. Wintsch, K.: Traumatische Fingeramputationen. Chir. praxis *10*, 387–398 (1966)

Angiographische Befunde beim posttraumatischen Handrückenödem

J. Andrašina, J. Bauer, J. Vajó und M. Jurik, Košice

Jedes Trauma im Bereiche der Hand, insbesondere bei Knochenbrüchen hat ein Handödem zur Folge. Es manifestiert sich meistens *temporär* (Tage bis einige Wochen), oder dauert längere Zeit (Monate), wobei es sich vorwiegend als Handrückenödem gestaltet.

Die pathogenetischen Ursachen sind nicht immer klar. Meistens aber wird es durch Zirkulationsbehinderung (posttraumatischer Sympaticotonus der Hand- und Armgefäße, großes schwer resorbierbares Hämatom, etc.) oder durch lokal-metabolische, bzw. lokal-enzymatische Defekte oder Unzulänglichkeiten erläutert.

Immerhin hat jedoch das Ödem, insbesondere in diesem Bereiche schwerwiegende Folgerungen. Durch zirkulationsdrosselnde Einflüsse mangelt die Durchblutung und es entstehen dystrophische Gewebeveränderungen. Lymphstauung durch äußere (mechanische) und innere Faktoren (Fibrinablagerung) wirken sich ungünstig auf die Rehabilitation und damit auf die Funktion der Gelenke aus.

Bei kurzfristigen Ödemen setzen die bekannten normalen Regulationen des verschobenen sympatico-parasympatischen und hämocoagulation-fibrinolytischen Gleichgewichtes bald ein. Fibrin (Hämatome!), auch metaplastisch verändertes wird abgebaut und überwiegend durch die Lymphbahnen entfernt. Das Ödem baut sich ab. Dies geschieht in der Mehrzahl der Fälle.

Wenn sich das Ödem nicht zurückstellt, gestaltet sich ein typisches Bild. Die Hand ist meistens in Krallenstellung, der Handrücken ist geschwollen. Rehabilitationsversuche sind schmerzlich und der Kranke meidet sie.

Leider fallen Versuche metabolische, enzymatische Faktoren als Grund dieser Ödeme zu finden negativ aus. Man sucht daher nach zirkulatorischen Ursachen, so im arteriellen, als auch im venösen und lymphatischen Bereiche.

Im Krankengut der letzten 10 Jahre verzeichneten wir bei Frakturen im Handbereich 1560 Fälle, 24 hartnäckige, langdauernde Handrückenödeme. Davon wurden bei 17 Probanden nach der Ursache des Ödems durch angiographische Verfahren gesucht, und zwar 17mal phlebo-, 16mal arterio- und 10mal lymphographisch. Diese Untersuchungen wurden der äthiopathogenetischen Ratlosigkeit wegen durchgeführt.

Die Lymphographie, Zugang: Handrücken, Interdigitalraum, brachte kein einziges Mal Aufschluß über Ursachen der persistierenden Ödemes. Das reiche, feine Lymphbahnnetz des Handbereiches füllte sich mit dem Konstrastmittel einwandfrei.

Die Arteriographie, a. axillaris, wies ein einziges Mal einen ausgeprägten Arteriospasmus aus, der jedoch schon zuvor bestanden haben mag, der Proband arbeitete mit pneumatischen Bohrer.

Die Phlebographie, Zugang: distales rete venosum dorsale manus zeigte 5mal ausgeprägte Veränderungen in zentralen nicht periphären Venenabschnitten. Zwei von ihnen demonstrieren folgende Aufnahmen (Abb. 1 und 2).

In beiden Fällen entstand eine chronische Occlusion einer der zentralen Abschnitte der Armvenenbahnen. Sie blieb bestimmt nicht ohne Einfluß auf die periphäre Venenblutzirkulation und damit auf veränderten Venenblutabfluß des Handbereiches.

Es sei hier noch zu bemerken, daß bei jedem Trauma eine Masse von Bindegewebe beschädigt wird. Dieses *beschädigte* Gewebe hat — wie wiederholt nachgewiesen wurde —

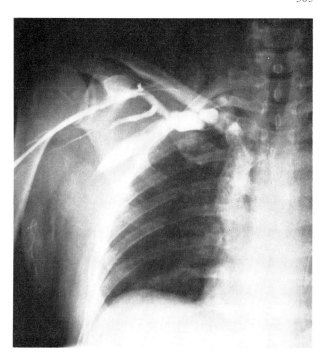

Abb. 1

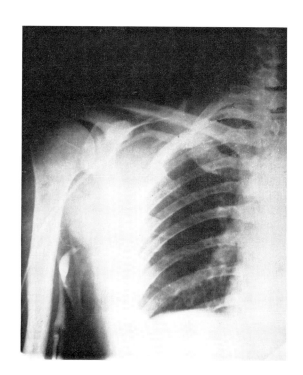

Abb. 2

eine enorm hohe Wasseranziehungs- und Bindungskraft. Sie ist größer als das kolloidosmotische Vermögen des Blutes. Diese Erkenntnis, sowie Vorliegen ungenügender fibrinolytischer Aktivität und daher des ungenügenden Fibrinabbaues im geschädigten Gebiete bieten zur Zeit den bestmöglichen Therapierahmen der posttraumatisch geschwollenen Hand, nämlich die Therapie mittels Fibrinolytica und durch Gewebewasserentzug (Diuretica). Doch konnten leider auch damit nur 12, d.h. die Hälfte unserer Patienten erfolgreich behandelt werden.

Komplexe Behandlung der durch Frost schwergeschädigten Hände

A. Bod, Tirgu-Mures

Schwere Frostschädigungen der Hände sind selten vorkommende Unfallarten der Friedenszeit. Die am meisten symmetrischen Schädigungen betreffen bei geschlossener Faust die Rückflächen der interphallangealen Fingerabschnitte, bei gestreckten Fingern aber fehlen deren Endglieder dem Frostopfer (Bunnell, Mares, Kos, u.a.). Starker Frost kann tiefe, zur Gangrän führende Veränderungen hervorrufen.

Die therapeutischen Bedenken müssen in solchen schweren Fällen von größtem Konservativismus und der Kenntnis der Rolle dieses Effector- und Sinnesorgans beherrscht werden. Auch in den Frostschädigungen der Hände, wie bei den Handverletzungen anderer Herkunft, ist die Erstversorgung weitaus entscheidend für das Schicksal des Verletzten. Die Erhaltung jeden möglichen Millimeters der Finger und/oder der Hand, hat eine besondere Wichtigkeit für die spätere morpho-funktionelle Herstellbarkeit der Resthand (Szava).

Der 19jährige F.I., Motortechniker, hatte im Januar 1976 eine schwere Frostschädigung beider Hände erlitten. Im März wurde er dann mit schweren Gangränen des 2. bis 5. Fingers beider Hände in unsere Klinik überwiesen (Abb. 1). Die weitere Abgrenzung der devitalisierten Fingerabschnitte wurden bei örtlicher antiseptischer Behandlung abgewartet. Dann folgte das Abtragen der abgestorbenen Finger; die sogenannte „offene Amputation" (Teodoriu-Bors, Novak). Diesem Eingriff folgten später mehrere „Randnekrotomien" an den Stümpfen.

Nach einer hinreichenden Granulation der Stumpfenden wurden die Wundflächen mit Eigenhaut-Spaltlappen bedeckt, so gelang es uns den morphologischen Grund der weiteren komplexen Behandlung zu schaffen. Die frühzeitig eingeleitete Bewegungstherapie stärkte und machte beide Handreste geschickter (Abb. 4 und 5) und durch deren Tätigkeit konnten wir die gefürchtete Ödembildung und Inaktivitätsveränderungen vermeiden.

Der weitere Therapieplan des an beiden Händen schwer leidenden Jungen wurde mit Inbetrachtnahme seines Berufes und des persönlichen Bedürfnisses gefaßt (Tietze). In diesem Sinne haben wir uns zur Phalangisation beider Randstümpfe entschlossen. Die unerläßliche Bedingung zur Ausführung und Erfolg eines solchen Eingriffes ist die Beweglichkeit einer entsprechenden anatomischen Basis. Dieser Auffassung nach legten wir den Zeitpunkt der Operation zur Zeit des Ausheilens der Vorbereitungsplastik der Stumpfenden und eine befriedigende Bewegung der Resthände. Bei der Methode der Wahl für die Phalangisation optieren wir für die Erhaltung aller Mittelhandstrahlen, um die völlig Handbreite zu bewahren, um die für seinen Beruf so wichtige Greifkraft und den Hebelarm der Werkzeugführung nicht zu vermindern. Die Operationsphase der Behandlung lief in zwei, nacheinander mit vierwöchigem Zeitabstand folgenden Sitzungen ab, um den Kranken weder seelisch, noch physisch zu belasten und für die Ausübung einer operierten Hand genügend Energie zu sichern.

Unser Verfahren bestand prinzipiell aus der gut bekannten operativen Begünstigung der Handmittelknochen-Bewegungen. Die Incisionen (Abb. 2) sind an der Handrückenfläche türflügelartig geführt, wonach die Trennung der Strecksehnenverbindung und das Abtragen und Entfernen der Mm inteross. dorss. II, III und IV folgte. In der Hohlhand wurden die Schnitte senkrecht, den Strahlenzwischenräumen, entsprechend geführt. Die volar ablaufenden Nervenäste der Stummelhand wurden geschont, um die sensitive „Schutzinnervation" zu bewahren, die taktile Gnosis und alle möglichen motorischen Reflexaktivitäten der Resthand zu sichern, und so zugleich auch die Möglichkeit der späteren trophischen Exulcerationen zu vermeiden. Das Decken der Wundflächen wurde einerseits durch die Einfaltung der Lappen so gesichert, daß die „Arbeitsoberfläche" (Abb. 3) möglicherweise mit dieser ortseigenen Haut gedeckt sein soll, und dort per primam geheilte, funktionsfunktionsgeeignete Narben zu erhalten, anderseits wurden die freigebliebenen Seiten der „Neufinger" mit Feinhaut-Spaltlappen (Adductoren-Gegend der Oberschenkel) versehen.

Die voroperatorischen Bewegungsübungen der betreffenden Hand wurden nach dem Eingriff 3–4 Tage abgestellt, um sie dann wieder aufzunehmen, die Neuhand für die Grundbeförderungen des Selbstbedienens fähig zu machen.

In unserem Falle war die richtig gewählte Operationsbehandlung und die frühzeitige Bewegungstherapie die Grundbedingung der Rehabilitation des jungen Versehrten, der sein Selbstvertrauen frühzeitig zurückgewann und seine Beschäftigung in seinem Beruf weiter ausüben konnte (Abb. 4–9).

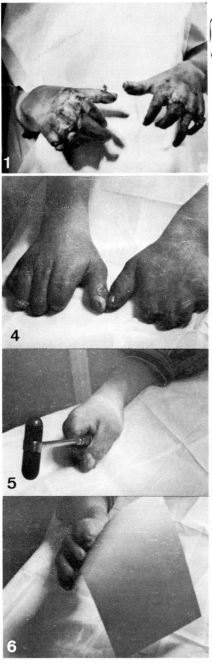
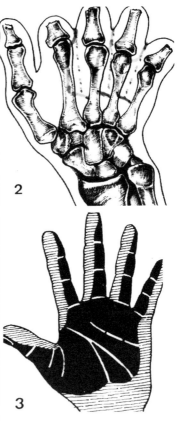

Abb. 1. Aufnahmezustand Frostgangrän des 2. bis 5. Fingers beider Hände

Abb. 2. Schnittführung zur Phalangisation. Rot: dorsale, blau: volare Incision

Abb. 3. Arbeitsoberfläche der Hand nach J.T. Metzger

Abb. 4. Rechte Hand nach, die linke vor der Phalangisation

Abb. 5. Grobgriff

Abb. 6. Feingriff

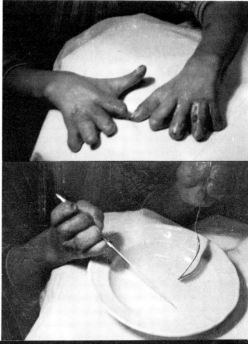
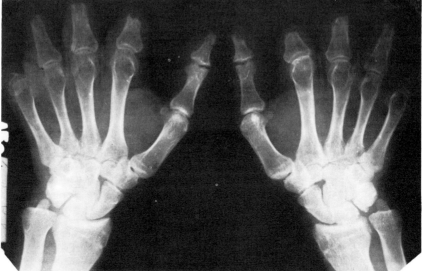

Abb. 7. Beide Hände nach dem Eingriff
Abb. 8. Eßzeugbenutzung, als Geschicklichkeitsübung
Abb. 9. Skeletbild der beiden Resthände

I. Begutachtung

Funktion der Hand und Höhe der MdE

G. Zrubecky, Tobelbad/Graz

Die MdE ist die Minderung der Erwerbsfähigkeit auf dem allgemeinen Arbeitsmarkt. Sie Struktur des „allgemeinen Arbeitsmarktes" hat sich aber in den letzten 5 Jahrzehnten grundlegend geändert.

Vom arbeitenden Menschen wird heute in zunehmendem Maße Intelligenz und manuelle Geschicklichkeit und nicht mehr Grob- und Schwerarbeit gefordert. Diese Entwicklung ist unaufhaltsam.

Daraus müssen aber auch zwangsläufig Konsequenzen für die *Minderung* der Erwebsfähigkeit auf *diesem* allgemeinen Arbeitsmarkt gezogen werden.

Die alten Rentensätze mußten daher neu durchdacht und der geänderten Struktur des Arbeitsmarktes angepaßt werden. Die Tatsache, daß bei der heutigen Arbeitsmarklage Unfallfolgen an den *Händen* eine wesentlich schwerere Einschränkung der Arbeitskraft bedingen als Unfallfolgen an den Beinen wurde in den überlieferten Richtlinien zur Begutachtung (Linninger-Molineus – „Der Unfallmann", S. Mayer – „Praxis der Rentenbegutachtung" usw.) nicht gebührend berücksichtigt.

So wird der Verlust eines Fußes im Lisfrancschen Gelenk höher bewertet als der Verlust des *rechten Daumens* und der Verlust eines Beines wird rentenmäßig dem Verlust eines Armes gleichgesetzt. Beide Einschätzungen sind nicht mehr vertretbar.

Wir wissen alle, daß der Unterschenkelamputierte praktisch jeden Beruf ausüben kann, während der Armamputierte in vielen Berufen entscheidend behindert ist.

Dies war mit ein entscheidender Grund, die „traditionellen" Rentensätze neu zu bearbeiten.

Ein weiterer Grund für eine solche kritische Überprüfung der Rentensätze war die Unterscheidung in *Rechts- und Linkshändigkeit.*

Die Hände sind aber ein paariges Organ, dessen Leistungsfähigkeit von der Funktion *beider* Hände zu *gleichen* Teilen abhängig ist.

Bei allen Arbeitsvorgängen werden beide Hände *gleichzeitig* eingesetzt, daher kann auch die Leistungsfähigkeit der Gebrauchshand nur voll genützt werden, wenn die Funktion der Hilfshand nicht wesentlich eingeschränkt ist.

Bei einem Armverlust lernt jeder Amputierte, die wichtigsten Verrichtungen des täglichen Lebens mit der erhaltenen Hand durchzuführen. Daher wird auch der Krukenberg bei Doppel-Amputierten zu allen Arbeiten eingesetzt, während der Einseitig-Amputierte den operativ gebildeten Greifarm überhaupt nicht einsetzt und alles mit der erhaltenen Hand macht.

Eine Unterscheidung in Hilfs- und Gebrauchshand ist auch aus diesem Grund unzulässig.

Funktion der Hand und Rente

Für die Funktion der Hand sind Motorik und Sensibilität gleich wichtig. Um einen Überblick über die funktionelle Wertigkeit der primären oder sekundär entwickelten Greifform zu erhalten, soll bei jeder Begutachtung die Funktion des Greifaktes analysiert werden. Bei einer solchen Funktionsprüfung zeigt sich dann, daß *nur* Handabschnitte mit normaler Sensibilität auch praktisch eingesetzt werden, gefühllose Finger werden beim Greifakt weggehalten.

Folgerichtig müssen daher in jedem Gutachten auch Aussagen über die *Sensibilität* gemacht werden. Durch den *Ninhydrin-Test* kann erhaltene, herabgesetzte oder fehlende Sensibilität objektiviert werden. Wesentliche Besserungsmerkmale können nur aus der vergleichenden Betrachtung der laufend gefertigten Ninhydrin-Teste objektiviert und rentenmäßig berücksichtigt werden.

Armgelenke und Funktion der Hand

Die Hand ist das ausführende Organ des Menschen, während der Arm nur der Leistungsträger ist, dessen Aufgabe ausschließlich darin besteht, die Hand in alle jene Stellungen zu führen, wo sie ihre Aufgaben als Tast- und Greiforgan erfüllen kann.

In welche Stellungen muß nun die Hand gebracht werden können? In Positionen, die für die Verrichtungen des täglichen Lebens und der Arbeit erforderlich sind. Diese haben wir als Gebrauchsstellung der Hand bezeichnet.
1. Mit Hilfe aller Armgelenke muß die Hand in jene Stellung gebracht werden können, die
   a) zur Verrichtung der notwendigen Körperpflege
   b) zur Nahrungsaufnahme
   c) zum An- und Ausziehen erforderlich sind.
2. Darüberhinaus muß die Hand in alle zur Verrichtung der *Arbeit* notwendigen Positionen gebracht werden können. Für die Funktion der Hand ist es *gleichgültig,* welche Bewegungen in den einzelnen Armgelenken durchgeführt werden müssen, solange durch den gleichzeitigen Einsatz aller Armgelenke *und* des Körpers die Hand in die aufgezeigte Gebrauchsstellung geführt werden kann.

Aus dieser *funktionellen* Analyse der Armgelenke muß abgeleitet werden, daß Verletzungen des Armes bzw. einzelner Armgelenke im allgemeinen zu hoch bewertet werden.

Nun zur verschiedenen funktionellen Wertigkeit der Finger

Eine richtige gutachterliche Einschränkung einer Handverletzung setzt aber auch kritische Betrachtungen über die *funktionelle Wertigkeit* der einzelnen Finger voraus.

Dazu folgendes: Wir kennen an der Hand funktionell 2 gleichweitige Einheiten.

Erste funktionelle Einheit

Daumen und Zeigefinger zur Bildung des Spitzgriffes.

Zweite funktionelle Einheit

Mittel-, Ring- und Kleinfinger beim Faustschluß.

Daraus folgert: Neben dem Daumen kommt dem Zeigefinger bei der Bildung des Spitzgriffes und dem Kleinfinger beim kraftvollen Faustschluß funktionell besondere Bedeutung zu.

Zur Erfüllung dieser ihrer besonderen funktionellen Aufgaben sind daher auch Zeige- und Kleinfinger – im Gegensatz zu Mittel- und Ringfinger – mit besonderen Muskeln ausgestattet.

Diese verschiedene *funktionelle Wertigkeit* der einzelnen Langfinger beim Greifakt muß aber auch rentenmäßig zukünftig berücksichtigt werden.

Zukünftig muß der Verlust des 2. und 5. Fingers – aus den aufgezeigten Gründen – mit 10% bewertet werden.

Der Verlust des 3. und 4. Fingers soll mit einer Gesamtvergütung, aber nicht mit einer Dauerrente abgegolten werden.

Dem Daumen kommt – aus Ihnen allen bekannten Gründen – besondere funktionelle Bedeutung zu.

Der vollständige Verlust des rechten *und* linken Daumens im Grundgelenk ist mit 20%, der Verlust des ganzen ersten Strahles mit 25% einzuschätzen.

Rentenhöhe bei „Teil"-Verlusten der Finger

Teilverluste einzelner Finger können sich nur summierend auswirken, wenn Finger *einer* funktionellen Einheit betroffen sind.

Gleichzeitige Teilverluste, welche beide funktionelle Einheiten der Hand betreffen, werden *nicht* mit einer Dauerrente abgegolten.

Einige Sätze zur Rentenhöhe bei Versteifungen der Fingergelenke

Zum Daumen

Ein funktionstüchtiger Daumen muß
a) sensibel versorgt
b) genügend lang und
c) im Sattelgelenk soweit beweglich sein, daß die Bildung des Spitzgriffes möglich ist.

Während bisher der Verlust des Zeige- und Kleinfingers zu niedrig eingeschätzt wurde, wurde die Versteifung der Daumengelenke überbewertet.

Die von Rostock angegebenen 20–25% für ein versteiftes Daumengrundgelenk sind sicher zu hoch.

Hier der Vorschlag von Seeger und mir noch aus meiner Tübinger Zeit:
Schmerzfreie Versteifung in Funktionsstellung des Endgelenkes 20% für 4 Monate, GV;
schmerzfreie Versteifung des Grundgelenkes 20% für 19 Monate, dann 10% dauernd;
schmerzfreie Versteifung des Sattelgelenkes 20% für 12 Monate, dann 10% dauernd;
schmerzfreie Versteifung aller dreier Daumengelenke in Funktionsstellung muß mit einer 20%igen Dauerrente abgegolten werden.

Die Voraussetzung der vorgeschlagenen Einschätzung ist die schmerzfreie Stabilität in Funktionsstellung, während auf der anderen Seite aber die schmerzhafte Unstabilität des Daumengrundgelenkes – nach einer alten Bandzerreißung – mit 20% einzuschätzen wäre.

Rentenhöhe bei Funktionsausfall der einzelnen Greifformen

Da der vollständige Verlust der Hand gutachterlich mit 60% zu bewerten ist, wird der Verlust der *einzelnen* Greifform (Spitz- und Grobgriff) mit je 30% einzuschätzen sein.

Unterschiedliche Wertigkeit der Motorik und der Sensibilität

Da aber bei jeder der *beiden* Greifformen die Beweglichkeit und das Hautgefühl wieder eine *verschiedene funktionelle Wertigkeit* haben – dies kommt schon in der Bezeichnung der Greifform zum Ausdruck – Feingriff = Fingerspitzengefühl, Grobgriff = kraftvoller Faustschluß – so müssen daraus folgende gutachterliche Richtlinien abgeleitet werden:
a) Fehlendes Hautgefühl am Daumen und Zeigefinger ist rentenmäßig *weitgehend* dem Verlust dieser Finger gleichzusetzen, auch wenn diese aktiv frei beweglich sind.
b) Der Ausfall der aktiven Beugung des Mittel-, Ring- und Kleinfingers entspricht funktionell weitgehend dem vollständigen Verlust dieses Handabschnittes, auch wenn diese Finger sensibel versorgt sind.

Um Beweglichkeit und Sensibilität im Gutachten bildlich darstellen zu können, haben Krösl und ich in unserem Buch „Die Unfallrente" – die Lektüre dieses preiswerten Werkes kann ich nur jedem Gutachter empfehlen – vorhandenes Hautgefühl rot und aktive Beweglichkeit schwarz dargestellt.

Zusammenfassend darf ich feststellen, daß in der gutachterlichen Beurteilung von Unfallfolgen in den letzten Jahren ein entscheidendes Umdenken eingetreten ist.
Die wesentlichen Punkte:
1. Geänderte Struktur des modernen Arbeitsmarktes – d.h.: Beinverletzungen werden zu hoch, Handverletzungen im allgemeinen zu niedrig eingeschätzt.
2. Rechte Hand ist gleich linke Hand.
3. Unterschiedliche funktionelle Wertigkeit der dreigliedrigen Finger – dem 2. und 5. Finger kommt besondere funktionelle Bedeutung zu.
4. Verschiedene funktionelle Wertigkeit von Motorik und Sensibilität beim Spitz- bzw. Grobgriff. Beim Feingriff steht funktionell die Sensibilität, beim Faustschluß die vollständige Beugung des 3.–5. Finger funktionell im Vordergrund.
5. Von diesen Überlegungen ausgehend, werden nun Rentensätze vorgeschlagen, die ich in meinem Referat versucht habe zu erläutern.

Fingerfrakturen als Arbeitsunfallereignis

G.W. Proschka, J. Heiss und Th. Zimmermann, München

Eine Analyse von 1624 Patienten 1970–1973, die an der Chirurgischen Klinik und Poliklinik rechts der Isar der Technischen Universität München mit Fingerfrakturen behandelt wurden, zeigt hinsichtlich ihrer Unfallentstehung mit 59% ein deutliches Überwiegen der Arbeits- und Arbeitswegeunfälle. Eine Gegenüberstellung der Unfallarten zeigt Tabelle 1.

Die Bedeutung von Fingerfrakturen als Arbeitsunfallereignis wird noch mehr verdeutlicht, wenn wir feststellen, daß sie 26% unseres gesamten berufsgenossenschaftlichen Krankengutes betreffen.

Betrachtet man Finger und Hand als Ausdrucksmittel, Konstitutionsmerkmal, Sinnesorgan und Werkzeug zugleich, so erkennt man eher das mögliche Ausmaß dieser Verletzungen, die zu den häufigsten aller Körperteile zählen.

Die 906 Fälle mit Fingerfrakturen als Arbeitsunfälle im Sinne der Rentenversicherungsordnung werden im fogenden, anhand der ausführlichen Dokumentation (Durchgangsarztberichte, Nachschauberichte, Rentengutachten) nach mehreren Gesichtspunkten hin, ausgewertet. 775 Fälle mit Fingerfrakturen betrafen im BG-Krankengut das männliche, 131 Fälle das weibliche Geschlecht. Bei der Seitenverteilung der Frakturen waren die Finger der linken Hand geringfügig mehr beteiligt, als die der rechten (Verhältnis 482 zu 424). 86 Patienten wiesen Mehrfachfrakturen an Fingern auf, davon 34 rechts und 52 links. Die einzelnen Unfallursachen bei Patienten mit Fingerfrakturen im berufsgenossenschaftlichen Krankengut werden in der folgenden Tabelle 2 wiedergegeben.

Wenn wir die Verletzungshäufigkeit der einzelnen Finger untereinander betrachten, so fällt ein deutliches Überwiegen von Mittelfinger- und Daumenfrakturen mit einer Betonung der linken Seite auf.

Bei der Verteilung auf die einzelnen Fingerglieder überwiegen bei den Fingerbrüchen weitaus die peripheren Abschnitte. Besonders häufig ist eine Zertrümmerung des Nagelfortsatzes zu beobachten. Auch hier überwiegen die Verletzungen der linken Hand, die beim Rechtshänder als Haltehand anzusehen ist.

Eine Jahresverteilung der BG-Fälle mit Fingerfrakturen zeigt, daß das 4. Quartal am meisten, das 1. Quartal am wenigsten betroffen ist. Fingerbrüche bei Frauen treten dagegen am häufigsten im 3. Quartal, am wenigsten im 2. Quartal auf. Bei der Aufgliederung an Monaten waren insgesamt und bei den Männern im Oktober, bei den Frauen im Juli die meisten Patienten in Behandlung. Die wenigsten Patienten mit Fingerfrakturen wurden bei den Männern im Januar, bei den Frauen im August registriert.

Tabelle 1. Unfallart bei Patienten mit Fingerfrakturen (n = 1624)

Arbeitsunfall	55,6%
Arbeitswegeunfall	3,4%
Häuslicher Unfall	29,6%
Sportunfall	8,9%
Privater Unfall	2,5%

Tabelle 2. Einzelne Unfallursachen bei Patienten mit Fingerfrakturen (n = 794)

	Gesamt	Männlich	Weiblich
Gegenstand auf Finger gefallen	208	196	12
Hand in Maschine gebracht	150	114	36
Quetschverletzung allgemein	132	122	10
Kreissägen-, Schleifscheiben- und Bohrverletzung	66	66	0
Quetschverletzung mit Tür	66	50	16
Hammer auf Finger	56	56	0
Sturz	56	46	10
Anschlagen und Hängenbleiben	20	18	2
Schlägerei	4	2	2
Unfälle am Arbeitsplatz insgesamt	758	670	88

Tabelle 3. Aufteilung der Fingerfrakturen auf die einzelnen Finger (n = 820)

D_1	D_2	D_3	D_4	D_5	
108	68	134	66	54	li. Hand
92	88	74	78	58	re. Hand
200	156	208	144	112	gesamt

Tabelle 4. Aufteilung auf die einzelnen Fingerglieder (n = 820)

	Gesamt	re. Hand	li. Hand
Grundglied	110	58	52
Mittelglied	80	44	36
Endglied	630	288	342
davon Proc. unguic.	428	190	238

Betrachtet man die Verteilung des Patientengutes auf die einzelnen Wochentage, so steht der Mittwoch an der Spitze, gefolgt von Donnerstag und Montag. Die wenigsten Fälle kamen erklärlicherweise an den Wochenendtagen zu Behandlung. Eine erhöhte Frakturhäufigkeit ist somit zu Wochenbeginn und in Wochenmitte festzustellen.

Die Zeitspanne zwischen Unfall und Beginn der Erstbehandlung liegt im Durchschnitt unserer Patienten bei 15 Std und 57 min, wobei die geringste Differenz 10 min, die längste 14 Tage betrug.

Wenn wir die Patienten mit Fingerfrakturen den Berufsgenossenschaften zuordnen, so waren die meisten, nämlich 21% bei der BG-Bayr. Bau versichert. Es folgen in der Verletzungshäufigkeit die Berufsgenossenschaften Eisen und Stahl, Steinbruch, Feinmechanik, Nahrung, Tiefbau, Druck und Papier und Großhandel.

Die durchschnittliche Behandlungsdauer des berufsgenossenschaftlichen Krankengutes mit Fingerfrakturen betrug 34 Tage, bei der linken Hand 31, bei der rechten Hand 36 Tage. Die längsten Behandlungszeiten, nämlich 52 Tage, wiesen Patienten der landwirtschaft-

Tabelle 5. Verteilung von Fingerfrakturen (n = 906) auf die einzelnen Monate

	Jan.	Feb.	März	April	Mai	Juni	Juli	Aug.	Sept.	Okt.	Nov.	Dez.
Männl.	42	60	58	74	74	58	58	70	62	96	64	62
Weibl.	10	6	10	8	8	8	24	2	16	18	8	10
Gesamt	52	66	68	82	82	66	82	72	78	114	72	72

Tabelle 6. Verteilung der Fingerfrakturen (n = 906) auf die einzelnen Wochentage

	Mo.	Di.	Mi.	Do.	Fr.	Sa.	So.
Männl.	134	130	160	168	132	44	30
Weibl.	32	14	32	20	16	12	2
Gesamt	166	144	192	188	148	56	32

lichen BG auf. Dabei handelt es sich im wesentlichen um schwere Verletzungen bei Umgang mit großen Maschinen.

Fingerfrakturen bedingen im Durchschnitt 40 Tage Arbeitsunfähigkeit (37 Tage bei der linken Hand, 44 Tage bei der rechten Hand). Am längsten arbeitsunfähig waren Patienten mit Frakturen der Daumenglieder (55 Tage), die kürzeste Behandlungsdauer wiesen Frakturen des Mittelfingers (34 Tage) auf.

Die folgende Tabelle 6 gibt die durchschnittliche Dauer der Arbeitsunfähigkeit für die einzelnen Finger beider Hände wieder.

Bezogen auf die Berufsgenossenschaften, zeigten auch hier Patienten der landwirtschaftlichen Berufsgenossenschaft mit 67 Tagen im Durchschnitt die längste Arbeitsunfähigkeit. Im Gegensatz dazu waren Versicherungsnehmer der Staatlichen Ausführungsbehörde für Unfallversicherung, also im wesentlichen Schreibtischarbeiter, durchschnittlich nur 19 Tage arbeitsunfähig.

Bei 6,5% unseres Krankengutes erforderte die Fingerfraktur eine Berentung, damit eine Minderung der Erwerbsfähigkeit von 20 oder mehr Prozent. Die Ursachen für eine Berentung waren:

1. Fingerverlust
2. Fingerteilverlust
3. Behinderung des Faustschlusses
4. Fehlstellung
5. Kraftlosigkeit
6. Weichteilverhältnisse
7. Neurologische- und Durchblutungsstörungen

Aus den vorausgegangenen Darstellungen ist die Bedeutung der Fingerfrakturen erkennbar. Einbußen der Fingerfunktion oder Fingerverlust, dies gilt in besonderem Maße für den Daumen, nehmen der Hand einen Großteil ihrer Verwendbarkeit. Dies kann letztlich nicht nur zu einem persönlich menschlichen Problem werden, sondern sich zu einem familiären,

Tabelle 7. Durchschnittliche Dauer der Arbeitsunfähigkeit (in Tagen)

D_1	D_2	D_3	D_4	D_5	
42	45	34	44	37	li. Hand
55	44	45	37	43	re. Hand
48,5	44,5	39,5	40,5	40	mittel

volkswirtschaftlichen, wenn wir Krankengeld, Erwerbsminderung und Renten einbeziehen, zu einem Problem der Allgemeinheit werden.

Neben der Vorbeugung von Verletzungsgefahren muß unser Ziel deshalb in der Erhaltung und Wiederherstellung von Form und Funktion der Finger liegen.

Diskussion der Vorträge G. Zöch bis G.W. Proschka, S. 278-317

BUCK-GRAMCKO, Hamburg: Ich möchte zum Vortrag von Herrn Zrubecky auf ein Problem hinweisen. Wir haben in Deutschland bei der Durchsetzung der verbesserten MdE für Handverletzungen einige Schwierigkeiten. Es ist uns gelungen, den linken Daumen auch auf 20% hinaufzusetzen, aber sonst macht die Gleichhaltung von rechts und links große Schwierigkeiten und wird auf absehbarer Zeit wohl nicht zu erreichen sein. Ein Argument, das wir von den Berufsgenossenschaften immer wieder hören ist folgendes: Verlust der Hand 60%, Verlust je einer Greifform 30%, wie Herr Zrubecky gesagt hat. Wenn der Daumen verloren gegangen ist, ist der Spitzgriff nicht mehr durchführbar, der Verlust des Daumens wird aber nur mit 20% bewertet. Ich hätte gerne Herrn Zrubeckys Meinung dazu.

G. ZRUBECKY, Tobelbad: Herr Buck-Gramcko hat vollkommen recht. Die Schwierigkeiten rechts und links und 60% sind ganz klar. Man kann wohl bei der Begutachtung aufwerten, aber nicht abwerten, das ist nicht der Sinn und Zweck dieser neuen Überlegung. Man hat gesagt: allgemeiner Arbeitsmarkt, Daumenverlust 20%, man kann aber dann eine phantastische Ersatzgreifform trainieren mit seitlichem Fingerschlußgriff, so daß die Leute den Daumenverlust einigermaßen kompensieren lernen. Außerdem kann man sogar einen Hilgenfeldt machen. Aber daß es schwierig ist, mit den deutschen Berufsgenossenschaften zu verhandeln ist klar, weil es viele Berufsgenossenschaften gibt. In Österreich gibt es nur eine Unfallversicherung, es ist darum leichter. Aber dieser Weg, glaube ich, ist nicht unbedingt richtig. Es sollte zu Ende gedacht werden und dann erst die Durchführung versucht werden.

J. BÖHLER, Wien: Zum Vortrag 66: Herr Andrasina hat beim Handrückenödem von der ätiopathologischen Ratlosigkeit gesprochen. Dieses ist eigentlich schon lange ein voll abgeklärtes Krankheitsbild. Wir müssen uns nur ein bißchen zurückerinnern an Herrn Reischauer, der übrigens geographisch sehr in der Nähe von Kosice, in Schlesien – also vielleicht spielt der genius loci eine Rolle – mit detektivischer Akribie jeden einzelnen dieser Fälle verfolgt hat und bei jedem hat es sich um eine Selbstverstümmelung gehandelt, sei es durch Strangulation, durch Beklopfen des Handrückens oder durch Kreisen des Armes. Die Ätiopathologie ist vollkommen geklärt.

Schlußwort

Präsident E. Trojan, Wien

Meine Damen und Herren,

Wir sind damit am Ende des Programmes angelangt. Als erstes möchte ich unseren Referenten danken, die unserer Einladung gefolgt sind und ihre große Erfahrung auf ihrem speziellen Arbeitsgebiet hier in ihren Referaten mitgeteilt haben. Ich danke ferner allen Vortragenden für ihre Mitteilungen und insbesondere dafür, daß sie so diszipliniert die Redezeit eingehalten haben, so daß wir pünktlich fertig geworden sind. Es ist ja offenbar mit disziplinierten Unfallchirurgen leichter, einen Kongreß zu gestalten, als mit anderen mehr spekulativen Wissenschaftlern, wenn ich hier nur an die Schwierigkeiten denke, die wir vor zwei Jahren hatten. Wir haben aus diesen Referaten und Vorträgen eine ganze Menge sehr interessanter Informationen gewonnen, besonders wenn ich mich an die grossen Statistiken erinnere, die sehr mühsam und mit sehr großem Zeitaufwand und mit sehr viel Fleiß erarbeitet wurden, so haben wir dadurch wieder neues Zahlenmaterial gewonnen, auf dem wir unsere weitere Tätigkeit basieren können. Ich glaube, wir haben alle sehr viel auf diesem Kongreß gelernt.

Mein spezieller Dank gilt ferner dem Herrn Kongreßsekretär, Herrn Titze, der für die Gestaltung des wissenschaftlichen Programmes verantwortlich gezeichnet hat und der in persönlichem Einsatz und viel Arbeit, besonders in Kontaktaufnahmen mit den Referenten und mit den Vortragenden, geholfen hat, das Programm so zu gestalten.

Mein Dank gilt weiter unserem ständigen Kongreßsekretär Herrn Kuderna, der für die Gesamtgestaltung verantwortlich gewesen ist.

Ein spezielles Lob gilt der Projektion. Es hat alles tadellos geklappt, es war nicht eine einzige Panne. Sie wissen alle, wie unangenehm es ist, besonders bei solchen Kongressen, die auf die Projektion so angewiesen sind, wenn plötzlich alle Dias verkehrt auftauchen, oder wenn das letzte Dia als erstes kommt, usw., die bekannten Komplikationen. Es hat also tadellos funktioniert und dafür meinen herzlichsten Dank.

Damit schließe ich die 14. Jahrestagung der Österreichischen Gesellschaft für Unfallchirurgie. Ich wünsche Ihnen allen eine gute Heimreise und ich hoffe, Sie alle nächstes Jahr wiederzusehen, diesmal aber in Wien zu unserem Gemeinschaftskongreß mit den schweizerischen und mit den deutschen Kollegen.

Auf Wiedersehen!

H. R. Mittelbach, S. Nusselt

Die verletzte Hand

Ein Vademecum für Praxis und Klinik

4., neubearbeitete Auflage. 1979. 215 Abbildungen in
354 Einzeldarstellungen von J. Mittelbach. XVII, 277 Seiten
DM 32,–; approx. US $ 18.90
ISBN 3-540-09474-1

Inhaltsübersicht: Funktionelle Anatomie und Diagnostik in der Handchirurgie. – Die konservative Phase in der Handchirurgie. – Die Handchirurgische Operation. – Anästhesie in der Handchirurgie. – Versorgung der offenen Handverletzung. – Amputationen an der Hand. – Fingerendgliedverletzungen. – Weichteilverletzungen der Streckseite. – Weichteilverletzungen der Beugeseite. – Kapselbandschäden der Fingergelenke. – Knochenbrüche an Fingern und Mittelhand. – Brüche und Verrenkungen der Handwurzelknochen. – Daumenverletzungen. – Nervendruckschäden an der Hand. – Ersatzplastiken bei irreparablen Nervenschäden. – Schwere Quetschverletzung an der Hand. – Fremdkörperverletzungen. – Infektionen an der Hand. – Thermische, chemische und elektrische Verletzungen. – Handverletzungen bei Kindern. – Sudeck-Erkrankung (Extremitätendystrophie). – Die ischämische Kontraktur. – Begutachtung der verletzten Hand. – Zur Aufklärungspflicht des Arztes. Bücher und Monographien zur Handchirurgie. – Sachverzeichnis.

Der „Mittelbach" hat sich schnell einen festen Platz auf dem Gebiet der Unfallchirurgie erobert und seit seinem Erscheinen 1972 schon die vierte Auflage erreicht. Dies spricht für das allgemeine Interesse an diesem Buch und die daraus resultierende weite Verbreitung.
Ein westenlicher Grund hierfür ist sicherlich seine klare Diktion im Aufbau des Buches, die Herausarbeitung eindeutiger Merksätze, der knappe systematische Text sowie die zahlreichen einprägsamen Strichzeichnungen.
Die vierte Auflage wurde vollständig überarbeitet und um neuere Erkenntnisse auf dem Gebiet der Replantationschirurgie und der Beugesehnenchirurgie erweitert und ist inzwischen auch in englischer Sprache erschienen.
Somit wird „dieses Buch dem jungen Arzt oft aus unausbleiblichen Verlegenheiten in seiner operativen Praxis helfen, dem unfallchirurgisch Erfahrenen ein erfreuliches Kompendium und ein Genuß sein."

Saarländisches Ärzteblatt

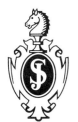

Springer-Verlag
Berlin
Heidelberg
New York

Springer Orthopädie

Eine Auswahl

Die Frakturenbehandlung bei Kindern und Jugendlichen
Herausgeber: B. G. Weber, C. Brunner, F. Freuler. Unter Mitarbeit zahlreicher Fachwissenschaftler.
1978. 462 Abbildungen, 27 Tabellen. X, 414 Seiten
Gebunden
DM 278,–; approx. US $ 164.10
ISBN 3-540-08299-9

J. Freyschmidt
Knochenerkrankungen im Erwachsenenalter
Röntgenologische Diagnose und Differentialdiagnose
1980. 211 Abbildungen in 445 Einzelabbildungen, 26 Tabellen. Etwa 290 Seiten
Gebunden
DM 158,–; approx. US $ 93.30
ISBN 3-540-09813-5

H. R. Henche
Die Arthroskopie des Kniegelenks
Mit einem Geleitwort von E. Morscher
1978. 163 Abbildungen, davon 66 farbig, 1 Tabelle. X, 86 Seiten
Gebunden
DM 128,–; approx. US $ 75.60
ISBN 3-540-08380-4

R. Liechti
Die Arthrodese des Hüftgelenkes und ihre Problematik
Mit einem Geleitwort von M. E. Müller, B. G. Weber
1974. 266 Abbildungen.
XVIII, 270 Seiten
Gebunden
DM 148,–; approx. US $ 87.40
ISBN 3-540-06636-5
Vertriebsrechte für Japan:
Igaku Shoin Ltd., Tokyo

R. Schneider
Die intertrochantere Osteotomie bei Coxarthrose
1979. 31 Abbildungen, 3 Tabellen. X, 58 Seiten
Gebunden
DM 36,–; approx. US $ 21.30
ISBN 3-540-09568-3

Manual der Osteosynthese
AO-Technik. Von M. E. Müller, M. Allgöwer, R. Schneider, H. Willenegger. In Zusammenarbeit mit W. Bandi, A. Boitzy, R. Ganz, U. Heim, S. M. Perren, W. W. Rittmann, T. Rüedi, B. G. Weber, S. Weller
2., neubearbeitete und erweiterte Auflage. 1977. 345 zum Teil farbige Abbildungen, 2 Schablonen für präoperative Planung.
X, 409 Seiten
Gebunden
DM 236,–; approx. US $ 139.20
ISBN 3-540-08016-3

H. R. Mittelbach, S. Nusselt
Die verletzte Hand
Ein Vademecum für Praxis und Klinik
4., neubearbeitete Auflage. 1979. 215 Abbildungen in 354 Einzeldarstellungen von J. Mittelbach.
XVII, 277 Seiten
DM 32,–; approx. US $ 18.90
ISBN 3-540-09474-1

F. Pauwels
Atlas zur Biomechanik der gesunden und kranken Hüfte
Prinzipien, Technik und Resultate einer kausalen Therapie.
1973. 305 Abbildungen in 852 Einzeldarstellungen.
VIII, 276 Seiten
Gebunden
DM 390,–; approx. US $ 230.10
ISBN 3-540-06048-0
Vertriebsrechte für Japan:
Igaku Shoin Ltd., Tokyo

Die wissenschaftlichen Grundlagen des Gelenkersatzes
Herausgeber: S. A. V. Swanson, M. A. R. Freeman. Übersetzt aus dem Englischen: H. Krahl, H. Roesler
1979. 81 Abbildungen, 9 Tabellen. X, 206 Seiten
Gebunden
DM 98,–; approx. US $ 57.90
ISBN 3-540-09389-3

KLINIKTASCHENBÜCHER
F. Freuler, U. Wiedmer, D. Bianchini
Gipsfibel
1: Geläufige Fixationen und Extensionen bei Verletzungen im Erwachsenenalter. Mit einem Vorwort von B. G. Weber
1975. 42 Abbildungen in 155 Teildarstellungen.
XII, 110 Seiten
DM 19,80; approx. US $ 11.70
ISBN 3-540-06922-4

2: Geläufige Fixationen und Extensionen bei Verletzungen im Kindesalter. Mit einem Vorwort von B. G. Weber
1976. 55 Abbildungen in 198 Teildarstellungen.
XII, 152 Seiten
DM 24,60; approx. US $ 14.60
ISBN 3-540-07521-6

F. Hardegger, D. Bianchini
Nachbehandlungsfibel
Verbände, Lagerungen und Procedere nach traumatologisch-orthopädischen Operationen. Mit einem Vorwort von B. G. Weber
1979. 99 Abbildungen in 206 Teildarstellungen. XIV, 153 Seiten
DM 24,60; approx. US $ 14.60
ISBN 3-540-09061-4

W. Heipertz, E. Schmitt
Wirbelsäulenerkrankungen
Diagnostik und Therapie. Unter Mitarbeit von D. Ruckelshausen
1978. 121 Abbildungen.
X, 196 Seiten
DM 24,60; approx. US $ 14.60
ISBN 3-540-08787-7

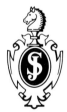

Springer-Verlag
Berlin
Heidelberg
New York